W0258039

SCHRIFTEN AUS DEM GESAMTGEBIET DER GEWERBEHYGIENE
HERAUSGEGEBEN VOM INSTITUT FÜR GEWERBEHYGIENE IN FRANKFURT A. M.
NEUE FOLGE. HEFT 8

# Internationale Übersicht über

# Gewerbekrankheiten

nach den Berichten der Gewerbeinspektionen
der Kulturländer über das Jahr 1913

Mit Unterstützung von

## Dr. Ludwig Teleky

bearbeitet von

## Prof. Dr. Ernst Brezina in Wien
Technische Hochschule

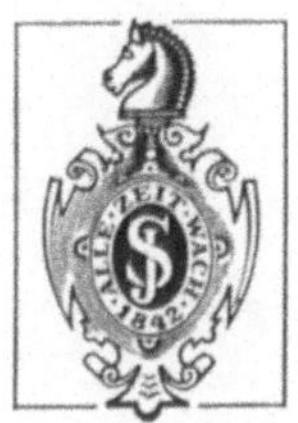

Springer-Verlag Berlin Heidelberg GmbH

1921

ISBN 978-3-642-93790-3

ISBN 978-3-642-94190-0 (eBook)

DOI 10.1007/978-3-642-94190-0

# Vorwort.

Nach mehrjähriger Pause war es dem Unterzeichneten endlich wieder möglich, an eine Fortsetzung der „Internationalen Übersicht" zu gehen. Der Abschluß des letzten Heftes (1912) erfolgte zu Beginn des Weltkrieges. Aber auch nach dessen Ende war zunächst an eine Weiterführung der Zusammenstellung nicht zu denken, weil es einerseits an internationalen Beziehungen zur Gewinnung der nötigen Originalberichte fehlte, anderseits mit der Zertrümmerung des alten Österreich auch das publizistische Organ seiner Sanitätsverwaltung, das „Österreichische Sanitätswesen", zu existieren aufgehört hat und die „Internationale Übersicht" bis dahin als Beiheft dieser Zeitschrift erschienen war.

Unterzeichneter fühlt sich dem Institute für Gewerbehygiene in Frankfurt a. M. und dessen Leiter, Herrn Dr. E. Francke, zu lebhaftem Danke verpflichtet, daß er sich bereit erklärte, die „Internationale Übersicht" unter den Schriften dieses Instituts herauszugeben und dadurch ihr Wiedererscheinen zu ermöglichen.

Einstweilen erscheint das Werkchen ohne den französischen und belgischen Bericht. Eine zur Zeit der Zusammenstellung an die französische Gesandtschaft in Wien gerichtete diesbezügliche Bitte wurde mit der freundlichen Zusendung des Jahresberichtes für das Jahr 1912 und der Mitteilung beantwortet, daß weitere Jahrgänge nicht erschienen seien. Es ist indes zu hoffen, daß eine Ausfüllung dieser Lücke mit der Zeit werde erfolgen können.

Die Bearbeitung des nächsten Heftes der „Internationalen Übersicht" betreffend die Kriegszeit 1914—1918 hat bereits begonnen und das Erscheinen desselben ist innerhalb eines kurzen Zeitraumes nach dem vorliegenden Hefte zu erwarten.

Wien, im November 1920.

**Ernst Brezina.**

# Inhaltsverzeichnis.


|  | Seite |
|---|---|
| **Allgemeines** | 1 |
| Deutsches Reich | 1 |
| Bayern | 1 |
| Schweiz | 2 |
| England | 2 |
| **Blei** | 4 |
| Deutsches Reich | 4 |
| Preußen | 4 |
| Bayern | 5 |
| Sachsen | 7 |
| Württemberg | 9 |
| Baden | 10 |
| Hessen | 12 |
| Kleinere Staaten | 14 |
| Österreich | 19 |
| Schweiz | 29 |
| England | 30 |
| Niederlande | 42 |
| **Quecksilber** | 47 |
| Deutsches Reich | 47 |
| Bayern | 47 |
| Kleinere Staaten | 49 |
| Österreich | 49 |
| England | 50 |
| **Andere Metalle** | 51 |
| Deutsches Reich | 51 |
| Preußen | 51 |
| Baden | 51 |
| Kleinere Staaten | 51 |
| Österreich | 52 |
| Schweiz | 52 |
| England | 52 |
| **Arsen** | 56 |
| Deutsches Reich | 56 |
| Preußen | 56 |
| Bayern | 56 |
| Sachsen | 56 |
| Baden | 56 |
| Kleinere Staaten | 58 |
| Österreich | 58 |
| England | 59 |
| **Phosphor** | 61 |
| Deutsches Reich | 61 |
| Sachsen | 61 |

|  | Seite |
|---|---|
| **Schwefelwasserstoff** | 61 |
| Deutsches Reich | 61 |
| Württemberg | 61 |
| England | 62 |
| **Chlor, Salzsäure, Phosgen** | 62 |
| Deutsches Reich | 62 |
| Sachsen | 62 |
| Baden | 62 |
| Österreich | 62 |
| Schweiz | 62 |
| England | 63 |
| **Schweflige und Schwefelsäure** | 63 |
| Deutsches Reich | 63 |
| Baden | 63 |
| Bayern | 63 |
| Niederlande | 63 |
| **Nitrose Gase** | 63 |
| Deutsches Reich | 63 |
| Preußen | 63 |
| Bayern | 64 |
| Sachsen | 64 |
| Kleinere Staaten | 64 |
| Niederlande | 64 |
| **Kohlenoxyd, Kohlendioxyd, Kohlendunst usw.** | 65 |
| Deutsches Reich | 65 |
| Preußen | 65 |
| Bayern | 66 |
| Sachsen | 66 |
| Kleinere Staaten | 67 |
| Österreich | 67 |
| England | 68 |
| Niederlande | 70 |
| **Methanderivate** | 70 |
| Deutsches Reich | 70 |
| Preußen | 70 |
| Bayern | 71 |
| **Benzin und Petroleum** | 71 |
| Deutsches Reich | 71 |
| Bayern | 71 |
| Sachsen | 71 |
| Baden | 72 |
| Kleinere Staaten | 72 |
| Österreich | 72 |
| England | 72 |
| Niederlande | 76 |
| **Benzol und Benzolderivate** | 76 |
| Deutsches Reich | 76 |
| Preußen | 76 |
| Bayern | 76 |
| Sachsen | 77 |
| Kleinere Staaten | 77 |
| Österreich | 77 |
| England | 77 |

Seite

**Zyanverbindungen** . . . . . . . . . . . . . . . . . . . . . . . . . . . 78
  Deutsches Reich . . . . . . . . . . . . . . . . . . . . . . . . . 78
    Preußen . . . . . . . . . . . . . . . . . . . . . . . . . 78
    Baden . . . . . . . . . . . . . . . . . . . . . . . . . 78

**Verschiedene Gifte** . . . . . . . . . . . . . . . . . . . . . . . . 78
  Deutsches Reich . . . . . . . . . . . . . . . . . . . . . . . . . 78
    Bayern . . . . . . . . . . . . . . . . . . . . . . . . . 78
    Baden . . . . . . . . . . . . . . . . . . . . . . . . . 79
  Österreich . . . . . . . . . . . . . . . . . . . . . . . . . 80
  England . . . . . . . . . . . . . . . . . . . . . . . . . 80

**Milzbrand** . . . . . . . . . . . . . . . . . . . . . . . . . . . . . 81
  Deutsches Reich . . . . . . . . . . . . . . . . . . . . . . . . . 81
    Preußen . . . . . . . . . . . . . . . . . . . . . . . . . 81
    Bayern . . . . . . . . . . . . . . . . . . . . . . . . . 83
    Sachsen . . . . . . . . . . . . . . . . . . . . . . . . . 84
    Württemberg . . . . . . . . . . . . . . . . . . . . . . . . . 85
    Baden . . . . . . . . . . . . . . . . . . . . . . . . . 85
    Hessen . . . . . . . . . . . . . . . . . . . . . . . . . 85
    Kleinere Staaten . . . . . . . . . . . . . . . . . . . . . . . . . 86
  Österreich . . . . . . . . . . . . . . . . . . . . . . . . . 87
  Schweiz . . . . . . . . . . . . . . . . . . . . . . . . . 87
  England . . . . . . . . . . . . . . . . . . . . . . . . . 87
  Niederlande . . . . . . . . . . . . . . . . . . . . . . . . . 96

**Verschiedene Infektionen** . . . . . . . . . . . . . . . . . . . . . . . . 96
  Österreich . . . . . . . . . . . . . . . . . . . . . . . . . 96
  Schweiz . . . . . . . . . . . . . . . . . . . . . . . . . 96
  England . . . . . . . . . . . . . . . . . . . . . . . . . 97
  Niederlande . . . . . . . . . . . . . . . . . . . . . . . . . 98

**Staub** . . . . . . . . . . . . . . . . . . . . . . . . . . . . . . . 98
  Deutsches Reich . . . . . . . . . . . . . . . . . . . . . . . . . 98
    Preußen . . . . . . . . . . . . . . . . . . . . . . . . . 98
    Sachsen . . . . . . . . . . . . . . . . . . . . . . . . . 99
    Baden . . . . . . . . . . . . . . . . . . . . . . . . . 100
    Kleinere Staaten . . . . . . . . . . . . . . . . . . . . . . . . . 100
  Österreich . . . . . . . . . . . . . . . . . . . . . . . . . 100
  Schweiz . . . . . . . . . . . . . . . . . . . . . . . . . 101
  England . . . . . . . . . . . . . . . . . . . . . . . . . 101
  Niederlande . . . . . . . . . . . . . . . . . . . . . . . . . 103

**Druckluft** . . . . . . . . . . . . . . . . . . . . . . . . . . . . . 103
  Österreich . . . . . . . . . . . . . . . . . . . . . . . . . 103
  Schweiz . . . . . . . . . . . . . . . . . . . . . . . . . 104

**Überanstrengung, ungeeignete Körperhaltung usw.** . . . . . . . . 104
  Deutsches Reich . . . . . . . . . . . . . . . . . . . . . . . . . 104
    Bayern . . . . . . . . . . . . . . . . . . . . . . . . . 104
    Sachsen . . . . . . . . . . . . . . . . . . . . . . . . . 104
    Baden . . . . . . . . . . . . . . . . . . . . . . . . . 104
  Österreich . . . . . . . . . . . . . . . . . . . . . . . . . 105
  Schweiz . . . . . . . . . . . . . . . . . . . . . . . . . 105
  England . . . . . . . . . . . . . . . . . . . . . . . . . 105
  Niederlande . . . . . . . . . . . . . . . . . . . . . . . . . 105

Seite

**Extreme Temperaturen. Feuchtigkeit** . . . . . . . . . . . . . . . 106
  Deutsches Reich . . . . . . . . . . . . . . . . . . . . . . . 106
    Baden . . . . . . . . . . . . . . . . . . . . . . . . . . . 106
  England . . . . . . . . . . . . . . . . . . . . . . . . . . . 106

**Hautkrankheiten** . . . . . . . . . . . . . . . . . . . . . . . 107
  Deutsches Reich . . . . . . . . . . . . . . . . . . . . . . . 107
    Preußen . . . . . . . . . . . . . . . . . . . . . . . . . . 107
    Bayern . . . . . . . . . . . . . . . . . . . . . . . . . . 108
    Sachsen . . . . . . . . . . . . . . . . . . . . . . . . . . 109
    Baden . . . . . . . . . . . . . . . . . . . . . . . . . . . 110
    Kleinere Staaten . . . . . . . . . . . . . . . . . . . . . 111
  Österreich . . . . . . . . . . . . . . . . . . . . . . . . . 112
  Schweiz . . . . . . . . . . . . . . . . . . . . . . . . . . . 116
  England . . . . . . . . . . . . . . . . . . . . . . . . . . . 117
  Niederlande . . . . . . . . . . . . . . . . . . . . . . . . . 121

**Augenkrankheiten** . . . . . . . . . . . . . . . . . . . . . . . 124
  Deutsches Reich . . . . . . . . . . . . . . . . . . . . . . . 124
    Preußen . . . . . . . . . . . . . . . . . . . . . . . . . . 124
    Sachsen . . . . . . . . . . . . . . . . . . . . . . . . . . 124
    Kleinere Staaten . . . . . . . . . . . . . . . . . . . . . 125
  Österreich . . . . . . . . . . . . . . . . . . . . . . . . . 125
  Schweiz . . . . . . . . . . . . . . . . . . . . . . . . . . . 125
  Niederlande . . . . . . . . . . . . . . . . . . . . . . . . . 125

**Elektrizität** . . . . . . . . . . . . . . . . . . . . . . . . . 126
  Deutsches Reich . . . . . . . . . . . . . . . . . . . . . . . 126
    Preußen . . . . . . . . . . . . . . . . . . . . . . . . . . 126
    Hessen . . . . . . . . . . . . . . . . . . . . . . . . . . 126
    Kleinere Staaten . . . . . . . . . . . . . . . . . . . . . 126
  England . . . . . . . . . . . . . . . . . . . . . . . . . . . 126
  Niederlande . . . . . . . . . . . . . . . . . . . . . . . . . 128

**Gesundheitsverhältnisse und hygienische Zustände in einzelnen Industrien** . . . . . . . . . . . . . . . . . . . . . . . . . . . 128
  Deutsches Reich . . . . . . . . . . . . . . . . . . . . . . . 128
    Preußen . . . . . . . . . . . . . . . . . . . . . . . . . . 128
  A. Goldleistenfabrikation . . . . . . . . . . . . . . . . . . 128
  B. Gesteinsbohrmaschinen . . . . . . . . . . . . . . . . . . 131
    Hessen (Goldleistenfabrikation) . . . . . . . . . . . . . . 135

**Alphabetisches Sachregister** . . . . . . . . . . . . . . . . . 137

# Allgemeines.

## Deutsches Reich.

### Bayern.

„Außer den meldepflichtigen Gewerbekrankheiten[1]) wurden noch eine Anzahl anderweitiger Vergiftungen bzw. Hautkrankheiten mitgeteilt und zwar:

Vergiftungen: Terpentin: Lackierer 1; Chlor: Chemische Industrie 2; Phosgen: Chemische Industrie 3; Cyankali: Härten von Metall 2; Kohlenoxyd: Faßpichen (mit Apparat) 1. Hauterkrankungen: Nickeloxydul: Galvan. Vernickelung 5 männl., 1 weibl.; Politur: Schreinerei 1; Flußsäure: Porzellanätzen 2 weibl.; Schmieröle: Metallindustrie 4; Varia 5 männl., 2 weibl. Summa: 24 männl., 5 weibl."

Tab. I. Schweiz. Gewerbekrankheiten, die unter das Haftpflichtgesetz fallen. I. Inspektionskreis. 1911—1912.

| Ursache der Erkrankung | 1911 | | 1912 | | Todes-fälle |
| --- | --- | --- | --- | --- | --- |
| | Fälle | Tage | Fälle | Tage | |
| Blei . . . . . . . . . . . . . . . . . | 68 | 2727 | 37 | 1297 | 1 |
| Email . . . . . . . . . . . . . . . | — | — | 1 | ? | — |
| Milzbrand . . . . . . . . . . . . | 3 | 30 | — | — | 1 |
| Phosphordämpfe . . . . . . . . . . | 1 | 12 | — | — | 1 |
| Chlorschwefel . . . . . . . . . . | — | — | 1 | 7 | — |
| Chlor, Bromsäure, Chlorkalk . . . . | 7 | 67 | 5 | 110 | — |
| Schweflige Säure . . . . . . . . . | 10 | 365 | 4 | 55 | — |
| Salzsäure und Fluorwasserstoff . . . . | 17 | 194 | 6 | 85 | — |
| Untersalpeter-Säure, nitrose Gase . . . | 38 | 528 | 41 | 513 | 2 |
| Ammoniak . . . . . . . . . . . . | 3 | 98 | 2 | 45 | 1 |
| Kohlenoxyd . . . . . . . . . . . . | 4 | 24 | 4 | 8 | 5 |
| Phosgen . . . . . . . . . . . . . | — | — | 3 | 16 | 1 |
| Dimethylsulfat . . . . . . . . . . | — | — | 1 | 47 | — |
| Dynamitgase . . . . . . . . . . | 3 | 142 | — | — | 1 |
| Benzol . . . . . . . . . . . . . . | 1 | ? | 1 | 19 | 1 |
| Nitrobenzol . . . . . . . . . . . | 4 | 73 | 7 | 125 | — |
| Anilin . . . . . . . . . . . . . . | 2 | 24 | 8 | 1535 | — |
| Nicht näher bezeichnete Chemikalien . | 2 | 30 | 2 | 30 | — |
| Chloräthyl . . . . . . . . . . . . | — | — | 2 | 41 | — |
| Phenylhydrazin, Phenylhydrazinchlorhydrat . . . . . . . . . . . | 3 | 68 | 1 | 23 | — |
| Carbolsäure, Theokresol . . . . . . | 3 | 37 | 1 | 41 | — |

---

[1]) Anmeldepflicht besteht in Bayern für Gesundheitschädigungen, die zurückzuführen sind 1. auf gewerbliche Beschäftigung mit a) Blei, Quecksilber, Arsen, Phosphor und deren Verbindungen, b) mit Salpetersäure (nitrosen Gasen), c) Benzol und seinen Homologen (Toluol, Xylol usw.), Benzin, Schwefelwasserstoff, d) mit sogenannten Nitro- und Amidoverbindungen, 2. auf gewerbliche Arbeiten mit Druckluft.

## Schweiz.

„In den Unfalltabellen sind 91 Fälle gewerblicher Vergiftungen, die unter das Haftpflichtgesetz fallen, inbegriffen. Sie·sind gesondert dargestellt in Tabelle I.  5 Fälle haben den Tod, 3 weitere einen bleibenden Nachteil zur Folge gehabt."

## England.

Die Regierungskommission, deren Mitglied der amtsärztliche Chefinspektor Legge war und die die Aufgabe hatte, zu untersuchen, ob 1. Kuhpocken, 2. Dupuytrensche Kontraktur, 3. klonischer Krampf der Augenlider, abgesehen von Nystagmus, 4. Schreibkrampf zu den Krankheiten hinzugefügt werden können, die in dem dritten Verzeichnis bereffend entschädigungspflichtige Krankheiten der Arbeiter von 1906 aufgezählt sind, gab ihren Bericht im Juli ab, dahingehend, daß 1. die beiden erstgenannten Leiden nicht in das Verzeichnis gehören, 2. das Wort Nystagmus zu ersetzen wäre durch „Nystagmus der Bergleute, auf-

Tab. II.   Zahl der gemeldeten gewerblichen Vergiftungen in England an Blei, Phosphor, Arsen, Quecksilber und Anthrax.

|  | 1913 | 1912 | 1909—1911 |
|---|---|---|---|
| Bleivergiftung | 535 (27) | 587 (44) | 576 (35) |
| 1. Metallhütten | 26 (3) | 56 (7) | 49 (4) |
| 2. Messingindustrie | 10 | 5 | 7 |
| 3. Bleifolie- und Bleirohrerzeugung | 7 | 6 | 8 (1) |
| 4. Installation und Löterei | 34 (1) | 35 (5) | 30 (1) |
| 5. Druckerei, Setzerei und zugehörige Hilfsarbeiten | 21 (1) | 37 | 29 (2) |
| 6. Feilenhauerei | 14 | 13 | 12 (1) |
| 7. Verzinnerei | 9 | 15 (1) | 17 |
| 8. Bleiweißerzeugung | 29 (2) | 23 | 36 (2) |
| 9. Mennigeerzeugung | 7 | 3 | 11 |
| 10. Porzellan- und Steingutindustrie | 62 (11) | 80 (14) | 76 (7) |
| 10a. Abziehbildererzeugung für Keramik | 1 | 1 (1) | 1 |
| 11. Glasschleiferei und Glaspoliererei | 3 (1) | 1 (1) | 3 (1) |
| 12. Emaillieren | 9 | 5 | 14 |
| 13. Akkumulatorenfabrikation | 44 | 38 (1) | 27 (1) |
| 14. Farbenerzeugung | 22 (1) | 19 | 26 (1) |
| 15. Wagnerei | 71 (2) | 84 (7) | 90 (6) |
| 16. Schiffbau | 31 (1) | 34 (2) | 28 (3) |
| 17. Malerei im Dienste anderer Industrien | 49 (3) | 48 (3) | 50 (1) |
| 18. Andere Industrien | 86 (1) | 84 (2) | 62 (3) |
| Phosphorvergiftung | — | — | 1 |
| Arsenvergiftung | 6 | 5 | 7 |
| Quecksilbervergiftung | 14 | 17 | 10 |
| Milzbrand | 70 (7) | 47 (6) | 57 (11) |
| 1. Wolle | 43 (4) | 31 (6) | 30 (5) |
| 2. Roßhaar | 5 (1) | 7 | 7 |
| 3. Häute und Felle | 19 (2) | 8 | 17 (3) |
| 4. Andere Industrien | 3 | 1 | 2 (1) |

tretend bei solchen und anderen Arbeitern", womit gesagt sein soll, daß es nicht auf die Erscheinung des Nystagmus, sondern auf das gesamte Krankheitsbild „Nystagmus der Bergleute" ankomme, 3. daß „Schreibkrampf" zuzufügen wäre, im Falle als nachgewiesen wird, daß die Erkrankung im Berufe erworben wurde und eine 12 monatliche totale Arbeitsunfähigkeit zur Folge hatte.

Dr. Collis hat wie in früheren Jahren verschiedene Spezialuntersuchungen angestellt. Seine Dienste wurden von der königlichen Kommission für Erzbergwerke und Steinbrüche bei Untersuchungen über den Einfluß von Staubinhalation auf die Erkrankungen der Atmungsorgane in Anspruch genommen, ein Thema, worüber er eine Schrift publiziert und das er auf dem 17. Internationalen medizinischen Kongreß in London im August mitgeteilt hat. Mr. Collis erstreckte weiter seine Untersuchungen auf den Gesundheitszustand der Steinmetzen, auf das Vorkommen einer merkwürdigen Form von Husten bei Webern, von Geschwüren an den Händen bei Fischeinpöklern; er hat das Vorkommen der Bleivergiftung in der ganzen Hohlwarenindustrie und in der Garnindustrie und Erzeugung wasserdichter Decken untersucht. Voruntersuchungen über Änderung der Vorschriften für Bleiweißherstellung haben ihn veranlaßt, nahezu alle Bleiweißbetriebe zu besuchen.

Die folgende Tabelle, zusammengestellt aus den Berichten über Unfälle nach Abteilung 4 des Gesetzes von 1906 über Unfallsanzeigen, dient zur Orientierung über die Häufigkeit von Vergiftungen durch Gase und Dämpfe.

Vergiftungen mit Dämpfen von Anilin, Schwefelkohlenstoff, Benzin und seinen Derivaten, nitrosen Gasen usw., die nicht unter den Begriff „Gas" fallen, können nicht so häufig berichtet werden wie solche mit Kohlenoxyd, Kohlendioxyd und Schwefelwasserstoff. Die Zahlen von

**Tab. III. In England gemeldete Gasvergiftungen gewerblicher Natur.**

|  | 1913 | 1912 | 1911 | 1910 | 1909 | 1908 |
|---|---|---|---|---|---|---|
| Kohlenoxyd . . . . . . . | 59 (7) | 91 (13) | 64 (6) | 53 (9) | 53 (6) | 55 (5) |
|   a) Hochofengase . . . . | 20 (3) | 33 (5, | 16 (2) | 19 (7) | 16 | 26 (3) |
|   b) Gas für Motoren (Saug-<br>     Generatorgas usw.) . . | 21 | 19 (4, | 31 (1) | 25 | 25 (4) | 19 (2) |
|   c) Steinkohlengas . . . . | 9 (4) | 29 (2) | 6 (2) | 4 | 11 (1) | 9 |
|   d) Andere kohlenoxydhal-<br>     tige Gasarten . . . . | 9 | 10 (3) | 11 (1) | 5 (2) | 1 (1) | 1 |
| Kohlendioxyd . . . . . . | 12 (1) | 3 (2) | 1 (1) | 2 (1) | 2 (2) | 4 (3) |
| Schwefelwasserstoff . . . . | 8 (1) | 6 (5) | 8 (2) | 2 | 5 (2) | 8 (1) |
| Schweflige Säure . . . . . | 1 | 5 | — | 2 | 2 | 1 |
| Chlor- und Salzsäure . . . . | 1 | 3 | 5 (1) | 3 | 1 | 1 |
| Nitrose Gase . . . . . . . | — | 12 (1) | 18 (2) | 11 | 12 (2) | 3 (1) |
| Ammoniak . . . . . . . | 3 | 1 | 1 (1) | 2 | 1 | 1 |
| Benzol und Naphtha . . . . | 6 (2) | 3 (1) | 1 (1) | — | 1 (1) | 2 |
| Nitro- und Amidoderivate des<br>    Benzols . . . . . . . | 2 | 9 (1) | 21 | 18 | 4 | 2 |
| Andere Gase . . . . . . . | 2 | 2 (1) | 4 | 2 | 2 | 2 |

1913 sind günstiger als die der beiden vorangehenden Jahre und zeigen eine bedeutende Abnahme der Fälle für Kohlenoxyd, Nitro- und Amidoderivate des Benzols, vollkommenes Fehlen von Fällen von nitrosen Gasen, hingegen haben die Vergiftungen mit Kohlendioxyd zugenommen. Bei der Lektüre der Berichte machte die Größe der Gefahr des Alleinarbeitens bei Verrichtungen, wo die Gefahr der Gasvergiftung besteht, auf mich Eindruck. Vier Todesfälle sind auf diese Gefahr in Verbindung mit der Gefahr des Arbeitens in engen Räumen zurückzuführen. Die Berichte erwähnen abermals den Tod von Personen, die die Rettungsversuche unternahmen, die Gefahr für den Unerfahrenen, die häufig vorkommende Sorglosigkeit der Erfahrenen und den Wert von Rettungsmaßnahmen, wenn dieselben sachgemäß erfolgen. Das Fehlen von Vergiftungsfällen mit nitrosen Gasen ist der Verwendung von Luft- und Rauchhelmen zuzuschreiben, die von den Arbeitern in allen Abteilungen derjenigen Betriebe getragen werden, in denen Untersalpetersäure auftritt oder verwendet wird und wo früher die meisten Unfälle auftraten. Die Helme stehen in Verbindung mit einem System von Rohren, das komprimierte Luft enthält und den Betrieb in allen Richtungen durchzieht, um den Helmen Frischluft zuzuführen; diese besitzen Vorrichtungen zur Druckreduktion.

Apparate zur Hilfeleistung für Bewußtlose, bestehend aus Sauerstoffzylindern mit Druckreduzierventilen ähnlich wie bei jenen Helmen, sieht man oft in Gaswerken und in chemischen Werken und überall dort, wo Hoch- oder Generatoröfen in Verwendung stehen. Angaben über den Wert dieser Behandlung bei der Wiederbelebung Bewußtloser finden sich oft in den Berichten."

# Blei.[1]

## Deutsches Reich.

### Preußen.

„In Breslau wurden neun Fälle von Bleierkrankung mitgeteilt, deren Nachprüfung durch den Kreisarzt ergab, daß sich nur ein leichter Fall aus einem Metallschmelzwerke bestimmt auf Bleivergiftung zurückführen ließ. — In der Bleiweißfabrik sank die Zahl der Fälle von Bleivergiftung auf 25 (1912: 36, 1911: 35, 1910: 38) mit 427 (1912: 927, 1911: 834, 1910; 689) Krankheitstagen bei einer Belegschaft von etwa 50 Arbeitern." (RB. Breslau.)

„Bei der Verwendung von Bleifarben zum Anstreichen und Emaillieren von Waren sind einige Erkrankungen beobachtet worden. Von den Krankenkassen sind sechs Fälle dieser Art mitgeteilt worden. Die Gefährlichkeit der Bleifarben wird oft noch sehr unterschätzt und mißachtet. Ein Malermeister war durch gütliche Vorstellungen nicht zu

---

[1] Siehe auch „Gesundheitsverhältnisse und hygienische Zustände in einzelnen Industrien". A. Goldleistenfabrikation. S. 128.

bewegen, seinen Arbeitern Bürsten zum Reinigen der Hände und Nägel und Bleimerkblätter zur Verfügung zu stellen, wie es durch die Bekanntmachung vom 27. Juni 1905 (RGBl. S. 555) vorgeschrieben ist. Er mußte durch gerichtliche Bestrafung dazu gezwungen werden. Aus der Frage, ob ein Betrieb als Fabrik im Sinne des § 7 Abs. 2 der erwähnten Bekanntmachung anzusehen ist, haben sich im Berichtsjahr nur in einem Fall Schwierigkeiten ergeben. In einer Möbelfabrik, jn der ein Arbeiter mit dem Auftragen bleihaltiger Grundfarben auf gewisse Möbel beschäftigt wurde, weigerte sich der Unternehmer, den Vorschriften der §§ 8 bis 11 a. a. O. nachzukommen, insbesondere auch gemäß § 9 Verhaltungsmaßregeln für Bleifarbenarbeiter in die Arbeitsordnung aufzunehmen. Der Betrieb war im Jahre 1904 durch den Regierungspräsidenten für eine Fabrik erklärt und von der Zahlung von Handwerkskammerbeiträgen befreit worden. Als der zuständige Gewerbeinspektor auf der Durchführung dieser Vorschriften bestand, entließ der Unternehmer den Arbeiter und übertrug die Arbeiten einem selbständigen Malermeister der Stadt, der nun seinerseits zur genauen Beobachtung der Vorschriften der §§ 8 bis 11 a. a. O. angehalten wurde." (RB. Merseburg.)

### Bayern.

„Von den gemeldeten Bleivergiftungen fällt wiederum mehr als die Hälfte auf das Malergewerbe. Bemerkenswert erscheint auch im Berichtsjahre der relativ hohe Anteil der Buchdrucker, was zum Teil mit anderweitigen Erfahrungen in Widerspruch steht; Aufklärung wird hier wohl eine im Jahre 1914 vom Institut für Gewerbehygiene in Frankfurt a. M. durchgeführte Sondererhebung bringen, an welcher auch Berichterstatter (Landesgewerbearzt Dr. Koelsch) teilnimmt. Ebenso wird der Bleigefährdung im keramischen Buntdruck im Jahre 1914 eingehend nachgegangen werden.

Als Diamantschleifer waren tätig

<pre>
 1— 6 Jahre 32 Arbeiter
 7—10   „     8     „
11—25   „    10     „     (darunter 1 weiblicher
                          mit 21 Arbeitsjahren).
</pre>

Bei insgesamt 16 Arbeitern zeigten sich Erscheinungen, die eventuell auf Bleieinwirkung bezogen werden könnten, und zwar fand sich 12 mal leichte Anämie, 1 mal Anämie höheren Grades; 6 wiesen Andeutungen bzw. Spuren von Bleisaum auf, 1 klagte außerdem über häufig wiederkehrende kolikähnliche Schmerzen in der Nabelgegend. Auffälligerweise fand sich die Mehrzahl der angeführten Symptome bei der ersten Gruppe, und zwar bei den Leuten mit Arbeitszeiten von 2—6 Jahren; bei diesen (22) Arbeitern wurde 5 mal Anämie, 6 mal Andeutung von Bleisaum, 1 mal Kolik (?) notiert.

Verfasser ist weit davon entfernt, die Ergebnisse dieser informatorischen Untersuchung als einwandfreie Bleifälle zu bezeichnen, da ja — abgesehen von der Subjektivität der Diagnose — besonders die

Anämien auch auf viele andere Ursachen (Arbeit im Sitzen in geschlossenen Räumen) zwanglos zurückgeführt werden können; immerhin müssen die Ergebnisse, besonders der Befund eines Zahnfleischsaumes, bei den in durchaus ländlichen Verhältnissen lebenden Arbeitern beachtet werden, nachdem durch das fortgesetzte Hantieren mit Blei bzw. mit Bleizinnlegierung theoretisch eine Bleigefährdung zweifellos vorhanden ist und nach den Angaben der Literatur auch tatsächlich beobachtet wird." (Landesgewerbearzt Dr. Koelsch.)

„Die von der Ortskrankenkasse München eingelaufenen Meldeblätter über gewerbliche Erkrankungen berichten von 215 Fällen. 1. Von den Erkrankten sind 212 männlichen und 3 weiblichen Geschlechts. Allein auf Bleivergiftungen treffen 208 Fälle, die sich auf 135 Maler, 50 Buchdrucker und 23 andere Arbeiter verteilen. Die Bleierkrankungen bei Malern werden, solange der Gebrauch von Bleiweiß und bleihaltigen Farben nicht gänzlich unterdrückt werden kann, kaum sehr abnehmen. Die Hauptgefahr besteht beim trockenen Abschleifen des Bleiweißanstriches mit Glaspapier. Von seiten der Malermeister oder Vorarbeiter hört man häufig Klagen, daß das Inordnunghalten der Waschmittel bei der Art des Betriebes auf Bauten und der Gleichgültigkeit der Arbeiter recht schwierig ist. Trotz aller schriftlichen und mündlichen Warnungen nehmen die Arbeiter vielfach mit ungereinigten Händen während der Arbeit Nahrungsmittel zu sich." (München.)

„An gewerblichen Erkrankungen auf Grund der Meldeblätter für die Krankenkassen kamen im Berichtsjahre nur drei Bleierkrankungen aus Malerbetrieben zur Kenntnis; es dürfte dies jedoch nur ein geringer Teil der wirklich erfolgten Berufserkrankungen sein. Auch in Schreinereibetrieben, in denen vielfach Anstreicharbeiten unter Verwendung von Bleifarben ausgeführt werden, kommen nach den bei den Revisionen in einem Falle erhaltenen Angaben wohl öfter Bleierkrankungen vor." (Oberbayern-Land.)

„2 Fälle von Bleivergiftung betrafen 1 Glasgraveur und 1 Töpfer.

Von den an die Krankenkassen hinausgegebenen Meldeblättern über Gewerbekrankheiten gelangten 31 mit je einem Erkrankungsfalle ausgefüllt, zurück. Die Erkrankungen betrafen in 23 Fällen Bleivergiftungen; beteiligt waren dabei 8 Buchdrucker, 4 männliche und 4 weibliche Arbeiter im lithographischen Gewerbe, 4 Maler und Lackierer, 2 Metallschleifer und Polierer und 1 Metallgießer." (Niederbayern.)

„3 Fälle von Bleivergiftung aus 3 Druckereien wurden gemeldet." (Pfalz-Süd.)

„Von den 11 gemeldeten Bleierkrankungen wurden 3 Fälle leichter Art aus den Blei- und Chromfarbenfabriken gemeldet, 6 sind auf die Verwendung von Bleifarben und deren Gemische im Maler- und Anstreichergewerbe zurückzuführen, die übrigen 2 Fälle wurden in der Härterei der Kugellagerwerke beobachtet. In der Mehrzahl der Fälle blieben die Symptome der Bleivergiftung auf Verdauungsstörungen und Auftreten von Bleikolik beschränkt, nur bei 2 Arbeitern, 1 Lackierer, der schon in den Jahren 1911 und 1912 in Mannheim und Heilbronn an Bleivergiftung erkrankt war und 1 Werkzeughärter, der mit dem Eintauchen der zu härtenden Gegenstände in flüssiges Blei beschäftigt war, wurden vorgeschrittenere Stadien der chronischen Bleivergiftung beobachtet." (Unterfranken.)

## Sachsen.

„Im Berichtsjahre kamen 10 (im Vorjahre 6) Fälle von Bleierkrankung zur Kenntnis der Gewerbe-Aufsichtsbeamten.

Sie betrafen: 4 Maler (3 mit zusammen 84 Krankheitstagen, während der 4. am Ende des Berichtsjahres — nach 69 tägiger Krankheit — noch nicht geheilt war), 2 Buchdruckerlehrlinge (mit zusammen 98 Krankheitstagen), 1 Töpfer (145 Krankheitstage), 1 Installationsgehilfe, der im Berichtsjahre 2 mal erkrankte (zusammen 76 Krankheitstage), 1 Lackierer (203 Krankheitstage) und 1 Klempner mit 133 tägiger Krankheit, die sich beide am Ende des Berichtsjahres noch in ärztlicher Behandlung befanden.

Der Lackierer sowie der Klempner litten an Schwäche und Lähmungserscheinungen der Arme und 1 Maler außer an Magen- und Darmkatarrh an rheumatischen Beschwerden, die auf den Einfluß der Bleiaufnahme in den Körper zurückzuführen waren. Der Lackierer dürfte sich seine schwere Erkrankung durch eigene Unsauberkeit und starkes Tabakschnupfen während der Arbeit zugezogen haben." (Bez. Bautzen.)

„Die Gewerbeinspektionen erhielten im Berichtsjahr von 88 Bleierkrankungen (im Vorjahr von 37) Kenntnis von denen 66 (31) auf den Aufsichtsbezirk Chemnitz I, 12 (2) auf den Aufsichtsbezirk Annaberg und 10 (4) auf den Aufsichtsbezirk Chemnitz II entfallen. Die Zunahme dieser Erkrankungen erscheint verhältnismäßig hoch. Sie ist jedoch in der Hauptsache darauf zurückzuführen, daß im Berichtsjahr auf die vorgeschriebene Anmeldung besonders hingewirkt worden ist. Die im Jahre 1913 angezeigten Bleierkrankungen betrafen 54 Maler, 14 Buchdrucker und Schriftsetzer, 7 Klempner, 4 Arbeiter einer Federnfabrik, die Federn im Bleibade zu härten hatten, 2 Bleigießer und je 1 Kupferschmied, Schlosser, Akkumulatorenwärter, Kistenbauer, Glaser, Retoucheur und Maschinenmeister einer Zeitungsdruckerei.

Nach dem Bericht der Gewerbeinspektion Annaberg handelte es sich in 6 Bleierkrankungsfällen um Magen- und Darmkatarrh, in einem Falle um rheumatische Erscheinungen und in einem Falle bei einem Maler um beide Krankheiten. In den zwei übrigen Fällen wurde nur Bleisaum an den Zähnen festgestellt. Die außerdem ermittelten Erkrankungen der Nieren waren nicht auf die Einwirkungen des Bleies zurückzuführen. Insgesamt betrug die Zahl der Krankheitstage 326. Die kürzeste Erkrankung dauerte 12, die längste 70 Tage.

Die sämtlichen der im Aufsichtsbezirk Chemnitz I gemeldeten Bleierkrankungen waren wirkliche Bleivergiftungen. Die Krankheit äußerte sich vor allem in Kolik, in Schmerzen im Unterleib, Magenkatarrh und im Ausfallen der Zähne (auf Blei zurückzuführen? Ref.). Einige an der Dienststelle der Gewerbeinspektion erschienene Kranke äußerten sich bei dieser Gelegenheit auch über Schmerzen in den Armen und Beinen und über Lähmungserscheinungen in den Oberarmen.

Im Aufsichtsbezirk Chemnitz II wurde bei den Erörterungen mit dem Bezirksarzt in Erfahrung gebracht, daß bei dem einen Klempner nach dem Ausspruch eines anderen Arztes keine Bleierkrankung, sondern Hämorrhoidalleiden vorlag, und daß der andere Klempner, der nur eine Woche bei seinem letzten Arbeitgeber beschäftigt war, kurz vor der Krankmeldung absichtlich Benzin aus einer Flasche getrunken hatte. Der hiervon in Kenntnis gesetzte Arzt hat später die Diagnose auf Bleierkrankung fallen gelassen." (Bez. Chemnitz.)

„Im Berichtsjahre sind den Gewerbeinspektionen 211 Bleierkrankungen bekannt geworden, 63 mehr als im Vorjahr.

Es erkrankten: 101 Maler, Lackierer und Anstreicher, 48 Buchdrucker, Schriftgießer, 17 Töpfer und Arbeiter in Ofen- und Steingutfabriken, 8 Klempner, 17 Metallarbeiter, 2 Bleilöter, 1 Bleiglaser, 1 Steinschleifer, je 1 Arbeiter in einer Farbenfabrik, in einer Akkumulatoren-Lampenfabrik, sowie in einer chemischen Färberei und Waschanstalt, 1 Arbeiter in einer Kunstanstalt, 12 Arbeiterinnen in einer Glashütte (Abteilung Zylinderdruckerei).

Von den 211 bleikranken Arbeitern waren 193 bis zum Schluß des Berichtsjahres wieder geheilt, in 18 Fällen war die Heilung noch nicht beendet. Die Zahl der Krankentage betrug bei den geheilten Fällen 7057 und bei den am Jahresschlusse noch nicht vollständig wiederhergestellten Kranken 1098.

Am Jahresende wurde eine Gewerbeinspektion benachrichtigt, daß eine Arbeiterin, die in einer Glaszylinderdruckerei Mennige enthaltenden Fluß aufgepudert hatte, an einem Magengeschwür verstorben und als Todesursache die Einwirkung von Blei anzunehmen sei. Eine sofort angestellte Erörterung ergab, daß die Verstorbene im Laufe des Jahres bereits dreimal an Bleichsucht und Magengeschwür während 8, 20 und 11 Tagen krank gewesen und trotzdem nach einem längeren Erholungsurlaub wieder an die gefährliche Arbeit gestellt worden war. In Zukunft vird an Stelle des freie Mennige enthaltenden Flusses ein unschädliches Flußmittel verwendet werden. Von den 211 auf Blei zurückzuführenden Erkrankungen sind nach den Krankenanzeigen 48 als Magen- und Darmkatarrhe (5 mal mit Nierenerkrankungen und Bleichsucht verbunden), 15 als rheumatische Erkrankungen und 1 als Nierenkolik bezeichnet worden." (Bez. Dresden.)

„Durch die Bleierkrankung eines Harmonikatischlers erfuhr die Gewerbeinspektion, daß in der Klingenthaler Gegend häufig pulverförmiges Kremserweiß zum Polieren von Harmonikahölzern verwendet wird. Die Tischler hatten bisher das Kremserweiß nicht für eine Bleifarbe gehalten und deshalb die Frage nach der Verwendung von Bleifarben stets verneint. Es wurde auf die Benutzung bleifreier Farben hingewirkt, andernfalls aber Anforderungen im Sinne der einschlägigen Bekanntmachung in Aussicht gestellt. — In mehreren Fällen, so auch in einigen Blechlackiererereien, wurde der Nachweis gefordert, daß die verwendeten Farben wirklich bleifrei seien.

Die zahlreichen Bleierkrankungen unter den in Puderräumen der keramischen Buntdruckereien beschäftigten Arbeitern veranlaßte die Ortskrankenkasse Leipzig, eingehende Untersuchungen der beschäftigten Personen, besonders der Arbeiterinnen, vornehmen zu lassen. Hierbei wurde durch Blutuntersuchung festgestellt, daß von 35 Arbeiterinnen 30, davon 14 schwer, bleikrank waren. Unter den Bleikranken einer Firma mit 19 Arbeiterinnen befanden sich nicht nur die im Puderraume, sondern auch die im Maschinensaale als Anlegerinnen Beschäftigten.

In einer keramischen Fabrik wurde die regelmäßige ärztliche Untersuchung der mit dem Glasieren sowie mit dem Auftragen von Bleifarben beschäftigten Arbeiter angeordnet, außerdem waren kränkliche, jugendliche und bereits bleikranke Personen bis zu ihrer Genesung von der Beschäftigung auszuschließen." (Bez. Leipzig.)

„Den Gewerbeinspektoren wurden 74 Bleierkrankungen (gegen 34 im Vorjahre) gemeldet. Davon entfielen allein 24 (20) auf die 77 Mann starke Belegschaft einer Bleizucker- und Bleifarbenfabrik, eine auf einen Arbeiter einer anderen, kleineren Bleifarbenfabrik; 37 (9) kamen auf Maler und Anstreicher, 4 auf Gardinen- und Tüllweber, 2 auf Klempner und je 1 auf 6 Arbeiter verschiedener Berufe, unter denen sich ein Schriftsetzer befand. Die erhebliche Zunahme der Krankheitsanzeigen ist darauf zurückzuführen, daß infolge der Ministerialverordnung vom 28. Februar 1913 erstmalig alle gewerblichen Bleierkrankungen von den Ärzten gemeldet worden sind. — Das ärztliche Gutachten lautet in 14 Fällen auf Bleikrankheit schlechthin; in 56 Fällen wurden Magen- und Darmkatarrhe (Bleikolik) festgestellt, außerdem 3 Fälle von Rheumatismus und 1 Fall von Nierenentzündung, die auf Blei zurückzuführen waren. Bei einem im September an Bleikolik erkrankten Anstreicher wurde außerdem Tuberkulose festgestellt, Die Dauer dieser Erkrankung wurde auf 91 Tage beziffert. In den restlichen 73 Fällen betrug die Zahl der Krankentage 2035. Die meisten Erkrankungen — 37 — kamen bei Malern und Anstreichern vor." (Bez. Zwickau.)

### Württemberg.

Auf Grund des Ersuchens an die Krankenkassen um Mitteilung der Erkrankungsfälle an Bleivergiftung (vgl. Jahresbericht 1912, S. 75) wurden von diesen den Gewerbeinspektoren 54 Bleivergiftungsfälle namhaft gemacht. Hierzu kommen noch 8 Erkrankungen, die von einer Bleifarbenfabrik entsprechend bestehender Übereinkunft angezeigt wurden, so daß insgesamt über 62 Fälle zu berichten ist. Diese 62 Fälle verteilen sich auf: 30 Maler, 15 Schriftsetzer und Buchdrucker, 8 Bleifarbenfabrikarbeiter; 5 Emailleure und je 1 Kunstdrucker, Galvanoplastiker, Feilenhauer und Flaschner. Die Diagnose lautete 47 mal

Bleivergiftung, 13 mal Bleikolik und je 1 mal Bleilähmung und Bleigicht. In je einem Betrieb kamen 8, 5 und 3 Erkrankungen vor, in 4 Betrieben je 2; die übrigen Fälle waren vereinzelt. Die 8 in einer Bleifarbenfabrik Erkrankten hatten vor ihrer Krankmeldung 17, 29, 31, 31, 33, 35, 66, 71 Tage in dem betreffenden Betrieb gearbeitet. Die Fabrik zerfällt in zwei auch räumlich getrennte Betriebe: in die Bleiweißfabrikation mit Bleikammern und in den Schlemm-, Mahl- und Abreibbetrieb. In ersterem waren 44 Arbeiter mit 2525 1/2 Arbeitstagen beschäftigt; es entfallen sonach auf einen Arbeiter durchschnittlich nur 57,4 Arbeitstage; der Wechsel ist demgemäß ein sehr starker. Im zweiten Betrieb waren 19 Arbeiter tätig mit insgesamt 2918 1/4 Arbeitstagen; hier fallen durchschnittlich auf den Arbeiter 153,6 Arbeitstage. Im ersteren Teil des Betriebs kamen 5, im letzteren 3 Bleivergiftungen vor. — Die ärztliche Diagnose der Bleivergiftung ist auf Grund der klinischen Erscheinungen nicht immer sicher zu stellen. Die Gewerbeinspektion wandte sich daher an die Stuttgarter Ortskrankenkasse mit dem Vorschlag, bei allen Bleikranken und Bleikrankverdächtigen das Blut auf basophile Körnung der roten Blutkörperchen und den Urin auf Hämatoporphyrin — charakteristische objektive Zeichen der Bleivergiftung — untersuchen zu lassen. Dieser Vorschlag wurde angenommen, so daß im nächsten Jahr neben der klinischen Diagnose der Bleivergiftung auch eine auf mikroskopischer und chemischer Untersuchung gegründete Diagnose gestellt werden wird. Die gleichen Untersuchungen unter Anwendung derselben Methoden werden einer Anregung des Instituts für Gewerbehygiene in Frankfurt a. M. zufolge, allerdings nur im Bereich des Buchdruckergewerbes, auch in Berlin, Leipzig, München, Hamburg und Frankfurt a. M. vorgenommen werden.

### Baden.

„Zur Kenntnis des Gewerbeaufsichtsamts kamen folgende gewerbliche Erkrankungen:

Bleivergiftungen 53. Bei Malern und Lackierern 29, bei Setzern 15, bei Verbleiern in chemischen Fabriken 3, bei Tulaarbeitern 3, bei Glasierern von Ofenkacheln 1, bei Klempnern 1, bei Bronzierern 1 (zweifelhafter Fall).

Bleivergiftung: Das häufige Vorkommen von Bleivergiftung bei Malern, in zweiter Linie bei Setzern, ist bekannt. Als verhältnismäßig nicht minder gefährdet müssen die Bleilöter der chemischen Industrie und die Tulaarbeiter gelten.

Das Bekanntwerden von Vergiftungen unter den Lötern einer Fabrik, die verbleite Apparate für die chemische Großindustrie herstellt, gab Veranlassung, sanitäre Verbesserungen in den Arbeitsräumen zu beantragen und die Untersuchung der Arbeiter vor der Einstellung und während der Dauer der Beschäftigung zu verlangen.

Die Stadt Karlsruhe hat die städtischen technischen Ämter angewiesen, künftig bei Innenanstrichen in Gebäuden bleihaltige Farben nicht mehr zu verwenden.

Zur Erörterung eines Merkblattes über Bleivergiftungen wohnte der Berichterstatter (Landesgewerbearzt Dr. Holtzmann) einer Sitzung im Kaiserlichen Gesundheitsamte in Berlin bei. Das Merkblatt soll vorzugsweise für Ärzte bestimmt sein, die mit der periodischen Untersuchung von Bleiarbeitern laut Bundesratsbekanntmachung betraut sind.

Die Tulierarbeit wird heute in der Pforzheimer Schmuckwarenindustrie viel ausgeübt. Zur Bereitung der Tulamasse wird in einem zur Rotglut erhitzten Graphittiegel Silber mit der dreifachen Menge Kupfer zusammengeschmolzen, danach werden Blei in etwas mehr wie doppelter und Schwefel in dreißigfacher Menge zugegeben, bis die ganze Masse gut durchschwefelt ist. Das Gemisch wird in eine Form gegossen, zerschlagen und im Mörser fein gestoßen. Ein Versuch, das Blei durch Wismuth zu ersetzen, schlug fehl, da die Masse beim Erwärmen nicht die nötige Flußfähigkeit zeigte.

Als Unterlage für die Tulierarbeit dienen Silberbleche, in die streifenförmige, quadratische, sternförmige oder ähnliche Muster eingewalzt sind. Die zu Pulver zerstoßene Tulamasse wird auf die Unterlage aufgestreut unter Zufügung von etwas Salmiak als Flußmittel. Die so vorbereitete Oberfläche wird sodann mit der Lötpistole erhitzt, bis die Masse in Fluß kommt. Der Rand der Silberunterlage ist zum Schutz gegen Überfließen mit Lehm bestrichen. Während des Schmelzens der Tula wird ein deutlicher Geruch nach schwefliger Säure bemerklich. Das erkaltete Stück wird mit Feile und Glaspapier bearbeitet, bis die blanke Silberunterlage wieder zum Vorschein kommt und die schwarze Tulamasse nur noch in den Vertiefungen der eingewalzten Muster haften bleibt. Bei dieser Feilarbeit entstehen reichliche Staubmengen; mit ihr ist die Tätigkeit des Tulierens zu Ende.

Von den im Berichtsjahr besuchten 20 Tulierern zeigte einer sehr schwere Symptome der Bleivergiftung, Bleisaum, Krämpfe und Koliken, Eiweiß und granulierte Zylinder im Urin, Anämie und granulierte Erythrozyten, ein zweiter, gleichfalls mit schweren Bleisymptomen, war gerade wegen einer Psychose aus dem Krankenhaus entlassen worden, ein dritter war kurz zuvor an typischer Bleikolik krank gewesen. Von den übrigen erwies sich eine große Zahl als „Bleiträger", das heißt als Menschen, die deutliche Spuren der Bleiaufnahme in den Körper zeigten, ohne daß in letzter Zeit akute Krankheitssymptome aufgetreten wären.

Wie kommen nun diese Arbeiter zu Bleivergiftungen? Das Blei ist, wie aus der Bereitung der Tulamasse zu entnehmen ist, jedenfalls zum allergrößten Teil am Schwefel gebunden als nur sehr schwer lösliches Bleisulfid in der Legierung vorhanden. Aber schon das Auftreten des Schwefeldioxyds beim Aufschmelzen der Tula legt die Vermutung nahe, daß Bleisulfid sich bei der Arbeit zum Teil zersetzt, so daß Blei in löslicher und dadurch giftigerer Form frei wird. Herr Professor Hahn, den der Verfasser um seine Mitwirkung anging, hat, nachdem er persönlich an Besichtigungen in Pforzheim teilgenommen hatte, in zuvorkommenster Weise die zur Klärung dieser Frage nötigen Untersuchungen in seinem Institut vornehmen lassen.

Es zeigte sich bei einer großen Reihe der im Freiburger hygienischen Institut vorgenommenen Untersuchungen der zur Verwendung kommenden Tulamasse und des bei der Arbeit abfallenden Feilstaubes, daß dieser sehr viel mehr lösliche Bleiverbindungen enthielt, als die ursprüngliche Masse. Die Tulalegierung ließ, wie vorauszusehen, nur Spuren von in Salz- und Salpetersäure löslichen Bleiverbindungen erkennen, im Feilstaub stieg der Gehalt wenigstens auf das Doppelte, ja bis auf das Sechsfache der ursprünglichen Menge. Es ist somit der Beweis erbracht, daß in der Tulamasse durch die Bearbeitung Bleioxyde auftreten können, die als Basen leichter in Reaktion treten und gefährlicher sind, als das ursprünglich vorhandene Schwefelblei. Daneben bleibt zu berücksichtigen, daß, wie Straub[1]) dargetan hat, auch die dauernde Aufnahme des schwer löslichen Bleisulfides und Bleisulfates allmählich chronische Vergiftungserscheinungen hervorruft. Dafür spricht die verhältnismäßig große Anzahl der Bleiträger unter den Tulierern." (Landesgewerbearzt Dr. Holtzmann.)

### Hessen.

„Die Betriebsleitung einer Waggonfabrik hat den Verbrauch bleihaltiger Anstrich- und Bindemittel ganz eingestellt, soweit nicht besondere Vorschrift, wie etwa für ausländische Lieferungen, sie bindet. Die Vermeidung bleihaltiger Stoffe findet schon jetzt in den Erkrankungszahlen sichtbaren Ausdruck. Im Jahre 1912 sind 9 Erkrankungen in den Betriebskrankenkassen nach ärztlicher Bezeichnung angemeldet worden, davon der Hauptteil vor dem 1. Oktober. Auf die Holzarbeiter und Anstreicher entfallen 3, auf die Nieter und ihre Hilfsschlosser 6 Erkrankungen. Das Jahr 1913 dagegen bringt nur die Rückfallerkrankung eines Nieters, eine Eigentümlichkeit der Bleivergiftung, die keines besonderen Anstoßes durch weitere Gifteinnahme bedarf. Ein weiterer Fall der Erkrankung eines Magazinarbeiters war zur Zeit der Erhebung noch nicht sichergestellt. Der Arzt hielt Bleierkrankung nicht für ausgeschlossen. Dagegen stellte sich in dem angegliederten Hochbaubetriebe, in dem aus technischen Gründen auf die Anwendung bleihaltiger Farben nicht verzichtet werden kann, in beiden Jahren die Erkrankungsziffer gleich." (Darmstadt.)

„Nach den Krankenbüchern der beiden Bleiweißfabriken haben die Fabrikärzte im Jahre 1913 in den Fabriken selbst keine Bleikranken festgestellt, dagegen hat die Allgemeine Ortskrankenkasse der Stadt Offenbach auf Befragen 115 Bleierkrankungen mit 3086 Krankheitstagen von Arbeitern gemeldet, welche vor ihrer Erkrankung in diesen 3 Bleiweißfabriken tätig waren. Außerdem wurden von genannter Kasse noch 26 Erkrankungen von Arbeitern dieser Fabriken mit 466 Krankheitstagen gemeldet, welche aller Voraussicht nach zum größten Teil ebenfalls auf die schädliche Einwirkung von Blei zurückzuführen sind.

---

[1]) Deutsches Arch. f. klin. Med. 1911. Deutsche med. Wochenschr. 1911.

Diese Erkrankungsziffern erscheinen in einer Höhe wie nie zuvor, namentlich bei den beiden Fabriken der einen Firma, welche allein 83 Bleierkrankungen mit 2106 Krankheitstagen aufweist.

Die Direktion des Stadtkrankenhauses zu Offenbach teilte der Gewerbeinspektion mit, daß im Jahre 1913 aus den 3 Bleiweißfabriken 79 Bleierkrankungen mit zusammen 2743 Krankheitstagen und aus 3 sonstigen Betrieben 3 Bleierkrankungen mit zusammen 122 Krankheitstagen vorgekommen seien.

Die Bleiweißfabriken waren im allgemeinen sehr gut beschäftigt. Der starke Geschäftsgang und der Neubau der Fabrik bei der einen Firma brachten es mit sich, daß die Reinlichkeit in dieser Fabrik oft sehr zu wünschen übrig ließ. Hierauf sind neben der bedauerlichen und scheinbar unausrottbaren Gleichgültigkeit der Arbeiter gegen die Bleigefahr offenbar die besonders hohen Krankheitsziffern zurückzuführen.

Außer obigen Bleierkrankungen gab die Allgemeine Ortskrankenkasse von 9 Betrieben (1 Feilenfabrik, 1 Schriftgießerei, 1 Buchdruckerei und 6 Weißbinderwerkstätten) noch 10 Bleierkrankungen mit 261 Krankheitstagen bekannt und teilte im übrigen aus 15 Betrieben gleicher Art noch 19 Erkrankungen mit 318 Krankheitstagen mit, welche vermutlich gleichfalls von Bleieinwirkungen herrührten. Das sind insgesamt in der Stadt Offenbach aus 11 Betrieben 125 Bleierkrankungen mit 3347 Krankheitstagen und aus 17 Betrieben 45 vermutlich auf Bleieinwirkung zurückzuführende Erkrankungen mit 784 Krankheitstagen.

In den Krankheitszahlen der Allgemeinen Ortskrankenkasse sind auch die Tage der Rekonvaleszenz enthalten. Außerdem werden nicht alle Erkrankungen im Krankenhause behandelt, woraus sich die Differenz zwischen den Zahlen der Krankenkasse und des Stadtkrankenhauses erklärt."

„Die größere der beiden Ofenkachelfabriken stellt Glasur nicht nur für den eigenen Bedarf, sondern auch zum Verkauf an Töpfereien her, und zwar Glasur, welche als Innenglasur bei Haushaltungsgeschirr Verwendung findet und Bleizusatz in Form von Bleioxyd (Mennige) enthält. Der Unternehmer dieser Ofenkachelfabrik ist ein erfahrener Töpfer und scheint in seinem Betriebe sehr vorsichtig zu sein. Er stellt alle Glasur, auch die, welche er weitergibt, selbst her, und glasiert in seinem Betrieb fast alle Waren persönlich. Die Zusammensetzung dieser Glasur ist sein Geheimnis. Er hantiert mit Bleiglasuren seit 27 Jahren und hat an seinem Zahnfleisch nur einen ganz geringen Bleisaum. Es ist dies ein Zeichen, daß der Mann nur wenig Blei in sich aufgenommen hat. Nach dem Glasieren wird in diesem Betriebe die verspritzte Glasur vom Fußboden und den Gerätschaften, ehe sie trocken wird, auf feuchtem Wege beseitigt. Auch die Hände werden sauber gewaschen, eine besondere Arbeitsschürze, die nur beim Glasieren Verwendung findet, wird abgelegt und auf diese Weise dafür gesorgt, daß nicht bleihaltiger Staub in die Werkstatt gelangen und giftig wirken kann. Auch ist es erforderlich, daß beim Glasieren und Glasurbereiten nicht geraucht, Tabak gekaut oder geschnupft wird. So ist denn auch in diesem Betriebe eine nennenswerte Bleivergiftung bisher nicht vorgekommen." (Offenbach.)

„Bleivergiftungen wurden bei 1 Arbeiter in der Bleifarbenfabrik des Aufsichtsbezirkes sowie bei 4 Anstreichergehilfen festgestellt. Bei dem erstgenannten Arbeiter soll Mangel an Reinhaltung die Schuld der Vergiftung gewesen sein. Einer der übrigen rauchte in starkem Maße auch bei der Arbeit Zigaretten, und zwei von ihnen waren schon früher an Bleivergiftung erkrankt und allem Anschein nach für diese Krankheit empfänglich. Außerdem erkrankten 4 Arbeitgeber des Anstreichergewerbes an Bleikolik." (Gießen.)

Die Verwaltung der Allgemeinen Ortskrankenkasse in Mainz „teilte im Laufe des Jahres 23 Bleierkrankungsfälle mit. Diese betrafen 21 Arbeiter, darunter zwei unter 16 Jahren, und 2 Arbeiterinnen. Davon waren 14 Arbeiter in Maler- und Anstreicherbetrieben, 3 Arbeiter und 1 Arbeiterin in Buchdruckereien, 4 Arbeiter in Maschinen- und Apparatebauanstalten und Schlossereien und 1 Arbeiterin in einer Parfümeriefabrik beschäftigt gewesen.

In der im Aufsichtsbezirk befindlichen Bleifarbenfabrik wurden laut Krankenkontrollbuch aus dem vorigen Jahr 46 Arbeiter übernommen; hievon traten im Laufe des Jahres 1913 15 Arbeiter aus. Im Berichtsjahre kamen 208 Neueinstellungen vor, denen der Austritt von 198 Arbeitern gegenübersteht. Die Arbeiter bleiben in dem Betrieb gewöhnlich nur einige Tage, seltener einige Wochen. Wenn sie einige Mark verdient haben, geht es wieder auf die Wanderschaft. Nur 1 Arbeiter ist schon 5 Jahre, 5 Arbeiter sind 3 Jahre und 25 Arbeiter 1 bis 2 Jahre in der Fabrik tätig. Erkrankungen an Bleikolik sind in dem Kontrollbuch nur 12 verzeichnet gewesen.

Die Ortskrankenkasse Mainz meldete der Gewerbeinspektion eine an Bleivergiftung erkrankte Arbeiterin. Bei der Besichtigung des Betriebes, der die Arbeiterin beschäftigte, wurde festgestellt, daß die Arbeiterin öfters mit Bleiglätte in Berührung kam. Die Fabrik stellt Spritzfläschchen mit wohlriechenden Flüssigkeiten her, deren Verschlüsse mit einem Kitt, der aus Bleiglätte und Glyzerin besteht, befestigt werden. Der bei dem Aufsetzen der Verschlüsse abfließende Kitt trocknet an dem Glas an. Der angetrocknete Kitt wurde von der Arbeiterin mit einem Messer abgeschabt. Von dem Betriebsbesitzer und Meister werden die Arbeiterinnen bei Ausführung dieser Arbeiten stets zur größten Reinhaltung der Hände angehalten." (Mainz.)

### Kleinere Staaten.

„Von Ortskrankenkassen wurden 3 Fälle von Bleierkrankungen mitgeteilt, darunter 1 in einer Ofenfabrik, 2 in Buchdruckereien. Die bestehenden Vorschriften für Malerarbeiten im Zusammenhange mit anderen Betrieben waren nicht immer beachtet." (Mecklenburg-Strelitz.)

„Erfreulicherweise ist die Anzahl der Erkrankungen an Bleikolik um 4 Fälle gegen das Vorjahr zurückgegangen. Bei diesen konnte in einem Falle von dem hiesigen untersuchenden Arzte nichts Sicheres mehr festgestellt werden, da der Arbeiter vor der genauen Untersuchung auf Bleierkrankung in seine Heimat verzog. Die Erkrankung an Bleikolik wurde erst von dem dortigen Arzte der Werkskrankenkasse mitgeteilt. Von den übrigen 5 bleikranken Arbeitern waren 3 alte Zinkhüttenarbeiter, die allem Anschein nach schon früher bleikrank gewesen waren.

In der erst in diesem Jahre in Betrieb genommenen Bleihütte kamen 2 Erkrankungen an Bleikolik vor, sie ereigneten sich bald nach Inbetriebnahme der Hütte. Wie fast bei jeder Inbetriebnahme einer neuen Anlage arbeiteten die getroffenen Schutzeinrichtungen zur Vermeidung der schädlichen Einflüsse der Bleidämpfe noch nicht so vollkommen, wie verlangt werden mußte, so daß der Schluß naheliegt, daß diese Erkrankungen hierauf zurückzuführen sind. Unterstützt wird diese Ansicht durch die Erscheinung, daß beide Krankheitsfälle nur 6 Tage währten. Inzwischen sind die Einrichtungen so vorschriftsmäßig gestaltet worden, daß weitere Erkrankungen an Bleikolik auch nicht wieder vorgekommen sind."

„Außer den in der Erkrankungsstatistik der Zink- und Bleihüttenarbeiter aufgeführten Bleierkrankungen sind noch 3 Fälle von Bleikolik im hiesigen Staatsgebiete zu verzeichnen gewesen, und zwar traten dieselben sämtlich in Betrieben auf, in denen Maler- und Anstreicherarbeiten ausgeführt wurden. Der eine Fall, welcher sich in der Anstreicherwerkstatt einer Maschinenfabrik ereignete, betrifft einen Malergehilfen, welcher schon vor 3 Jahren zeitweise wegen Bleierkrankungen erwerbsunfähig war. Die beiden anderen Erkrankungen kamen in Betrieben von Malermeistern vor. Die eine war ziemlich schwerer Natur und betraf einen Gehilfen, welcher mehr Gelegenheitsarbeiter ist, und zwar meldete er sich erst 5 Tage nach seiner Entlassung aus dem Betriebe krank. Beide Malermeister hatten das Bleimerkblatt nicht ausgehändigt und sich auch sonst nicht um die Erfüllung der gesetzlichen Bestimmungen bekümmert."

„Die an Bleivergiftung Erkrankten waren 1 Maler, 1 Glaser, 2 Buchdrucker und 1 in einer Emaillierwerkstatt beschäftigter Arbeiter." (Oldenburg.)

„Im Berichtsjahr wurden durch die Krankenkassen wiederum 29 (30) Erkrankungen an Bleivergiftung gemeldet. Sie verteilten sich auf 10 Männer und 2 Frauen in Erdfarbenfabriken, 4 Frauen in Drahtwebereien, 1 Mann in einer Töpferei, 1 Mann und 8 Frauen in Steindruckereien, 3 Mann in Tüncherwerkstätten mit zusammen 754 Krankheitstagen.

Ein Fall verlief tödlich, in einem anderen trat völlige Erwerbsunfähigkeit ein. Der Verstorbene war allerdings nicht nur starker Alkoholiker, er war auch sehr leichtsinnig und schlug jede Warnung seitens des Gewerbe-Aufsichtsbeamten in den Wind. Der Gelähmte beachtete zwei Fingerverletzungen nicht und versäumte, sich gründlich zu reinigen." (Sachsen-Meiningen.)

„Es waren 14 Bleikolikerkrankungen gemeldet. Davon entfallen 3 auf Tüncher, von denen 1 selbständig arbeitete und die 2 anderen in kleinen Tünchergeschäften kurze Zeit gearbeitet hatten. 4 Fälle betrafen 1 Bossierer, 1 Spritzer, 1 Anstreicherin und 1 Obermaler in zwei Porzellanfabriken. Zu der Erkrankung des zuletzt Genannten wird seitens der Firma bemerkt, daß der Obermaler im sogenannten Weißlager, wo kein Blei verwendet wird, die Aufsicht führt und selbst überhaupt nicht mitmalt.

In dem Krankenbuch einer Waggonfabrik ist nur das ziemlich häufige Vorkommen von leichtem und starkem Bleisaum verzeichnet, während nach Meldung der Krankenkasse 3 Bleierkrankungen vorgekommen sind. Im Verhältnis zu den Vorjahren sind im Jahre 1913 Bleifarben in ganz wesentlich geringerer Menge zur Verwendung gelangt.

In der Bleiweißfabrik war nach Ausweis des ordnungsmäßig geführten Krankenbuches bei der bisherigen durchschnittlichen Zahl von 30 Arbeitern eine Gesamtzahl von 47 (48) Krankheitsfällen mit 601 (511) Unterstützungstagen festzustellen. An Bleikolik waren von den Arbeitern 4 (5) mit zusammen 59 (54) Unterstützungstagen erkrankt‘" (Sachsen-Koburg und Gotha.)

„Bis zum Ende des Berichtsjahrs sind gemeldet worden: 6 Bleivergiftungen in einer Bleiweißfabrik mit 165 Unterstützungstagen; ferner 1 Bleivergiftung und 1 Fall von Verdacht auf Bleiweißvergiftung mit 67 Unterstützungstagen im Maler- und Lackierergewerbe." (Schwarzburg-Sondershausen.)

„Eine Bleivergiftung wurde bei einem selbständigen Maurer festgestellt, die 185 Unterstützungstage beanspruchte." (Schwarzburg-Rudolstadt.)

„Bei den regelmäßigen 2 monatlichen ärztlichen Untersuchungen der mit Bleimischung Beschäftigten einer Wandplattenfabrik wurden bei 14 Personen ganz leichte, bei 2 anderen stärkere Krankheitserscheinungen festgestellt. Den Erkrankten wurde andere Arbeit zugewiesen." (Mecklenburg-Schwerin.)

„Von den Krankenkassen wurden 5 Bleivergiftungen gemeldet, die Erkrankten waren 1 Maler, 1 Glaser, 2 Buchdrucker und 1 in einer Emaillierwerkstatt. Beschäftigter." (Braunschweig.)

„Die Erkrankungen an Bleivergiftung verteilen sich auf 7 Maler, Lackierer und Anstreicher, 5 Bleilöter, 4 Schriftsetzer, 3 Arbeiter einer Bleifarbenfabrik, 1 Arbeiter einer Armaturenfabrik, 1 Arbeiter einer Kachelofenfabrik.

Unter den 7 bleikrank gemeldeten Malern usw. sind einige, die schon mehrfach bleikrank waren und deren erste Erkrankung schon Jahre zurückliegt. Es unterliegt keinem Zweifel, daß die Veranlassung zur Bleierkrankung im Maler- und Anstreichergewerbe in den letzten Jahren durch die erhebliche Einschränkung der Bleiweißverwendung und den fast gänzlichen Ausschluß desselben beim Innenanstrich sich wesentlich vermindert hat. Es ist deshalb auch auf Grund der vorliegenden Erfahrungen die Annahme berechtigt, daß die Bleierkrankungen zu einem großen Teil darauf zurückzuführen sind, daß Leute, die hauptsächlich außerhalb von Werkstätten auf Bauten beschäftigt werden, wo von geschlossener Betriebshygiene meist nicht die Rede sein kann, die in der Bekanntmachung vom 27. Juni 1909 (R.G.Bl. S. 555) und im Bleimerkblatt empfohlenen Schutzmaßregeln nicht genügend beachten. In dieser Hinsicht ist auch bemerkenswert, daß nur eine der 7 Erkrankungen auf einen Fabrikbetrieb enfällt.

Von den 5 erkrankten Bleilötern sind 2 als Klempner in ein und demselben Großbetriebe beschäftigt. Die Untersuchung ergab, daß bei dem einen der beiden, der übrigens nur leicht erkrankt war und nur wenige Tage die Arbeit ausgesetzt hatte, eigene grobe Nachlässigkeit als Ursache der Erkrankung anzusehen ist. Er gab mir selbst zu, was mir vorher schon von seinen Mitarbeitern mitgeteilt war, daß er sich die Hände nur selten vor dem Einnehmen von Frühstück und Vesperbrot gewaschen habe. Der andere war innerhalb des Jahres dreimal zusammen 4 Wochen erkrankt."

„Von den 4 Erkrankungen von Schriftsetzern waren 2 in einem und demselben Betriebe vorgekommene von längerer Dauer (5 und 6 Wochen). Der eine der beiden ist in der betreffenden Druckerei schon seit 24 Jahren als Setzer tätig; er ist von schwacher Körperkonstitution und war schon früher bleikrank. Der andere, in demselben Betriebe beschäftigt, hat die Gewohnheit, Tabak zu kauen, von der er auch während der Arbeit nicht abläßt, wodurch leicht Gelegenheit zur Übertragung von Blei in den Mund und Körper gegeben ist."

„Der aus einer Kachelofenfabrik gemeldete Bleierkrankungsfall betraf einen älteren Arbeiter, welcher schon seit vielen Jahren beim Glasieren der Tonwaren und Einsetzen der glasierten Ware in den Brennöfen beschäftigt und schon vor etwa 20 Jahren zum erstenmal an Bleikolik erkrankt war." (Anhalt.)

„Von einer Fabrikkrankenkasse sind im Laufe des Berichtsjahres 3 Bleierkrankungsfälle angezeigt worden. Bei zwei Meldungen handelt es sich um ein und dieselbe — wiederholt erkrankte — Person; für beide Erkrankte wurde vom behandelnden Arzte ein altes Leiden festgestellt." (Bremen.)

„In der Zinkhütte kamen am Ende des Berichtsjahres 3 Bleierkrankungen (Bleikolik) mit 57 Krankheitstagen vor. Es sind dies die ersten Bleierkrankungen nach sechsjährigem Betriebe der Hütte. Sie sind darauf zurückzuführen, daß in der letzten Zeit des Jahres eine größere Anzahl ausländischer Arbeiter in der Hütte beschäftigt wurde, die es mit körperlicher Reinigung weniger genau nehmen, und daß auch mehr bleihaltiges Rohmaterial verhüttet wurde."

„In der Blei- und Kupferhütte kamen wiederum zahlreiche Bleierkrankungen vor. Am Beginne des Berichtsjahrs waren in der Hütte insgesamt 526 Arbeiter beschäftigt; ihre Zahl stieg in den ersten 3 Monaten auf 630 Arbeiter und blieb auch in den letzten 9 Monaten durchschnittlich auf dieser Höhe stehen. Von diesen 630 Arbeitern sind 409 unmittelbar bei der Bleiverhüttung und dem Aufnehmen, Zerkleinern und Transport von Bleierzen tätig. Am 1. Januar 1913 waren aus dem Vorjahre noch 5 Bleikranke vorhanden, auf die im Jahre 1913 noch insgesamt 49 Krankheitstage entfielen. Neue Bleierkrankungen wurden in 62 Fällen bei 59 Arbeitern festgestellt. Ein Arbeiter war 3 mal bleikrank, 6 Arbeiter 2 mal und die übrigen je einmal. Die 59 Arbeiter waren zusammen bis zu ihrer Genesung 1563 Tage arbeitsunfähig. Am 31. Dezember 1913 war nur noch 1 Arbeiter bleikrank."

„Die Bleierkrankungen waren also im Beginne des Jahres noch besonders häufig, sind dann aber allmählich stark zurückgegangen. Am Schlusse des Jahres ist ein immerhin zufriedenstellendes Ergebnis erreicht."

„Im ersten Vierteljahre kamen deswegen noch so zahlreiche Bleierkrankungen in dem Bleihüttenbetriebe vor, weil sich die Anlage in den ersten Monaten noch in der Entwicklung befand. Bei dem Betriebe der Öfen und Apparate kamen zu jener Zeit noch erhebliche Störungen vor; kalt gewordene Öfen mußten mehrmals aufgebrochen und Öfen und Apparate geräumt werden; endlich waren auch die Arbeiter mit der Bleigefahr noch nicht so vertraut und ließen die zur Vermeidung von Bleikrankheiten unbedingt notwendige persönliche Vorsicht gelegentlich außer acht. Auch waren die Staub- und Dunstabsaugevorrichtungen an den Öfen und Apparaten damals noch nicht so ausgebildet wie in den letzten Monaten."

„Die Bleierkrankungen selbst waren, wenn auch von längerer Dauer, so doch nicht schwerer Natur. Im allgemeinen handelte es sich um Bleikoliken und Verstopfung. Nur in wenigen Fällen zeigte sich Taubheit in den Gelenken oder schwache Lähmung. Bei 12 Kranken war Krankenhausbehandlung notwendig, bei 9 Kranken wurde die Weiterbeschäftigung im Bleihüttenbetrieb auf Grund des § 18 der Bleihüttenverordnung untersagt. Dasselbe wurde auch bei 6 weiteren Arbeitern angeordnet, die zwar noch nicht bleikrank waren, sich aber doch als besonders empfänglich für Bleieinwirkung gezeigt hatten." (Hamburg.)

„Außer den Krankheitsfällen in Hüttenbetrieben wurden an Bleierkrankungen die folgenden Fälle gemeldet: aus Malerbetrieben 12, aus Klempnereibetrieben 6, aus Buchdruckereien 12 Erkrankungen. Außerdem erkrankte an Bleivergiftung eine in einer Medaillenfabrik beschäftigte Arbeiterin, die gewohnheitsmäßig die Farbe mit Speichel angefeuchtet hatte, eine Arbeiterin in einer Steindruckerei, in der nur der schwach bleihaltige Firnis die Erkrankung hervorgerufen haben konnte, und 1 Arbeiter, der in einer Schwefelsäurefabrik bei dem Abbruch einer Bleikammer beschäftigt war; ferner 2 Arbeiter einer Bleifarbenfabrik."

„Aus einer Glashütte wurden zwei Bleierkrankungen angemeldet, die gemeinschaftlich mit dem Gewerbemedizinalrat untersucht wurden.

Dabei wurden zwei weitere Fälle an Bleierkrankungen festgestellt bei Arbeitern, die in der Mischerei zur Herstellung der Glasmasse, wobei auch Mennige zur Verwendung kommt, beschäftigt waren."

„Meldungen von Bleierkrankungen gingen noch ein für 3 Arbeiter einer Metallgießerei (Herstellung von Letternmetall u. a.) und für 1 Anstreichermeister. Im letzteren Falle lag ein Blasenleiden vor, das nach Ansicht des behandelnden Arztes die Folge einer Bleivergiftung war." (Elsaß-Lothringen.)

## Österreich.

„Von 2 Gewerbebehörden erhielt das Amt die Verständigung, daß in einer Buchdruckerei bei 2 Schriftsetzern und in einer anderen bei 2 Schriftsetzern und bei 1 Setzerlehrlinge vom Amtsarzte Bleivergiftungen konstatiert wurden. Im letzteren Falle handelte es sich um Arbeiter, welche mit dieser Krankheit bereits im Vorjahre behaftet waren. — Weiter wurde von h. a. erhoben, daß in einer Buchdruckerei, in welcher die mangelhafte Reinhaltung der Arbeitsräume und der Letternkasten bereits früher von h. a. beanstandet worden war, 1 Schriftsetzer durch 18 Tage, ferner in einer Tonwarenfabrik 1 Glasierer durch 90 Tage und bei einem Anstreicher 1 Gehilfe durch 58 Tage infolge Bleivergiftung arbeitsunfähig waren." (Brünn II.)

„Über das Ergebnis der im Sinne der Ministerialverordnung vom 23. August 1911, R. G. Bl. Nr. 169, vorgenommenen ärztlichen Revisionen in Buchdruckereien gingen dem Amte 9 Verständigungen zu. In 4 Buchdruckereien wurden bei 14 Setzern und 1 Maschinenmeister einzelne, meist sehr wenig ausgesprochene Symptome von chronischer Bleivergiftung, wie Bleisaum, besondere Blässe usw., festgestellt; in 1 Buchdruckerei wurde bei 1 Setzer, der in den Jahren 1898 und 1906 bereits die Bleikolik überstanden hatte, zeitweise Verdauungsstörungen, welche eine ambulatorische Behandlung erforderten, konstatiert; in 1 Buchdruckerei war eine 18 Jahre alte Einlegerin wegen Blutarmut 14 Tage im Krankenstande. Über die diesen Erkrankungsfällen zugrunde liegenden Verhältnisse konnten, da diese Mitteilungen dem Amte erst gegen das Ende des Berichtsjahres zukamen, Erhebungen bisher noch nicht gepflogen werden." (Olmütz.)

„Anläßlich der gemeinsam mit dem zuständigen Amtsarzte vorgenommenen Revision einer Buchdruckerei wurden bei 2 Setzern und 1 Maschinenauflegerin Anzeichen einer Bleivergiftung konstatiert. — Es kamen dem Amte von den zuständigen Amtsärzten 2 Verständigungen zu, daß in 3 Buchdruckereien bei 4 Setzern Bleivergiftungen konstatiert wurden; der eine Setzer war bereits über 2 Jahre bleikrank." (Kremsier.)

„Gemäß Ministerialerlaß vom 12. Juli 1912, Z. 28.657 ex 1911, erhielt das Amt von den zuständigen Amtsärzten Mitteilungen über 19 Fälle von Bleisaum, Tremor, Anämie, Schwindelanfälle, bzw. Rheumatismus. Anläßlich der h. a. Revisionen wurde zur Hintanhaltung der Bleivergiftungen außer auf die Vorschriften bezüglich der Errichtung und Instandhaltung der Anlagen auch auf die genaue Beobachtung der in den Merkblättern vorgeschriebenen Verhaltungsmaßregeln aufmerksam gemacht." (Mähr.-Ostrau.)

„Die amtsärztlichen Untersuchungen der Buchdruckereiarbeiter ergaben die Erkrankungen von 14, sämtlich über 30 Jahre alten Personen in 6 Buchdruckereien. Bei 9 Setzern und 2 Druckern zeigten sich lediglich deutliche Anzeichen von Bleisaum, indes bei 3 Setzern Anfälle von Bleikolik auf einen fortgeschritteneren Grad der Bleierkrankung schließen ließen. Die in den betroffenen Betrieben vom Amte durchgeführten Revisionen ergaben bezüglich der Beobachtung der Vorschriften der bezogenen Verordnung mehrfache Anstände, auf deren Behebung von h. a. gedrungen wurde; in 2 Fällen mußte wegen Nichtdurchführung der vom Amte beantragten Maßnahmen außerdem die Anzeige an die zuständige Gewerbebehörde erstattet werden. Die Beseitigung der vorgefundenen Mängel wurde von sämtlichen Buchdruckereibesitzern dem Inspektorate zwar schriftlich bekanntgegeben, doch konnte eine neuerliche Überprüfung der bezüglichen Anlagen bis zum Berichtsabschlusse noch nicht vorgenommen werden." (Troppau.)

„Bleierkrankungen wurden nur in einem Falle, und zwar Bleisaum bei einem Druckereiarbeiter, festgestellt. Derselbe mußte die Arbeit aussetzen und suchte, nachdem er auch an einem Ohrenleiden erkrankte, Spitalspflege auf." (Teschen.)

„Im Laufe des Berichtsjahres erlangte das Amt Kenntnis von 10 Bleivergiftungsfällen in Buchdruckereien (8 Schriftsetzer, 1 Auflegerin)." (Krakau.)

„In einer Töpferei wurde gelegentlich einer gemeinschaftlichen Erhebung mit dem Amtsarzte bei allen 3 beschäftigten Arbeitern Bleivergiftung, und zwar in ziemlich vorgeschrittenem Stadium festgestellt. Nachdem die Arbeitsräume auch den allerprimitivsten Anforderungen nicht entsprachen und über alle Maßen verwahrlost waren, wurde die Sperrung der Anlage in Antrag gebracht." (Czernowitz.)

„Auf Grund der Bestimmungen des zur Ministerialverordnung vom 23. August 1911, R. G. Bl. Nr. 169, hinausgegebenen Handelsministerialerlasses vom 17. Juli 1912, Z. 28657 ex 1911, sind dem Amte im Berichtsjahre von 9 Gewerbebehörden über die Ergebnisse der amtsärztlichen Untersuchungen der Druckereihilfsarbeiter Verständigungen zugekommen; danach wurden in 2 politischen Bezirken, in zusammen 4 Buchdruckereien, bei 10 Arbeitern Bleisaum, bzw. Anämie festgestellt, während in 7 politischen Bezirken in bezug auf Bleierkrankungen des Druckereipersonales keine ungünstigen Wahrnehmungen gemacht wurden. Von seiten weiterer 5 Gewerbebehörden, in deren Amtssprengeln gleichfalls Buchdruckereien liegen, hat das Inspektorat keinerlei gegenständliche Mitteilungen erhalten. Eine dieser Gewerbebehörden, in deren Druckereibetrieben rund 900 Hilfsarbeiter beschäftigt sind, teilte dem Amte kurz vor Jahresschluß mit, daß das dortige Physikat die Vornahme der regelmäßigen Untersuchungen der Druckereihilfsarbeiter mit der Begründung abgelehnt habe, daß diese

Arbeit für das ärztliche Personal dieses Amtes eine physische Unmöglichkeit bedeute.

Wegen vollständiger Außerachtlassung der zur Bekämpfung der Bleigefahr erlassenen gewerbsbehördlichen Vorschreibungen wurde der Besitzer einer Kitterzeugung der Gewerbebehörde angezeigt." (Graz.)

„Im vorjährigen Berichte wurde eine Metallwarenfabrik erwähnt, in der regelmäßig mit Bleisaum behaftete Arbeiter angetroffen werden. Heuer wurden bei der Durchsicht der Vormerke über die ärztliche Untersuchung, welche jetzt in dem Betriebe über Veranlassung des Amtes vorgenommen wird, bei 4 von 19 in der Fabrik beschäftigten Personen Bleisaum festgestellt. Da der Unternehmer gegen die ihm von der Gewerbebehörde im Vorjahre vorgeschriebenen Maßnahmen den Rekurs ergriffen hat und die Angelegenheit noch nicht erledigt ist, konnten weitere Schritte gegen die Firma vorläufig nicht unternommen werden." (Prag I.)

„Im Berichtsjahre kamen dem Amte seitens der k. k. Amtsärzte keine Anzeigen über Bleierkrankungen in Buchdruckereien zu. Von den im Vorjahre von diesen Organen als bleikrankverdächtig bezeichneten 8 Arbeitern zweier Buchdruckereien und einer Papieremballagenfabrik wurden von den zuständigen Krankenkassenärzten nur 2 als bleikrank anerkannt; der eine der beiden Arbeiter wurde hierauf vom Setzerkasten zur Schnellpresse versetzt, worauf eine Besserung seines Zustandes eintrat, während der zweite auf seiner Weiterverwendung als Setzer bestand. Großer Vorschub wird der Bleiintoxikation durch das Verhalten der Arbeiter selbst geleistet, da sich dieselben weder einer besonderen Reinlichkeit befleißen, noch das Essen und Rauchen im Arbeitslokal abgewöhnen können. Allerdings lassen es die Betriebsinhaber auch an der notwendigen Belehrung fehlen." (Trautenau.)

„Das Amt erlangte Kenntnis von 10 Bleivergiftungen im Buchdruckergewerbe. Außerdem wurden solche Vergiftungen bei 2 Porzellanmalern und 1 Arbeiter einer Metallwarenfabrik sichergestellt." (Reichenberg.)

„Dem Amte gelangten im Berichtsjahre 10 Fälle chronischer Bleivergiftungen zur Kenntnis, die zumeist in ärztlicher Spitalsbehandlung standen. 6 Fälle betrafen Glasmaler der sogenannten Heimindustrie; einer dieser Fälle (ein 24jähriger Gehilfe) starb. — In der unter dem Marginale (des Originalberichtes. Ref.) „Nicht genehmigte Betriebsanlagen" näher beschriebenen Erzeugung von Emaillen und Fritten kamen zwei bleiverdächtige Erkrankungen vor. Die eine hiervon betraf 1 Hilfsarbeiter, welcher ungefähr eine Woche lang zum Stoßen und Sieben des bleihaltigen Materiales verwendet worden war, der plötzlich auf dem Heimwege starb. Bei der Sektion wurde jedoch Lungenentzündung als Todesursache festgestellt. — Ein Fall von chronischer Bleivergiftung ereignete sich in einer Zinngießerei und einer in einer Farbenerzeugung. Die Krankheitssymptome waren Bleisaum, Radialisparese, ferner Bleikolik. Behandelt wurde mit Faradisation, innerlich Jod und warmen Bädern. Die Erkrankten verließen gebessert die Anstalten. Durch die h. a.

Inspektionen wurden verschiedene Übelstände abgestellt, andrerseits aber auch gefunden, daß Schutzvorkehrungen nicht benützt und Schutzvorschriften nicht eingehalten wurden." (Tetschen.)

„Bei der gemeinsam mit dem Amtsarzte vorgenommenen Revision einer Majolikafabrik wurden bei 7 Arbeitern, und zwar bei 1 Glasierer, 2 Malern und 4 Malerinnen Anzeichen von Bleivergiftung festgestellt. 2 Maler und 1 Malerin des Betriebes standen wegen vorgeschrittener Bleivergiftung in ärztlicher Behandlung. Außerdem wurde das Amt verständigt, daß 1 Glasiererin einer zweiten Majolikafabrik infolge einer schweren Bleivergiftung (Bleikolik) in ärztlicher Behandlung steht. In den beiden Betrieben wurde die strengste Einhaltung der Vorschriften der Ministerialverordnung vom 15. April 1908, R.G.Bl. Nr. 81, abermals verlangt und dahin gewirkt, daß auch, soweit als möglich bleifreie Farben verwendet und in jenen Fällen, wo dies nicht angängig ist, ausschließlich gefrittete Farben zur Anwendung kommen. Der h. a. Anregung wurde auch von der einen dieser Unternehmung entsprochen und ist es derselben gelungen, bis zum Schlusse des Jahres aus mehr als zwei Drittel aller im Betrieb erzeugten und verwendeten Farben den früher verwendeten Bleizusatz zu eliminieren. Im Sinne des Handelsministerialerlasses vom 17. Juli 1912, Z. 28.657 ex 1911, wurde das Amt verständigt, daß in 4 Buchdruckereien 7 Fälle von Bleivergiftungen festgestellt wurden." (Teplitz.)

„Gelegentlich einer gemeinsam mit dem Amtsarzte vorgenommenen Revision einer Tonöfenfabrik wurde bei einer Arbeiterin im Glasurmühlenraume Bleisaum konstatiert. Zur möglichsten Verhütung weiterer Bleivergiftungen wurden die nötigen Maßnahmen getroffen. Die beim Glasieren beschäftigten Arbeiter werden übrigens in diesem Betriebe derart gewechselt, daß eine Arbeiterpartie 2 Wochen beim Glasieren und sodann 4 Wochen zur Hofarbeit verwendet wird. In einer Töpferei wurde auf Wunsch des Gewerbsinhabers 1 Arbeiter, welcher sich nicht überzeugen lassen wollte, daß die Hantierung mit Rauchmaterial wegen der Verunreinigung seiner Hände mit Minium gesundheitsgefährlich sei, entsprechend aufgeklärt. Derselbe hatte bereits einen Bleisaum. Von Seite der Amtsärzte kamen dem Amte über Bleivergiftungen in Buchdruckereien 5 Verständigungen zu." (Budweis.)

„In Gemäßheit des Ministerialerlasses vom 17. Juli 1912, Z. 28.657 ex 1911, wurde dem Amte durch den zuständigen Amtsarzt über chronische Bleivergiftung bei 2 Arbeitern einer kleinen Buchdruckerei Mitteilung gemacht. Bei der kurz darauf vorgenommenen Inspektion wurde vom Gewerbeinhaber die schleunige Durchführung, bzw. die strikte Einhaltung der Vorschriften verlangt." (Pardubitz.)

„Durch die bei den Krankenkassen gepflogenen Anfragen hat das Amt Kenntnis von 4 Fällen von Bleivergiftungen, die durchwegs Schriftsetzer betrafen, erlangt. Die Hauptursache dieser Erkrankungen war in dem Einnehmen von Mahlzeiten während der Arbeit, bzw. mit ungereinigten Händen zu suchen. Zwei weitere Fälle wurden von

einem Bezirksarzte bei 2 Arbeitern einer Feilenhauerei wahrgenommen."
(Königgrätz.)

„In einer großen Tischlerei erkrankte ein mit dem Anstreichen
weißer Krankenhausmöbel beschäftigter Arbeiter jener Firma, welche
die Anstreicherarbeiten übernommen hatte, unter Anzeichen einer
heftigen Bleivergiftung." — „In einer Bierbrauerei erkrankte einer der
daselbst in dauernder Verwendung stehenden 4 Anstreichergehilfen an
Bleikolik. Derselbe hatte Eisenbestandteile in Räumen, wo sie der
betriebsmäßig herrschenden Feuchtigkeit wegen einem raschen Ver-
rosten ausgesetzt sind, mit einem Grundanstrich von Bleiminium zu
versehen. Den betreffenden Arbeitern werden Arbeitskleider, Waschvorrichtungen mit fließendem Wasser, Seife, Handtücher und Hand-
bürsten seitens der Unternehmung beigestellt, auch steht ihnen ein
Brausebad zur Verfügung."

„In weit höherem Maße als durch die Herstellung von bleihaltigen
Anstrichen mit dem Pinsel, bei welchem Arbeitsvorgange die Ver-
giftungsgefahr — das Bestehen allgemein hygienischer Verhältnisse in
den Werkstätten, eine umsichtige Verrichtung der Arbeit und die Be-
folgung der persönlichen Schutzmaßnahmen durch die Arbeiter vorausgesetzt — im wesentlichen auf die Manipulation mit den trockenen
Farben und das Abkratzen alter Anstriche beschränkt bleibt, können
die Arbeiter bei der immer mehr an Verbreitung gewinnenden Spritzmalerei gefährdet werden, da hier zu den erwähnten Gefahrenmomenten
noch jenes der Berührung mit dem feinen Nebel der durch Druckkraft
zerstäubten dünnflüssig angeriebenen Farben hinzutritt. Dieser Gefahr
kann nur durch möglichst vollkommene Absaugung des überschüssigen
Farbnebels an der Entstehungsstelle begegnet werden. Der Mangel
einer solchen Einrichtung bzw. das mangelhafte Funktionieren derselben führte in einer Gasmesserfabrik zur schweren Bleivergiftung
eines Arbeiters, der mit der Herstellung eines Miniumgrundanstriches
auf Gasmessern mittels des Spritzverfahrens beschäftigt war." Eine
Revision in der zweiten im Aufsichtsbezirke gelegenen Gasmesserfabrik
ergab hinsichtlich der Verwendung von Minium ähnliche Verhältnisse,
jedoch ist dem Amte aus diesem Betrieb ein Fall einer Bleivergiftung
nicht bekannt geworden. Der Umstand, daß diese Gasmesser zur Aufstellung in Wohnungen oder zumindest im Innern von Gebäuden bestimmt sind, läßt deren Anstrich als „Innenanstrich" erscheinen, für
welchen nach der Bestimmung des § 4 der Ministerialverordnung vom
15. April 1908, R. G. Bl. Nr. 81, die Verwendung von bleihaltigen Farben
untersagt ist. Da die betreffenden Firmen jedoch durch die Lieferungsvorschriften der Gemeinde Wien, für welche die Gasmesser bestimmt
sind, verpflichtet waren, diese letzteren mit einem Grundanstrich von
Bleiminium zu versehen, wandte sich das Amt zunächst an die Direktion
der städtischen Gaswerke mit dem Ersuchen um Änderung der diesbezüglichen Bestimmungen. Die genannte Stelle teilte hierauf dem
Amte mit, daß in den neu aufgelegten Lieferungsvorschriften bereits
ein Grundanstrich mit einer rostschützenden bleifreien Farbe vor-

geschrieben sei und daß sie ihre Gasmesserlieferanten verständigt habe, daß auch die nach den derzeit noch zu Recht bestehenden Lieferungsvorschriften herzustellenden Gasmesser statt des Grundanstriches mit Bleiminium einen solchen mit bleifreier Farbe erhalten können. Nunmehr war das Amt in der Lage, an die betreffenden Firmen das strikte Verlangen zu stellen, von der Verwendung von Bleiminium zum Anstrich von Gasmessern Abstand zu nehmen, welchem Verlangen die Unternehmungen auch nachgekommen sind.

Die Verwendung von in Benzin aufgeschlemmtem Kremserweiß zum Putzen weißer Schuhe führte in einer Schuhfabrik infolge der nach der Verdampfung des Benzins eintretenden reichlichen Staubentwicklung zu einer heftigen Bleivergiftung einer der an dieser Arbeit beteiligten Hilfsarbeiterinnen. Es wurde in dem betreffenden Unternehmen, sowie in den übrigen im Aufsichtsbezirke gelegenen analogen Betrieben darauf hingewirkt, daß für diese Arbeitsverrichtung entweder Tische mit einer Einrichtung zur mechanischen Absaugung des Staubes oder an Stelle des Kremserweiß eine bleifreie Farbe (Zinkweiß) verwendet werde. — In einer Fabrik für elektrische Starkstromapparate zogen sich 2 Hilfsarbeiterinnen, welche mit dem Einkitten von Eisenstiften in Porzellanisolatoren mittels eines aus Bleiglätte und Glyzerin bestehenden Kittes sowie mit dem Auskratzen von altem Kitt beschäftigt waren, schwere Bleivergiftungen zu, welche bei beiden Bleikolik, bei einer derselben sogar Lähmungserscheinungen hervorriefen. Über h. a. Vorstellung erklärte sich der Unternehmer bereit, in Hinkunft nur noch erwachsene Männer zu diesen Arbeiten zu verwenden, die Arbeiten nur in einem eigenen, besonders kräftig ventilierten Raume vornehmen zu lassen und mit Rücksicht auf die mit dem Auskratzen des erhärteten Kittes verbundene Staubentwicklung Respiratoren beizustellen. Für Waschvorrichtungen usw. ist im Betriebe vorgesorgt."

„In einer Buchdruckerei zeigte ein Stereotypeur leichte Symptome einer Bleivergiftung (Bleisaum). Der Betrieb wurde h. a. revidiert und bis auf das Fehlen eines Abzuges für die Bleidämpfe über dem Schmelzkessel schutztechnisch in Ordnung befunden. Die Auswechslung dieses Kessels gegen einen modernen Stereotypieapparat ist beabsichtigt. Für den Fall, daß dieser Ersatz etwa doch nicht stattfinden sollte, wurde die Anbringung einer Abzugshaube gefordert. In einer mehrere hundert Arbeiter beschäftigenden Buch- und Zeitungsdruckerei waren insgesamt 20 Hilfsarbeiter, und zwar 10 Handsetzer, 3 Schriftgießer, 3 Drucker, 2 Maschinenmeister, 1 Maschinensetzer und 1 Einlegerin an Bleivergiftung erkrankt, bzw. einer solchen Vergiftung verdächtig befunden worden. Der Betrieb zeigte in seiner Einrichtung zahlreiche Mängel, insbesondere in der Handsetzerei und Schriftgießerei; die Schmelzkessel hatten keine Abzüge, die Fußböden waren schadhaft, die Setzkasten mangelhaft gereinigt u. a. m. Die Abstellung der Übelstände wurde verlangt. In beiden Betrieben wurde im Laufe des Jahres eine neuerliche amtsärztliche Revision vorgenommen, welche jedoch hinsichtlich

der gelegentlich der ersten Untersuchung als erkrankt, bzw. einer Bleivergiftung verdächtig befundenen Personen keine weiteren Anhaltspunkte für das Bestehen einer solchen Erkrankung ergab. Die betreffenden Arbeitspersonen sind den h. a. Erhebungen zufolge entweder
ununterbrochen im Betriebe tätig geblieben, oder aus anderen Gründen
als denen der Krankeit ausgetreten." (Wien IV.)

„In kleingewerblichen Maler-, Anstreicher- und Lackiererbetrieben
begegnet man oft noch der Meinung, daß „Kremserweiß zum Unterschiede von Bleiweiß" keine bleihaltige Farbe sei. So begründete ein
Sattler und Lackierer seinen Einspruch gegen die ihm wegen der Bleifarbenverwendung behördlich angeordneten Waschvorrichtungen mit
nachstehenden Worten: „Nachdem ich in meinem Betriebe kein Bleiweiß, sondern nur Kremserweiß verwende, glaube ich, liegt keine Bleivergiftungsgefahr vor."" (W.-Neustadt.)

„Im Malergewerbe, das in Salzburg mit dem Anstreichergewerbe
verbunden ist, sind während der Bausaison ungefähr 300 Arbeiter beschäftigt. Davon wurden im Laufe des Jahres, soweit dem Amte bekannt, 10 Personen von Bleierkrankungen befallen. Das verhältnismäßig häufige Auftreten von Bleivergiftungen in dieser Gewerbeart
läßt, abgesehen davon, daß noch immer viele Arbeiter der Bleigefahr
nicht die nötige Aufmerksamkeit schenken, darauf schließen, daß die
Verwendung von bleihaltigen Farben noch im großen Umfange stattfindet. Diese Vermutung wird auch dadurch bestätigt, daß im Farbenhandel der Absatz an Bleiweiß — nach Angabe der betreffenden Kaufleute — eher eine Zunahme als eine Einschränkung erfahren hat. An
diesem Umstande dürfte wohl die herrschende „weiße Mode" im Farbenanstrich einen bedeutenden Anteil haben. — Von amtsärztlicher Seite
sind keine Meldungen über Bleierkrankungen im Buchdruckergewerbe
eingelaufen; aus einem Krankenkassenbericht war jedoch zu ersehen,
daß 3 Schriftsetzer, darunter einer 2mal, als bleikrank im Krankenstande geführt wurden. — Von derselben Krankheit wurde auch
1 Hafnergehilfe befallen, der schon viele Jahre in diesem Berufe tätig
war und in letzterer Zeit mit Blei hauptsächlich nur beim Einsetzen
der glasierten Waren in den Brennofen in Berührung kam. Der Mann
arbeitete nach mehrwöchigem Krankenurlaub in demselben Betriebe als
Töpfer weiter." (Salzburg.)

„1 Fall von beginnender Bleierkrankung wurde in einer Buchdruckerei gelegentlich einer gemeinsamen Revision mit dem Landes-
Sanitäts-Inspektor und dem Bezirksarzte festgestellt und wurden von
seiten der Ärzte dem Erkrankten die erforderlichen Verhaltungsmaßregeln bekanntgegeben." (Leoben.)

„Sämtliche Fabriken, in welchen gewerbliche Gifte betriebsmäßig
vorkommen (1 Bleihütte, 1 Schrott- und Glättefabrik, 1 Drahtwerk,
2 Kyanisieranstalten, 1 Chlorkalkfabrik, inklusive Metallchloriderzeugung,
2 Bleiweißfabriken, 1 Miniumfabrik) wurden in Gemeinschaft mit dem
k. k. Landes-Sanitätsinspektor revidiert, welcher eine große Anzahl der
gefährdeten Arbeiter untersuchte.

In den beiden Bleiweißfabriken wurden, bei einem Stande von insgesamt 90 Arbeitern, im Berichtsjahre 1 Todesfall infolge chronischer Bleivergiftung, 2 Fälle von Bleilähmung, 8 Fälle von Bleikolik und 12 leichtere Erkrankungen beobachtet, welch letztere wahrscheinlich auf Einwirkung von Blei zurückzuführen sind. Der erwähnte Todesfall betrifft einen 54jährigen Bleiweißarbeiter, welcher seit 21 Jahren in der Fabrik (Bleiweißfabrik Nr. II) beschäftigt war; er litt im Berichtsjahre (und auch früher) an Rheumatismus und Gelenkschmerzen von auffallend langer Dauer (3 Monate) und fiel vor seiner letzten Erkrankung durch Vergeßlichkeit und Apathie auf. Er starb nach 7 tägiger Krankheit unter Erscheinungen von Gehirnlähmung. — Die beiden Fälle von Bleilähmung betrafen 2 Bleiweißarbeiter, welche etwa 6 Jahre in der Fabrik beschäftigt waren. — Die 5 Fälle von Bleikolik, welche sich in der einen Bleiweißfabrik (Nr. 1) ereigneten, betrafen verhältnismäßig junge Arbeiter (27 bis 30 Jahre), welche schon 12 bis 20 Tage nach ihrem Eintritte in die Fabrik erkrankten." (Klagenfurt.)

„Von den Arbeitererkrankungen, die nachweislich auf gesundheitsschädliche Beschäftigung zurückzuführen waren, gelangten dem Amte nur 2 Fälle, beide ziemlich schwere Bleivergiftungen, zur Kenntnis. Ein im Brennhause einer Kachelofenfabrik beschäftigter Arbeiter, der auch einmal wöchentlich das Glasieren von Kacheln besorgte, erkrankte an Bleineuritis und Bleilähmung des rechten Armes, während bei einem Setzer einer größeren Buchdruckerei sich die Erkrankung in hochgradiger Anämie und Bleiarthralgie äußerte. Da die gewerbehygienischen Einrichtungen der beiden Betriebe gut sind, so kann die Ursache dieser Erkrankungen nur in der Außerachtlassung der erforderlichen Reinlichkeit und Vorsicht seitens der Arbeiter gesucht werden.

In den Druckereien wurde gelegentlich der Revisionen den Vertretern des Amtes gegenüber überall darüber Klage geführt, daß alle Ermahnungen an die Hilfsarbeiter, während der Arbeit nicht zu rauchen und sich des Genusses von Speisen und Getränken zu enthalten, ganz erfolglos sind. Zu schärferen Maßnahmen dagegen können sich die Unternehmer, um peinliche Konflikte mit den Arbeitern zu vermeiden, nicht entschließen. Es ist zu beklagen, daß selbst bei den intelligentesten Arbeitern sich ein derart mangelndes Verständnis für die zum Schutze ihrer Gesundheit erlassenen Vorschriften findet." (Laibach.)

„In einer größeren Hafnerei, wo die zur Verhütung von Bleierkrankungen gebotenen Vorsichtsmaßnahmen in keiner Weise beachtet wurden, erkrankte 1 Glasurarbeiter an Bleikolik.

Aus den amtsärztlichen Ausweisen der Bezirke Brixen und Meran erhielt das Inspektorat Kenntnis über die Erkrankung an Bleivergiftung von 13 Arbeitern, welche in 4 Buchdruckereien beschäftigt waren; die betreffenden Betriebe wurden wiederholt revidiert und die zur Verhütung derartiger Erkrankungen geeigneten Anordnungen im Einvernehmen mit den betreffenden Amtsärzten hinausgegeben." (Innsbruck.)

Von 151 Glasmachern einer Glasfabrik, in welcher vorwiegend die

Birnen für elektrische Glühlampen hergestellt werden, erkrankten hintereinander 5 schon jahrelang in der Fabrik beschäftigte Arbeiter an Bleikolik. Der Glassatz besteht aus den gebräuchlichen Materialien mit 20% Bleiminium. Der gemischte Glassatz wird in drei Partien, und zwar um 6 Uhr abends, um 11 Uhr nachts und zwischen 1 und 2 Uhr nachts durch die Schmelzer und Schmelzgehifen mittels Schaufel in die Glashafen eingefüllt und dann bis 5 Uhr früh aufgeschmolzen. Die Belegmannschaften der Glasöfen treten in der Regel dann um 6 Uhr ihren Dienst bei den Ausarbeitestellen an. Von 5 Uhr bis 6 Uhr wird die geschmolzene Glasmasse abkühlen gelassen. Vor Beginn des Blasens haben nun Glasmacher die Oberfläche des Glassatzes in den Hafen zu reinigen (abzufeimen). Die erkrankten Glasmacher führten diese Arbeit, welche von 5 bis zu 15 Minuten dauert, um früher fertig zu werden, gleich nach 5 Uhr früh durch und atmeten hierbei vermutlich bleihaltige Dämpfe ein. Als Schutzmaßregeln wurden beantragt: die Untersuchung der geschmolzenen Glasmasse vor dem Abfeimen durch den Hüttenmeister und der Beginn des Abfeimens erst um ³/₄6 Uhr früh. Eine weitere Bleierkrankung erlitt der Plattenschmierer einer Akkumulatorenwerkstätte.

„2 Arbeiter einer Anstreicherei wurden bleikrank. Eine Betriebsrevision ergab, daß faßt keine der Vorschriften der M. V. vom 15. April 1908, R. G. Bl. Nr. 81, befolgt wurde, trotzdem bereits im Jahre 1911 anläßlich einer Revision ausdrücklich zur Einhaltung der Bestimmungen dieser Verordnung aufgefordert worden war; die Anzeige gegen den Unternehmer wurde erstattet. — Gegen eine Metallmöbelfabrik wurde durch einen Arbeiter Schadenersatzanspruch mit der Begründung geltend gemacht, daß gegen die zitierte Verordnung zu Innenanstrichen Bleifarben in Verwendung genommen worden waren. Das Ergebnis des Prozesses ist dem Amte noch unbekannt. — In einer Flaschenkapselfabrik erkrankten ein Gießer und ein 15 Jahre in Verwendung stehender Walzer an Saturnismus, obschon die Einrichtungen des Betriebes gute sind. — Bei der Erzeugung gläserner pharmazeutischer Standgefäße wird zwecks Herstellung von Emailschildern die betreffende Stelle zuerst mit Emailmasse bestrichen und nach Auflegung einer Schablone das übrige Email feucht weggewischt. Statt die Entfernung des überflüssigen trockenen Beleges in der vorerwähnten Weise auf feuchtem Wege vorzunehmen, benutzte ein Arbeiter hierzu eine trockene Bürste, ohne sich jedoch gegen den bleihaltigen Staub irgendwie zu sichern.

Anzeigen über die durch die Amtsärzte in den Buchdruckereien erhobenen Bleierkrankungen gingen dem Amte nicht zu, doch wurde auf anderem Wege eine derartige Erkrankung in Erfahrung gebracht, u. a. auch die eines in der Letterngießerei einer großen Druckerei zum Schleifen der Buchstaben verwendeten Mädchens.

Das Amt wurde seitens der Amtsärzte 10mal von in Buchdruckereien festgestellten Bleierkrankungen, betreffend 12 Hilfsarbeiter, verständigt. Die amtsärztlichen Mitteilungen, sowie eine Reihe von Anzeigen des Gehilfenausschusses der Buchdrucker über die Nichtbefolgung von Vorschriften der obzitierten Verordnung gaben Anlaß, daß in fast sämtlichen Druckereibetrieben des Aufsichtsbezirkes kommissionelle Revisionen vorgenommen wurden und die Abstellung der vorgefundenen Unzukömmlichkeiten gewerbebehördlich aufgetragen wurde.

Infolge der Erkrankung einer Arbeiterin einer Glühlampenfabrik an einer schweren akuten Bleivergiftung wurde gemeinschaftlich mit dem Bezirksarzte, welcher das Amt von dieser Berufskrankheit in Kenntnis gesetzt hatte, in dem Betriebe eine Inspektion vorgenommen und hierbei festgestellt, daß daselbst, ohne die Gewerbebehörden hiervon zu verständigen, seit mehreren Wochen eine Abteilung eingerichtet wurde, in welcher kleine Glühlampen für sogenannte Taschenlampen durch Auftragen einer Bleiglasur und nachträgliches Einbrennen einen Reflexschirm erhalten. In dieser Abteilung wurde ohne Berücksichtigung der erforderlichen Vorsichtsmaßregeln gearbeitet und waren die daselbst beschäftigten Mädchen auch nicht entsprechend über die Gefahren der Arbeit instruiert. Bei der ärztlichen Untersuchung wurden noch bei einer zweiten Arbeiterin, und zwar bei einem $14^{1}/_{2}$ jährigen Mädchen, deutliche Symptome von Saturnismus wahrgenommen. Es wurden daher sofort die entsprechenden Maßnahmen zum Schutze der Arbeiter im Wege der Gewerbebehörde veranlaßt und über h. a. Anregung eine Änderung des Arbeitsprozesses dahin vorgenommen, daß in der Folge das Anreiben der Glasurmasse mit Terpentinöl sowie das Auftragen derselben auf die Glasröhrchen ausschließlich auf mechanischem Wege erfolgt. Durch diese Arbeitsweise erscheint die Möglichkeit, mit der bleihaltigen Masse in Berührung zu kommen, tunlichst vermieden. Die Beschäftigung jugendlicher Arbeiter in dieser Abteilung wurde untersagt." (Wien III.)

„Ein Fall von Bleikolik wurde an der Arbeiterin einer Farbenfabrik konstatiert, welche erwiesenermaßen von den vorhandenen Mundschutztüchern keinen Gebrauch gemacht hatte." — Jenen Bierbrauereien und Weinkellereien, woselbst den Erhebungen des Amtes nach das Signieren der Fässer mit miniumhaltiger Farbe erfolgte, wurde stets die Verwendung nichtbleihaltiger Farben für diesen Zweck angeraten. — Gegen zwei Anstreichermeister mußte eingeschritten werden, weil festgestellt wurde, daß sie ihren auswärts auf Bauten beschäftigten Arbeitern, entgegen den Vorschriften der Ministerialverordnung vom 15. April 1908, R. G. Bl. Nr. 81, bleihaltige Farben zum Innenanstrich in solchen Gefäßen ausgefolgt hatten, auf denen ihr bleihaltiger Inhalt nicht ersichtlich gemacht worden war. Es waren unter diesen Arbeitern mehrere Bleierkrankungen vorgekommen, was um so weniger wundernehmen darf, als ja die auf Bauten exponierten Arbeiter nur äußerst selten ordentliche Waschgelegenheiten zur Verfügung haben. — Daß aber oft auch die Nachlässigkeit der Arbeiter zu Bleierkrankungen Anlaß gibt, konnte der Berichterstatter daraus entnehmen, daß ein von ihm beim Minisieren einer Eisentüre auf der Strecke einvernommener Anstreichergehilfe, dessen Arbeitskittel voll Miniumflecken war und dessen Gesicht und Bart frische Miniumspritzer aufwiesen, mit seinen miniumbeschmierten Händen sich eine Zigarette drehte und trotz Abmahnung dieselbe in Brand setzte. (Wien V.)

## Schweiz (1912, 1913).

„Von den 72 Bleivergiftungen entfallen 66 auf Maler, ein Zeichen, daß noch viel Bleiweiß verwendet wird. Die übrigen verteilen sich auf Akkumulatorenfabriken (3), Buchdruckereien (2), Tonwarenfabriken (1). Das Geschäft, aus dem der letztgenannte Fall stammt, hat seither nicht nur die Verwendung roher, d. h. ungefritteter Glasur ganz aufgegeben, sondern auch die Fabrikation der Artikel, zu denen rohe Glasur vorwiegend verwendet wurde." (I. Kreis.)

„Auf eigentümliche Weise erlitten 4 Personen einer Familie (12 Erwachsene und 2 Kinder) eine Blei- oder Antimonvergiftung. Die Veranda ihrer Wohnung, auf der sie sich, besonders die Kinder, öfter aufhielten, lag in der Nähe des Rauchabzugsrohres einer Letternschmelzerei der im Hause befindlichen Buchdruckerei. Durch Einatmung der dem Rohre entsteigenden Gase wurden die Personen vergiftet, und zwar zu wiederholten Malen, bis man endlich die Ursache fand. Die Untersuchung der Ablagerungen in der Dachrinne, in der Nähe von Rauchrohr und Veranda, hat ergeben, daß sich darin ganz erhebliche Mengen Blei und besonders auch Antimon befanden." (III. Kreis.)

„3 Fälle von Bleivergiftung, davon 1 chronischer, betreffen Schriftsetzer, 2 weitere die Akkumulatorenindustrie, 7 Fälle ereigneten sich bei Hausanstreichern. Ein Arzt aus dem Kanton Wallis teilt mit, daß er einige Fälle von Bleikolik, durchweg vermutlich bei Malern, behandelt habe; ein Angehöriger desselben Berufes wurde im Kantonsspital wegen Kolik und Bleilähmung am Unterarm verpflegt. In der Industrie elektrischer Apparate wird für Isolatorenherstellung nicht selten Bleiglätte verwendet, ohne daß die Arbeiter von der Gefährlichkeit dieser Substanz eine Ahnung haben.

In einem Falle waren ihre Kleider und die Arbeitsgeräte von Bleiglättestaub bedeckt. Eine Erhebung stellte fest, daß einer von den Arbeitern 2mal wegen Saturnismus im Spital war. Es wurden sofort die nötigen Maßnahmen angeordnet. Eine Maßstäbefabrik verwendete als Anstrichfarbe Bleichromat ($PbCrO_4$), die Farbe bedeckte in Staubform die Kleider der Arbeiter, den Fußboden und die Geräte der Arbeitsräume. Eine Probe des Farbstoffes wurde an das Kantonslaboratorium geschickt und als stark bleihaltig (21,1 %) erkannt. Prof. Roth an der eidgenössischen technischen Hochschule teilte auf Befragen mit, daß die Farbe in Deutschland und Frankreich in gleicher Weise verwendet, jedoch als giftig erkannt worden sei. Es wurde daher von ihrer weiteren Verwendung durch den Fabrikanten Abstand genommen.

In einigen Fabriken wurde die ärztliche Untersuchung der Bleiarbeiter vom Fabrikinspektorate gefordert. In einer Kabelfabrik wurden die beiden an der Bleipresse beschäftigten Arbeiter bei dieser Gelegenheit gesund befunden, bald darauf jedoch erkrankte ein dritter Arbeiter

leicht an Bleivergiftung. In einer Akkumulatorenfabrik zeigten 4 von
8 Arbeitern Bleisymptome; in einer Fabrik für emaillierte Uhrgehäuse
schien von 2 besonders exponierten Arbeitern der eine gesund, beim
zweiten ergab die ärztliche Untersuchung chronische Zahnfleischentzündung und deutlichen Bleisaum, einen gewissen Grad von Blutarmut und leichtes Zittern der oberen Extremitäten, es bestand daher
ausgesprochener chronischer Saturnismus." (II. Kreis.)

## England.

„Die Zahlen für das Berichtsjahr sind günstiger als für alle vorangehenden Jahre, mit Ausnahme von 1910. Die Zunahme der Todesfälle seit 1906 muß dahin erläutert werden, daß die Diagnose häufiger
gestellt wurde, nicht etwa, daß die Bleivergiftung öfter vorkam. In
früheren Jahren habe ich feststellen können, daß, seitdem das Entschädigungsgesetz vom Jahre 1906 auf Bleivergiftung anwendbar wurde,
zunehmende Neigung eines Teiles der medizinischen Praktiker bestand,
die Beschäftigung mit Blei in Zusammenhang zu bringen mit chronischer Nephritis und Herzfehlern, die so häufig als Todesursache bei
Bleiarbeitern auftreten. Alle diese Fälle sind in die Tabellen aufgenommen. Die Ausweise über Bleitodesfälle, welche im „Registrar General
support" sich finden, zeigen bis 1906 eine Abnahme, seit diesem
Jahr Zunahme.

| 1900 | 1901 | 1902 | 1903 | 1904 | 1905 | 1906 | 1907 | 1908 | 1909 | 1910 | 1911 |
|---|---|---|---|---|---|---|---|---|---|---|---|
| 114 | 101 | 83 | 90 | 87 | 87 | 74 | 92 | 105 | 91 | 86 | 110 |

Von 27 Todesfällen im Ausweis über das Jahr 1913 war keiner
auf akute Bleivergiftung zurückzuführen gegenüber 6 vom Jahre 1899
und 3 vom Jahre 1900, sie erfolgten sogut wie immer an chronischer
Nephritis oder Hirnlähmung nach Nephritis. 2 Verstorbene waren 60,
1 50—60 Jahre alt.

Die Zahlen für Bleihütten zeigen besonders starke Abnahme. In
diesem Industriezweige brachte das oben erwähnte Entschädigungsgesetz
früher unerkannte Fälle von Saturnismus besonders oft ans Licht, und
die vierteljährliche ärztliche Untersuchung zeigte, ein wie großer Teil
der Arbeiter in dieser Industrie ihr ganzes Leben verbringt. Es ist
sicher, daß unter ihnen viele über 45 jährige sind, die Zeichen chronischer Nephritis darboten und für die der Ausschluß von der Arbeit
eine zu schwere Maßregel bedeuten dürfte, da das Leiden auch ohne
Bleiarbeit zunehmen würde. Dr. Arthur Stephens stellte fest, daß
nicht 1 Fall von Bleivergiftung sich bei einem neueingetretenen Arbeiter ereignet hat, seitdem er auf der Extraktion defekter Zähne vor
Beginn der Arbeit besteht. Es sind einige Fälle vorgekommen, die
über 12 Jahre gearbeitet hatten und infolge Aufnahme septischer
Stoffe durch Alveolarpyorrhöe blaß waren. Die bei diesen vorkommenden Verdauungsstörungen werden, vielleicht mit Recht, vielleicht
mit Unrecht, auf Blei zurückgeführt. Den Tod einiger über 65 Jahre
alter Metallschmelzer, die vorher ebenso nach seiner Feststellung voll-

kommen gesund waren wie irgendwelche Arbeiter in anderen Betrieben, führt das Totenregister ebenfalls auf die Beschäftigung mit Blei zurück.

Messingindustrie. Die Fälle bei der Lusterfabrikation haben abgenommen, seitdem das Bleiweiß als Bindematerial in weitem Ausmaße durch einen anderen Stoff ersetzt worden ist und seitdem das Ausprobieren der Luftdichtigkeit anstatt mit dem Munde mit Luftsaug- und Druckapparaten erfolgt.

Installation und Löterei. Die Zahl der Fälle ist etwa gleich geblieben. Von diesen waren 17 bei der gewöhnlichen Löterei beschäftigt, davon 3 Weiber, 4 Personen beim Bleierhitzen mit einer Lötrohrflamme. Bei den Fällen in der gewöhnlichen Löterei bestanden gelegentlich Zweifel an der Richtigkeit der Diagnose. Der Vorgang ist so ähnlich dem gewöhnlichen Verzinnen, daß vielleicht geringe Spuren von Chlorblei von den Arbeitern in genügender Menge eingeatmet werden, um Vergiftungserscheinungen zu zeitigen, doch wurde Bleisaum nur selten gefunden. Unter den gemeldeten Fällen befindet sich auch 1 Mann, der beim autogenen Schweißen von Stahlreifen für Motorwagen beschäftigt war, wobei er sich einer Azetylenflamme bediente. Beobachtung der Arbeiter zeigte, welche Gefahr die Arbeiter durch flüchtige Bleidämpfe laufen und wie notwendig die Anwendung von Abzügen ist.

Druckerei. In dieser Industrie betrug die Zahl der Beschäftigten im Jahre 1912 gegen 50000 Setzer, etwa 3400 Stereo- und Elektrotypeure, 6500 Lino- und Monotypeure, 62000 andere Arbeiter. Mit Rücksicht auf die Erkrankungszahlen (Tabelle auf S. 127 des Originalberichtes) betrug das Risiko der Bleivergiftung 0,3 °/₀₀ für die Setzer, 0,6 für Stereotypeure und Maschinensetzer, es ist, wie man a priori annehmen konnte, klein, aber doch wäre wohl eine höhere Zahl zu erwarten gewesen.

Feilenhauerei. Im Anschluß an einen vorgekommenen Saturnismusfall bei einem Weibe fanden zusammen mit dem Inspektor für gesundheitsgefährliche Berufe Bemühungen statt, lokale Staubabsaugung hinter den Ambossen einzurichten, auf denen die Arbeit stattfindet. Mir ist nicht bekannt, daß lokale Staubabsaugung irgendwo in der Feilenhauerei, weder hier noch anderwärts, angewendet wird, aber diese Maßregel ist so offenbar (abgesehen von Ersatz des Bleies durch ein ungefährliches Material) das einzige Mittel, wodurch diese Industrie assaniert werden kann, so daß diese Einrichtung überall dort, wo sie durchführbar ist, getroffen werden sollte.

Metallverzinnen. Dr. Collis stellte Erhebungen über die Wirkung des Verzinnungsregulativs, welches seit dem 1. April 1910 zur vollen Wirkung gelangt ist, an. In den 3 Jahren 1907—1909, welche der Untersuchung vorangingen, wurden 40 Fälle gemeldet, im Vergleich zu 27 in den Jahren 1910—1912. Im letzten Jahre wurde über 3 Fälle in dieser ganzen Industrie berichtet. Gleichzeitig mit der Abnahme der Zahl hat auch ein Nachlassen der Schwere der Fälle stattgefunden. Dr. Collis berichtet:

Die Hohlwarenindustrie ist konzentriert in Birmingham, Cradley, Wollescote, Lye, Brierley, Hill, Bilston, Wolverhampton. Seit der letzten Untersuchung, die zur Einführung der gegenwärtig geltenden Verordnung führte, hat keine Änderung des Arbeitsvorganges stattgefunden. Die Zusammensetzung des Zinnbades und der Flußmasse ist dieselbe geblieben und die Putzmethode gleichfalls. Die Aussagen der Unternehmer sprechen dafür, daß das Verzinnen von Hohlwaren im Abnehmen ist und daß Emailware immer mehr verzinnte Artikel verdrängt. Die Waren, welche erzeugt werden, sind zum Teil für den heimischen Markt, zum größeren Teil aber für den Export bestimmt, besonders nach Südamerika, wo das in seinen Wünschen konservative Publikum nach derartigen Waren verlangt. Obwohl der Rückgang der Industrie ein endgültiger ist, glaube ich doch nicht, daß der Bedarf früher als in vielen Jahren vollkommen aufhören wird. Die heute geltende Verordnung kam zur vollen Wirkung am 1. April 1910, aber damals waren die Änderungen zur Durchführung einer wirksamen Absaugung, wie die Verordnung sie erfordert, noch nicht allgemein ausgeführt worden. Manche solche Vorrichtungen wurden versuchsweise konstruiert, aber dann mit ihnen nichts erreicht. Die Firma, unter deren Arbeitern die meisten Fälle aufgetreten waren, hatte diese hinsichtlich der besten Methode des Verzinnens und Putzens nicht zufriedengestellt, bis Ende 1912, und die letzten Änderungen der Methode waren zu Beginn des Berichtsjahres noch nicht vollendet. Immerhin fand ich in einem Betriebe eine wirksame Absaugung, die durch einen Ventilator getrieben wurde. Die Dämpfe, die von den Zinnbädern aufsteigen, werden gewöhnlich durch lokale Absaugung abgeführt und, da eine vollständige Rekonstruktion nicht möglich, ist das Problem, wie alte Einrichtungen verbessert werden sollen, schwer zu lösen und bedarf ununterbrochener Überwachung und fortwährender Ratschläge in jedem Betriebe. Die Zahl der Fälle kann erst stark sinken, bis die Forderungen der Verordnung erfüllt sind. Ein anderer Umstand auch beeinflußt die Zahl der Fälle seit 1. Oktober 1909, nämlich die genauere ärztliche Überwachung aller unter Regulativ 16 fallender Betriebe. Dies hat zur Anmeldung einer Reihe von Fällen geführt, die sonst der Beachtung entgangen wären. Jetzt, nachdem die Bestimmungen der Verordnung erfüllt sind, kommen solche zweifelhafte Fälle seltener vor.

Ich habe die Bedingungen sorgfältig verglichen, unter denen heute die Verzinnerei erfolgt, mit denen, mit welchen ich vor den neuen Bestimmungen vertraut war, und gebe ohne Zögern zu, daß ein großer Fortschritt erzielt ist, der im Gesundheitszustand der Arbeiter und in ihrem ganzen Aussehen zur Geltung kommt. Bestimmung 2 hat die Verwendung älterer Arbeiter, die achtsamer sind, zur Folge gehabt. Die Anempfehlung, daß Weiber nicht verwendet werden sollen, wiewohl nicht ausdrücklich in der Verordnung enthalten, wurde in weitem Ausmaße beachtet. Nur an vier Arbeitsplätzen fand ich weibliche Arbeiter.

Für die genannte Industrie wurden in Wolverhampton Einrichtungen getroffen ähnlich denen, die Dr. William Boyd, Pathologe des General Hospital, für die Blutuntersuchung der Töpfereiarbeiter getroffen hat. Das Bedürfnis nach einer solchen Einrichtung war gegeben durch das Auftreten eines schweren Falles von Lähmung des Handgelenkes in einem Betriebe, wo Kupferkessel und Kesseldeckel verzinnt werden. Der Befallene soll weniger als 1 Stunde per Woche mit der Zinnarbeit beschäftigt gewesen sein. In der Pferdegeschirrindustrie drängt Mr. H. H. C. Thomas (Walsall) darauf, daß das Putzen unter einer Dunsthaube, die in Verbindung mit dem Herd steht, gemacht werde.

Bleiweiß. Als wichtig für die Bleiweißindustrie hinsichtlich der Behandlung der Bleivergiftung erschien ein Artikel im „Lancet" vom 23. August, worin Sir Thomas Oliver für eine neue Methode der elektrischen Behandlung bei Personen, die an Bleivergiftung leiden, eintrat. Die Methode besteht in der Anwendung eines bipolaren Bades. Das Wesen der Methode ist die Deionisation des Bleies im Körper, mit anderen Worten, das Blei wird ebenso in kleinen Dosen aus dem Körper entfernt, wie es in kleinen Dosen aufgenommen worden ist, sogar der Bleisaum verschwindet.

Meine eigene Empfindung, nachdem ich viele von den Bleiweißarbeitern in Newcastle gesehen hatte, welchen die Bäderbehandlung zuteil geworden war unter Leitung Dr. W. H. F. Oxleys, Arzt in Poplar (dessen Erfahrungen hinsichtlich der Methode bei den Bleiarbeitern in London-Ost ungünstig gewesen waren), war die, daß die Abnahme des Bleisaumes niemals eine ausgesprochenere war, als wenn die Arbeit gewechselt oder die Zahnbürste eifriger gebraucht wurde.

Porzellan und Steingut. Die Zahlen bezüglich Bleivergiftung in dieser Industrie waren die geringsten unter allen verzeichneten Jahren mit Ausnahme von 1909. Es wurde darüber geklagt, daß das Absinken der Zahlen kein schnelleres ist; aber die periodische ärztliche Untersuchung und die Notierung der Todesfälle an Nierenentzündung, hauptsächlich ein Resultat des Arbeiterentschädigungsgesetzes, machen es zweifelhaft, ob, solange bleihaltige Glasur verwendet wird, ein weiteres Herabgehen der Zahlen denkbar ist. Nur von einem einzigen schweren Fall wird berichtet, derselbe betraf eine Arbeiterin. Die Letalität unter den Männern war bei Einrechnung der chronischen Nephritis ziemlich groß (35,9 %). Eine Abnahme der Zahl der gemeldeten Fälle, absolut und pro Tausend, zeigt sich mit Ausnahme der Farbenmacher, der an Farbmühlen und mit der Glasurmischung beschäftigten Arbeiter. Die Männer bei dieser Arbeit waren meist alte Arbeiter, die viele Jahre in der Fabrik tätig waren. Die Protausendzahl der Fälle ist 9, also geringer als jemals während der Vergleichsjahre.

Die Zahlen für elektrische Akkumulatoren zeigen die Tendenz in die Höhe zu gehen trotz der großen Aufmerksamkeit, die den Zu-

34                 Ernst Brezina,

ständen in den Fabriken zugewendet wird. Die Menge der Bleisalze, die in Form trockenen Pulvers Verwendung finden, ist eine bedeutende. Man ist noch nicht so weit, die Handarbeit durch Maschinenarbeit ersetzen zu können, so daß die Erkrankungsgefahr, wie Tabelle II zeigt, größer ist als in irgendeiner anderen Bleiindustrie. Es wurden neue

Tab. IV. Anzahl der beschäftigten Personen, der gemeldeten Saturnismus-
Industrie und bei den

| Arbeitsvorgänge | | Zahl der beschäftigten Personen 1912 | Im Jahre 1913 als vorgefallen gemeldete Fälle der | | | | | | Summe |
| | | | Porzellanmanufaktur | Steingutfabrikation | Fliesen | Irdene Töpferwaren | Porzellangeräte und elektr. Einrichtungen | Sanitätsartikel | |
| --- | --- | --- | --- | --- | --- | --- | --- | --- | --- |
| Glasierer . . . . . . . | M. | 283 | 1 | 4 | 2 | — | — | — | 7 |
| | W. | 169 | — | 4 | — | — | — | — | 4 |
| Glasierergehilfen . . . | M. | 509 | 1 | — | — | — | — | — | 1 |
| | W. | 341 | — | 4 | — | 1 | — | — | 5 |
| Verputzer . . . . . . | M. | 140 | 1 | — | — | — | — | — | 1 |
| | W. | 501 | — | 6 | 1 | — | — | 1 | 8 |
| Summa | M. | 1472 | 3 | 4 | 2 | — | — | — | 9 |
| | W. | 1011 | — | 14 | 1 | 1 | — | 1 | 17 |
| Einsetzer . . . . . . | M. | 2559 | 1 | 18 | 2 | — | — | — | 21 |
| | W. | 110 | — | 1 | — | — | — | — | 1 |
| Majolikamaler . . . . | M. | 22 | — | — | — | — | — | — | — |
| | W. | 318 | — | — | 1 | — | — | — | 1 |
| Grundierer . . . . . | M. | 45 | — | — | — | — | — | — | — |
| | W. | 150 | — | — | — | — | — | — | — |
| Farbenaufstauber . . . | M. | 7 | — | — | — | — | — | — | — |
| | W. | 98 | — | — | — | — | — | — | — |
| Emailfarben- und Glasur-schmelzer . . . . . . | M. | 55 | — | — | — | — | — | — | — |
| | W. | 296 | — | 3 | — | — | — | — | 3 |
| Farbenbereiter u. -reiber, Farben- u. Glasurmischer | M. | 369 | 1 | 2 | 4 | — | — | — | 7 |
| | W. | 58 | — | 1 | — | — | — | — | 1 |
| Andere bleigfährdete Personen . . . . . . . | M. | 364 | — | 1 | 1 | — | — | — | 2 |
| | W. | 151 | — | — | — | — | — | — | — |
| Hauptsumme | M. . . | 4893 | 5 | 25 | 9 | — | — | — | 39 |
| | W. . . | 2192 | — | 19 | 2 | 1 | — | 1 | 23 |
| | M. u. W. | 7085 | 5 | 44 | 11 | 1 | — | 1 | 62 |

[1]) Berechnet nach den Berichten bzw. Zahl der Beschäftigten 1912.
[2])     „       „     „     „    „   „   „      „     1907.

Verfahren angewendet, oft bevor der Inspektor Zeit hatte, die Bedingungen zu prüfen und zu sehen, ob dieselben mit der Verordnung übereinstimmen. Die Anzeige eines Falles von Bleivergiftung ist oft das erste Zeichen, daß eine Akkumulatorenfabrik ins Leben gerufen worden ist. In einem solchen Betriebe wurden im Jahre 1913 5 Er-

fälle, Verhältniszahlen der Fälle: für die einzelnen Zweige der keramischen verschiedenen Teilprozessen.

| Zahl der gemeldeten Fälle | | | | | Zahl der Erkrankungen auf 1000 Arbeiter | | | | | |
| --- | --- | --- | --- | --- | --- | --- | --- | --- | --- | --- |
| Durchschnitt | | | | | Durchschnitt | | | | | |
| 1912 | 1911 | 1907 — 1910 | 1903 — 1906 | 1899 — 1902 | 1913[1] | 1912[2] | 1911[2] | 1907 bis 1910[2] | 1903 bis 1906[3] | 1899 bis 1902[4] |
| 18 | 16 | 17 | 18 | 26 | 9 | 23 | 20 | 22 | 23 | 34 |
| — | 6 | 6 | 4 | 7 | 24 | — | 40 | 40 | 30 | 68 |
| 3 | 2 | 3 | 3 | 7 | 2 | 7 | 4 | 7 | 7 | 15 |
| 6 | 14 | 13 | 18 | 17 | 15 | 15 | 35 | 33 | 46 | 45 |
| 1 | — | 1 | 2 | 3 | 7 | 9 | — | 9 | 20 | 30 |
| 15 | 15 | 15 | 18 | 30 | 16 | 33 | 33 | 33 | 41 | 65 |
| 22 | 18 | 21 | 23 | 36 | 6 | 16 | 13 | 15 | 17 | 27 |
| 21 | 35 | 34 | 40 | 54 | 17 | 21 | 35 | 34 | 42 | 58 |
| 12 | 17 | 16 | 12 | 33 | 6 | 5 | 7 | 7 | 5 | 14 |
| 1 | 2 | 1 | 1 | 1 | 9 | 8 | 17 | 8 | 10 | 14 |
| 1 | — | — | — | — | — | 45 | — | — | — | — |
| 3 | 4 | 6 | 8 | 10 | 3 | 7 | 9 | 13 | 14 | 20 |
| 1 | 1 | 1 | — | 1 | — | 17 | 17 | 17 | — | 17 |
| 1 | 2 | 1 | 1 | 4 | — | 6 | 13 | 6 | 5 | 13 |
| — | — | — | — | — | — | — | — | — | — | — |
| — | — | — | 1 | 4 | — | — | — | — | 7 | 33 |
| 2 | — | — | — | 1 | — | 39 | — | — | — | 36 |
| 11 | 2 | 3 | 3 | 2 | 10 | 38 | 7 | 10 | 14 | 12 |
| 1 | 8 | 5 | 5 | 6 | 19 | 3 | 22 | 13 | 13 | 17 |
| — | 1 | 1 | 1 | 1 | 17 | — | 18 | 18 | 48 | 144 |
| 2 | 1 | 2 | 1 | 2 | 5 | 6 | 3 | 6 | 5 | 11 |
| 2 | 1 | 1 | 2 | 4 | — | 15 | 8 | 8 | 21 | 75 |
| 41 | 45 | 44 | 41 | 80 | 8 | 9 | 10 | 19 | 9 | 19 |
| 39 | 47 | 45 | 57 | 80 | 10 | 17 | 20 | 19 | 25 | 37 |
| 80 | 92 | 89 | 98 | 160 | 9 | 12 | 13 | 13 | 15 | 25 |

[3] Berechnet nach den Berichten bezw. Zahl der Beschäftigten 1904.
[4] „ „ „ „ „ „ „ „ 1900.

krankungsfälle angezeigt, obwohl die Gesamtzahl der Arbeiter nicht mehr als 20 betrug. Unter den ursprünglichen Bestimmungen für die Erzeugung elektrischer Akkumulatoren, die durch das Min. d. Innern im August 1902 ihnen aufgetragen worden waren, findet sich folgende Anordnung:

„Räume, in denen Blei erhitzt wird, sollen mit einer wirksamen mechanischen Ventilation versehen sein, die womöglich so eingerichtet sein muß, daß der Dampf an der Entstehungsstelle abgesaugt wird.

Es soll nicht erlaubt sein, daß Personen, die beim Erhitzen von Blei beschäftigt sind, auf Bänken einander gegenüber sitzen, wenn nicht der Bleirauch an der Entstehungsstelle durch einen Ventilator abgezogen wird."

Nach der Konferenz mit den Unternehmungen elektrischer Akkumulatoren vom 28. Januar 1903 wurde diese Bestimmung weggelassen, aber der Chefgewerbeinspektor richtete im Februar 1903 ein Schreiben an das Sekretariat des Verbandes der Akkumulatorenerzeuger, des Inhaltes, daß, wenn sich schwerere Bleivergiftungsfälle in einem Betriebe unter den mit Bleierhitzen Beschäftigten konstatieren ließen, es die Pflicht des Inspektors sein werde, weitere Vorsichtsmaßregeln zu verlangen, unter denen sich auch die mechanische Absaugung finden werde (nach Abschnitt 74, 1901). Daselbst wurde lokale Absaugung gefordert für Feilen, Bürsten und Bleierhitzen.

Wagnerei. Aus der Übersicht des Originalberichtes, betreffend die Zahl der Beschäftigten, und der Tabelle II ergibt sich, daß das Bleierkrankungsrisiko der gefährdeten Arbeiter hier 0,02 pro Tausend beträgt.

Schiffbau. Es werden in einzelnen Bezirken Mitteilungen gemacht über die Vergiftungsfälle bei den Anstreichern, die in den Räumen zwischen den Decks, in Kohlenbehältern, Doppelböden usw. malten und über die Beistellung tragbarer elektrischer Ventilatoren mit Schläuchen aus Segeltuch für diese.

Andere Industrien. Die periodische ärztliche Untersuchung der Arbeiter in zwei Metallkapselfabriken, von welcher im Jahresbericht für 1909 S. 94 (siehe diese Berichte 1907 S. 22) die Rede war, wurde in vierteljährigen Intervallen fortgesetzt, beide Ärzte sind mit dem Nutzen dieser Untersuchungen zufrieden. In dem einen der Betriebe, wo die Reinigung der Kapseln unter Absaugung vor sich geht, ist die Gefahr der Bleivergiftung nach Ansicht des Arztes so gering, daß der praktische Erfolg seiner Untersuchung lediglich in einer Hebung des Allgemeinzustandes der Gesundheit der Arbeiter besteht. In einer anderen Unternehmung wurde eine rote Farbe gefunden, welche 19,1 % Blei als Monoxyd berechnet in der Trockensubstanz oder 7,7 % im Originalfarbstoff enthielt. Um zu versuchen, ob und wieweit Bleifarben vermeidbar seien, erhielt der Farbenmischer Farbproben von verschiedenen bleifreie Farben erzeugenden Firmen, insbesondere um zu sehen, inwieweit die bleihaltigen roten und orange Farben nötig seien. Die Farben wurden am Regierungslaboratorium

untersucht und als bleifrei erkannt, die Firma erklärte, sich ihrer unter
Ausschluß von Bleifarben bedienen zu wollen.

Ich besuchte den Betrieb eines Altmetallhändlers, wo u. a. Kabel
eingekauft wurden, auch solche mit Kautschuküberzug und Bleimantel.
Beim Entfernen der Umhüllungen vom Kabel entsteht Bleistaub, und
im Jahre 1911 wurden 2 Fälle von Bleivergiftung berichtet. Die
Arbeit geschieht jetzt unter Absaughauben und auf Gittertischen, die
mit einer Absaugung in Verbindung stehen.

Dr. Collis gibt folgenden interessanten Bericht über Untersuchungen
von Bleivergiftungsfällen, die sich beim Schlagen mit gelbem Bleichromat gefärbten Garnes ereignet haben:

Im Bericht vom Vorjahr S. 204 (Internat. Übers. für 1912 S. 79)
wurde eine große Zahl von Bleivergiftungen in dieser Industrie ver-
merkt, besonders in einem Betriebe, woselbst Chromgrüngarn mit einem
Gehalt von 3,7% Blei, gerechnet als Oxyd, gezupft wurde, und zwar
ohne jeden Ventilator am Orte der Entstehung des Staubes und mit
ungenügendem Abzug an den Stellen, wo das Chromorangegarn gezupft
wurde. Im ganzen ereigneten sich in diesem Betriebe 17 Fälle, und
dazu kamen einige Fälle von Abgeschlagenheit, Gliederzittern, Ab-
magerung und Schmerzen in den Muskeln des Rückens, der Beine
und Arme, geschwächter Muskelkraft, Gewichtsabnahme, Koliken ohne
Verstopfung, die nicht mit Sicherheit als Bleivergiftungen gezählt
werden konnten. In einigen Fällen, die auf Bleivergiftung mit Sicherheit zurückzuführen waren, war folgendes zu bemerken: Die Symptome
mußten zum Teil dem Hinzutreten eines zweiten toxischen Agens zugeschrieben werden, welches geeignet war, die Wirkung des Bleies zu
erhöhen und ungewöhnliche Erscheinungen von Bleivergiftung, oder
auch zusammen mit kleinsten Bleidosen verschiedene Krankheitserscheinungen hervorzurufen. Der Bleigehalt der Luft, der die Arbeiter
ausgesetzt waren, betrug in den Räumen, wo nur das Zupfen des
Garnes vorgenommen wurde, 3,1%, in denen, wo auch geklopft wurde,
22,2%. Die Analysen wurden im staatlichen Laboratorium an Staub-
proben durchgeführt.

Alle diese Proben waren arsenfrei. Sobald eine Verunreinigung
mit Arsen auf Grund der Krankheitssymptome in dem Betriebe angenommen wurde, wurden von der Firma nach Möglichkeit alle arsen-
haltigen Substanzen in der Garnfärberei entfernt und auf Anregung
des Mr. Sydney Smith eine Reinigung und Wiederinstandsetzung
der Mündungen der Staubabsauger vorgenommen. Die Geschwindig-
keit des Luftstromes an diesen Stellen betrug im November 1912
400, 450, 650 und 500 Fuß (140—240 m) in der Minute und wurde
dann mit dem gleichen Apparat auf 950 und 1000 Fuß (etwa 300 m)
gesteigert. Durch Herstellung dieser Verbesserungen und durch erhöhte ärztliche Überwachung der Arbeiter haben die Erkrankungen
unter den Arbeitern mit Ausnahme einiger Fälle, wo es sich um noch
unvollständige Erholung von früheren Bleierkrankungen handelte, aufgehört, das Aussehen der Arbeiter überhaupt ist ein besseres geworden.

Weitere Analysen verschiedener bleifreier Garne ergaben einen Gehalt
von 0,31% Antimon, gerechnet als Antimonoxyd, in Royal blue-Garn
und einen solchen von 0,23%· in Anilingrün-Garn. Antimonverbin-
dungen sind in Verwendung als Beize beim Färben, und in der fertigen Ware ist das Antimon vermutlich als Tannat enthalten. Wir
besitzen keine Erfahrung darüber, was für eine Wirkung solcher Staub
bei der Einatmung habe, aber was das weinsaure Antimon betrifft,
das einzige Antimonsalz, dessen physiologische Wirkung genauer untersucht worden ist, wissen wir, daß es in kleinen Dosen Krankheitssymptome ähnlich dem Arsen gibt. Bei sehr kleinen, durch lange
Zeit eingenommenen Dosen entwickelt sich ein Metallgeschmack im
Munde, häufig Erbrechen, nicht selten blutiges, große Schwäche, Bauchschmerzen und Durchfall. Die Ähnlichkeit vieler dieser von mir beobachteten Erscheinungen mit denen der Arsenvergiftung läßt es möglich erscheinen, daß das Antimon einen Teil der Krankheitserscheinungen unserer Fälle verursacht hat. Es ist möglich, daß in den
Fällen, in denen Bleivergiftung diagnostiziert worden ist, ein Komplikation mit unterminimalen Dosen von Antimon vorliegt, und daß in
anderen Fällen die Anwesenheit unterminimaler Bleidosen kleine Anti-
monmengen, die sonst ganz wirkungslos geblieben wären, zu giftigen
gemacht hat. Sicherlich hat die Änderung der Methode der Zupferei
von Chromgrüngarn und anderen mit Bleifarben behandelten Garnen
und die Einführung des verbesserten Systems der Staubabsaugung in
diesen Fällen eine Hebung des Gesundheitszustandes der Arbeiter zur
Folge gehabt.

Mr. Schinner (Bristol) berichtet von Fällen, die sich nach sehr
kurzdauernder Bleiarbeit ereigneten, einer beim Abkratzen von Eti-
ketten von Kannen und gelegentlich des Bemalens derselben, der andere
beim Hantieren mit Röhren, die mit trockener Farbe bedeckt waren.
Ein weiterer Fall ereignete sich beim Behandeln bemalten Leders
in einer Stiefelfabrik, ist aber vielleicht zurückzuführen auf die Gewohnheit des Befallenen, frühmorgens Wasser zu trinken, das in Blei-
rohren über Nacht gestanden war, anstatt dieses vorher abzulassen.
Mr. White (Gloucester) erwähnt 3 Fälle in einer Metallgießerei, wo
das verwendete Metall eine geringe Menge Blei enthielt. Zwei merkwürdige Fälle ereigneten sich im Swansea-Distrikt bei Leuten, die
altes Schiffsblech mit einer Sauerstoff-Acetylenflamme abzubrennen
hatten. Sie wurden gemeldet als Gasunglücksfälle durch Acetylen-
dämpfe, aber bei der Untersuchung konstatierte Mr. Ewans, daß die
Platten mit einer dicken Schicht Bleimennige überzogen waren und
der Gewerbearzt konstatierte, daß die Leute vermutlich an Bleivergiftung leiden. Der Gebrauch bleifreier Farben ist im Zunehmen.
Mr. Shaxby (Yeovil) erwähnt, daß der Gebrauch derselben bei kleinen
Wagnermeistern auf dem Lande an Stelle von Bleiweiß aufkommt.

Mr. Plumbe (Sheffield) erwähnt eine Ursache zur Bleivergiftung,
die nicht häufig vorkommt. Sie ereignete sich beim Schleifen billiger
Messersorten, bei denen die Klinge in der hölzernen Handhabe durch

ein schwalbenschwanzartiges Stück Blei befestigt ist. Die Gefahr besteht nicht so sehr in dem Eingießen des geschmolzenen Metalls in den Handgriff, als in der folgenden Fertigstellung mit der Polierscheibe, wobei eine gehörige Menge feinen Metallstaubes sich in der Luft verbreitet. Wo die Absaugung an der Polierscheibe wirksam ist, kommen keine Vergiftungen vor, aber die geringste Störung in der Funktion der Absaugung bringt Gefahren mit sich. Mr. Plumbe hat einen von den beiden Fällen untersucht und auch in einem anderen Betriebe zwei Fälle von Bleivergiftung beobachtet. Er hat auch unsere Aufmerksamkeit auf das Härten von Spezialfedern in geschmolzenem Blei gelenkt, wodurch eine äußerst dünne Schicht Blei auf der Oberfläche des Stahles zur Ablagerung kommt. Es dürfte wohl kein Bleistaub von dieser Schicht ausgehen, da diese ja sofort in Öl getaucht wird, nachdem der Härtungsprozeß vollzogen ist, aber wenn das Eintauchen in Öl weggelassen wird und die Federn sofort zur Prüfung gelangen, so kann es vorkommen, daß die Bleischicht als feines Pulver abspringt, je nach dem bei der Prüfung angewandten Druck. Einige Fälle dieser Art wurden berichtet.

Aus dem Distrikt Liverpool wurden einige Fälle berichtet, die von Unternehmungen gemeldet waren, wo alte bemalte Trommeln repariert wurden. Verschiedene Methoden wurden versucht, um die Bleigefahr zu verringern, endlich machte Mr. Mc Nair den Vorschlag, die Trommeln in einem Gipsbad zu kochen. Dieser Vorgang wurde das letzte Jahr hindurch eingehalten und seitdem sind keine weiteren Fälle mehr gemeldet worden,"

Die Tabelle des Originalberichtes betreffend Bleilähmung zeigt einen deutlichen Rückgang im Vergleich mit den zwei früheren Jahren.

Die Fälle von Enzephalopathie — schwere Hirnsymptome —, die auf Einatmung von Bleistaub in großer Menge zurückgeführt werden müssen, zeigen ebenfalls Verringerung; Fälle von Enzephalopathie, Optikusneuritis, Geistesstörung im Jahre 1913: 4 — 0 — 3; 1912: 9 — 0 — 2; 1911: 6 — 2 — 6.

Die folgende Tabelle ist insofern interessant, als sie ungefähr die Prozentzahl der Bleivergiftungen in einigen wichtigen Industrien zeigt. In den ersten sieben Industrien ist die ungefähre Zahl der Beschäftigten aus der Zahl der von den Gewerbeärzten durchgeführten Untersuchungen in den Betrieben entnommen, in denen periodische ärztliche Untersuchung Vorschrift ist.

Die 63 Fälle, die von den Gewerbeärzten festgestellt wurden (soweit sie mir bekannt wurden oder durch medizinische Berichterstatter als Bleivergiftungen festgestellt waren), verteilten sich folgendermaßen auf die einzelnen Industrien: Keramische Industrie 23, Garnknüpferei 17, Löterei 4, Feilenhauerei und Glasieren 4, Malerei im Dienste anderer Industrien 3, Bleiweißerzeugung 2, Herstellung von Nadeln mit Glasköpfen 2, Steindruck 1, verschiedene Industrien (einschließlich Metallkapseln, Gasinstallation, bleibedeckte Nägel, Zinnartikel usw.) 9. In 3 Fällen kam zu unserer Kenntnis, daß die Entscheidung des ärztlichen Sachverständigen gewerbliche Bleivergiftung angenommen hatte, obwohl der Gewerbearzt diese Diagnose nicht gestellt hatte.

Betreffend die Bleiweißerzeugung berichtet Miß Sadler: „Ich fand die Frauen hauptsächlich beschäftigt mit Aufschichten und Füllen der Kammern (blauen Lager) nach dem holländischen Verfahren. Dieses Verfahren erfordert keine besondere Fähigkeit, ist aber ungemein anstrengend. Es gibt einige wenige Kunstgriffe, und im Dämmerlichte eines Wintermorgens sah man die Frauen die schweren Aufschichtungen von Streifen und die Bretter hin- und hertragen, beleuchtet von flackernden Gasflammen, in Räumen, die in alter Zeit errichtet worden sein mögen. Einige junge Mädchen waren mit dem Schmelzen und Gießen entsilberten metallischen Bleies beschäftigt. An Stelle der Handarbeit ist Maschinenarbeit getreten. An einem Arbeitsplatze war eine Frau mit Gießen von Hand beschäftigt, sie füllte mit großer Geschicklichkeit Formen mit geschmolzenem Blei. In den Kammern schichten Frauen die Bleiplatten zur Umwandlung in Bleiweiß auf. Der Boden dieser Kammern, großer rechtwinkliger Ziegelbauten, ist zuerst mit einer Schicht Lohe bedeckt. Auf dieser stehen so dicht aneinander wie möglich Töpfe aus Steingut, gefüllt mit verdünnter Essigsäure und darüber befinden sich 4—5 Lagen von Bleistreifen, die einander eng berühren. Das Ganze ist bedeckt mit Brettern, die einen zweiten Boden bilden, darauf befindet sich eine frische Lage Lohe, Töpfe und Streifen, wie unten aufgeschichtet, und so fort, bis das Gerüst mit zehn oder mehr Lagen angefüllt ist, so viel als eben hineingehen. Die Arbeit wird in der Regel von Frauen ·ausgeführt, die mit den

Tab. V.  Prozentzahlen der von Bleivergiftung befallenen Arbeiter 1911—1913 in einzelnen Industrien.

| | Approximative Zahl der bleigefährdeten Arbeiter | Zahl der gemeldeten Fälle | | | Auf 1000 Arbeiter kamen Fälle | | |
|---|---|---|---|---|---|---|---|
| | 1913 | 1911 | 1912 | 1913 | 1911[1] | 1912[1] | 1913[1] |
| Bleiweiß . . . . . | 1201 | 41 | 23 | 29 | 29 | 17 | 24 |
| Emaillieren . . . . | 933 | 19 | 5 | 9 | 22 | 5 | 10 |
| Verzinnerei . . . . | 878 | 13 | 15 | 9 | 21 | 17 | 10 |
| Akkumulatorenfabrik . | 1475 | 24 | 38 | 44 | 21 | 30 | 30 |
| Farbenerzeugung . . | 1400 | 21 | 19 | 22 | 14 | 13 | 16 |
| Porzellan- u. Steingut-erzeugung . . . . | 7085 | 92 | 80 | 62 | 15 | 13 | 9 |
| Metallschmelzerei . . | 2878 | 48 | 56 | 26 | 17 | 23 | 9 |
| Wagenlackiererei . . | 29308 | 104 | 84 | 71 | 4 | 3 | 2 |
| Feilenhauerei . . . . | 5556 | 18 | 13 | 14 | 3 | 2 | 3 |
| Polygraph. Industrie . | 58777 | 32 | 37 | 21 | 0,5 | 0 6 | 0,4 |

[1] Berechnet auf die approximative Zahl der in diesem Jahre Beschäftigten.

Gemeldet wurden 291 Fälle, darunter 37 Todesfälle bei Hausmalern gegenüber 256 (47) im Vorjahre. Meldungen über Wiedererkrankungen 12 (= 2,2 %) gegen 13 (2,2 %) im Vorjahre.

Händen 30—50 Pfund Blei zu tragen und in eine Höhe von 10—15 Fuß zu bringen haben. Wenn die Kammer voll ist, wird die Luftzufuhr abgestellt und die Umwandlung des metallischen Bleies in Bleiweiß findet statt. Ich fand zahlreiche verdächtige Fälle. Die Frauen bei den „blauen Lagern" sind dem Bleiweißstaube der „weißen Lager" ausgesetzt, besonders wenn die Arbeitsvorgänge nahe beieinander erfolgen. Der Fußboden ist bedeckt mit Bleiweißstaub und Bleibrocken. Das Material der Fußböden war unzweckmäßig, nämlich rauhes Holz. Mehr oder weniger metallhaltiger Staub muß auch in der alten Lohe gefunden werden, die die Frauen auf dem Kopfe tragen. Dieser Staub beschmutzt ihr Gesicht, wenn sie gehen. Die Bretter in den Bleiweißlagern waren nicht rein gewaschen und, obwohl mit Blei bedeckt, aufgeschichtet rund herum in den Räumen, wo das Blei gegossen wurde. Die Frauen bekamen keine Überkleider, obwohl die Kleider voll Staub und Schmutz waren. Die schweren Lasten, die sie tragen mußten, führten zu starkem Schwitzen und dadurch steigerte sich noch die Gefahr der Bleiaufnahme durch die Haut. Die Frauen sagten mir, sie könnten mitunter an heißen Sommertagen die Kleider auswinden.. Eine auf einmal getragene Last erreichte das Gewicht von 54 Pfund. Auch der Mangel einer guten Beleuchtung ist von Übel."

In den Steinzeugfabriken von Nord-Staffordshire hat Miß Whitlock unter Miß Martindales Leitung die Arbeitsbedingungen in den Betrieben studiert, aus denen Krankheitsfälle gemeldet wurden. Es waren 30 Fälle, bei 19 davon wurde die Diagnose des praktischen Arztes vom Gewerbearzte bestätigt, in einem Falle, wo dies nicht stattfand, blieb es schließlich bei der Diagnose des ersteren Arztes. 8 von den 19 Fällen betrafen verheiratete, 11 ledige Frauen, 1 Fall war schwer, 6 leicht, .die übrigen mittelmäßig; 8 betrafen unter 20jährige, eine relativ große Zahl, 4 Fälle 20—30jährige; 7 Frauen waren durch weniger als 1 Jahr mit Bleiarbeit beschäftigt. 3 von den Frauen waren Majolikamalerinnen, 2 waren beim Aerographen beschäftigt, 1 Farbenreiberin, die übrigen waren Glasiergehilfinnen, Ziegelglasiererinnen oder Verputzerinnen. Miß Whitlocks sorgfältige Reiniger Studien über die Arbeitsbedingungen sind äußerst wertvoll für zukünftige Schutzmaßnahmen.

Gewerbeinspektorin Miß Whitlock erwähnt zwei Erkrankungsfälle, wo Frauen als Glasiergehilfinnen bei den Röhren tätig waren, drei andere, wo sie hauptsächlich die Mangeln bedienten. In den erstgenannten Fällen besteht die Gefahr, daß sie von der Röhre aus mit Glasur bespritzt werden, und einer von ihnen geschah dies tatsächlich. Bei der anderen Beschäftigung ist der Bleistaub beim Herabnehmen der trockenen Ware von den Rollen gefährlich. Zwei von ihnen hatten einen weiten Weg zur Fabrik, der Arzt suspendierte auf die erste Erkrankung hin zwei andere Mädchen, weil sie ebenfalls weit wohnten, von der Arbeit, und bei einer von ihnen trat nachträglich Saturnismus auf. Es gibt fünf Methoden, die Ware zu reinigen: 1. trocken mit gutem Abzug (die

Erkrankte arbeitete aber außerhalb des Wirkungsbereiches der Absaugung); 2. trocken, aber mit feuchter Bürste; 3. reiben mit feuchtem
Flanell (Abzug war vorhanden, aber nicht in Betrieb); 4. Reinigung
meist mit feuchtem Schwamm, gelegentlich durch trockenes Schaben;
da schwer lösliches Email im Betriebe verwendet wurde, war ein Abzug nicht nötig; 5. reiben mit feuchtem Flanell (Abzug fehlte).

Am häufigsten war nach den Beobachtungen der genannten Be-
amtin schlechtes Funktionieren oder Fehlen der Absaugevorrichtungen
Ursache der Erkrankung; bei der Herstellung von Fliesen traten keine
Erkrankungen mehr auf, wenn das Schaben mit der Hand aufgegeben
wurde; oft wirkte schlechter Ernährungszustand prädisponierend für
Saturnismus, in einem Falle schien es, daß vorausgegangene Erkrankung an Magengeschwür das Auftreten schwerer Symptome beschleu-
nigt hatte.

## Niederlande.

„Es wurden 59 Fälle von Bleivergiftung gemeldet. Diese betrafen:
11 Hausanstreicher, 1 Wagenanstreicher, 1 Anstreicher einer Maschinenfabrik, 29 Arbeiter in Bleiweißfabriken, 6 Schriftsetzer, 2 Arbeiter in
Emailfabriken, 1 Arbeiter in einer Bleiplattenfabrik, 1 Installateur,
2 Bleigießer, 1 Dreher (durch Berührung mit Minium), 1 Diamantschleifer, 1 Drogisten, 1 bei einem Maler im Hause bedienstete Person,
1 Zinkarbeiter, der zufällig mit Blei in Berührung kam.

Die Vergiftungsfälle in Bleiweißfabriken verteilten sich zu 8, 7, 6
und 8 auf vier Fabriken; 2 Arbeiter wurden 2 mal von Bleikolik befallen, auch sonst handelte es sich fast stets um Bleikolik (25 von 31
Erkrankungen), eine Bleierkrankung bestand in Lähmung des rechten
Radialnerven, 2 mal wurden außer Kolik auch Gelenkschmerzen, 1 mal
letztere allein gemeldet, 1 mal Enzephalopathie, 2 mal Blutarmut. Bleisaum wurde 12 mal, basophil granulierte rote Blutkörperchen 3 mal,
erhöhter Blutdruck in einem Fall von Kolik 1 mal, Klagen über
Schwindel 1 mal konstatiert.

Bei den 11 bleikranken Hausmalern bestand 5 mal Bleisaum, 3 mal
Kolik. In einem der Fälle war der Erkrankung die Tätigkeit des
„Trockenschleifens" vorangegangen, wobei viel Staub entsteht. Aus
einem anderen Falle, bei dem große Unreinlichkeit Mitursache war,
ging die Bedeutung der Gesicht- und Händereinigung bei Bleiarbeit
hervor.

In einem Fall erkrankte die 40 jährige Haushälterin, die Tochter
des verstorbenen Malermeisters, der nach Mitteilung des Hausarztes
auch an Bleivergiftung gelitten hatte, und deren Wohnraum sich im
gleichen Hause wie die Werkstatt befand. Sie ging öfters durch die
Werkstatt, in der 1—3 Personen beschäftigt waren. Sie litt durch
2 Jahre an Bauchschmerzen und Verstopfung und an Gelenkschmerzen,
auch Bleisaum war vorhanden. Es ergab sich durch die Untersuchung
des Arztes der Gewerbeinspektion, daß Vater und Tochter bis vor
kurzem Regenwasser aus einer mit Bleiplatten versehenen Dachrinne

getrunken hatten. Vor 1 Jahre war das Blei durch Zink ersetzt worden; bei den drei Arbeitern wurde kein Bleisaum gefunden.

Bei der Schriftsetzerei wurden 3 Fälle von Kolik, davon ein zweiter Anfall, 1 mal Bleisaum gemeldet. Von einem der Fälle meldet der Inspektor, er sei mit neun anderen in einem Betriebe beschäftigt gewesen, wo zwar Waschgelegenheiten vorhanden, aber nicht in Benutzung waren.

Ein Fall ereignete sich bei Nietarbeit auf einer Schiffswerft, wobei zur Dichtung bleiweißbestrichener Leinenstoff zwischen zwei Platten gelegt wurde; beim Nieten wurde das Bleiweiß herausgepreßt und führte durch Einatmen zur Erkrankung.

Bei der Gasinstallation erkrankte ein Mann mit Radialislähmung der rechten Seite. Nach dreiwöchentlicher Behandlung war noch keine völlige Heilung erfolgt. Einmal wurden basophil granulierte Erythrozyten konstatiert.

Ein Dreher in einer Schmiede erkrankte an einer Lähmung der rechten Hand. Plötzlich konnte er die zur Faust geschlossene Hand nicht mehr ganz öffnen.

Ein Mann, der in einer Drogerie beschäftigt war, erkrankte durch Verarbeitung von trockenem Bleiweiß zu Farbe; es zeigt dies, wie bedenklich es ist, wenn Personen, denen die Gefahren des Bleiweißes nicht bekannt sind, mit solchem arbeiten. Der Genannte hatte die Arbeit durch einige Zeit alle Jahre verrichtet.

Die Meldung von der Erkrankung eines Arbeiters in einer Emailfabrik wurde zum Anlaß, daß der für Herde verwendete Lack vom Chemiker der Gewerbeinspektion auf seinen Bleigehalt untersucht wurde. Gefunden wurden 0,2 % Blei.

Ein Fall in einer Maschinenfabrik zeigte, daß auch hier die Bleigefahr keine bloße Einbildung ist. In solchen Fabriken wird viel Bleiweiß und Mennige verwendet.

Mit den Direktoren der vier Bleiweißfabriken wurde ein Übereinkommen getroffen, wonach eine allmonatliche Untersuchung der Arbeiter durch den medizinischen Beamten der Gewerbeinspektion zu erfolgen hätte. Dadurch sollte nicht allein ein Urteil über den Gesundheitszustand der Arbeiter gewonnen, sondern diesen auch Gelegenheit gegeben werden, Ratschläge betreffs vermeiden der Bleivergiftung zu erhalten.

Im Januar 1913 wurden die Untersuchungen begonnen und bei Unterbleiben von zweien zehnmal vorgenommen. Zum Vergleich mit den früheren Untersuchungen wird auf den Vorbericht[1]) verwiesen. Bei der monatlichen Untersuchung wurde auf folgende Punkte geachtet: Vorkommen von Bleikolorit und Bleisaum, besonders im Hinblick auf die Frühdiagnose der Bleivergiftung. Zittern der Hände und Finger wurde untersucht bei allen mit Rücksicht auf die drohende

---

[1]) Int. Übersicht über Gewerbekrankheiten. Bearbeitet v. Ernst Brezina, Wien. Hb. a. d. Geb. d. soz. Med., herausg. v. L. Teleky. VIII. Heft.

Bleilähmung. Mit dem Dynamometer wurde die Kraft der Hände und deren Verlauf während des Jahres untersucht. Das Streckvermögen der Finger und Hände wurde mittels 3 Proben bestimmt nach den Angaben der Engländer über Bleivergiftung[1]): 1. Zurückschnellen der niedergedrückten gestreckten Finger beim plötzlichen Loslassen. 2. Widerstand der gestreckten Hand gegen Beugen bei gebeugtem Ellbogen, 3. Hebekraft der gestreckten Hand mit gestrekten Fingern gegen die daraufgelegte Hand des Arztes. Lähmung der Beine wurde beurteilt nach der Fähigkeit zu laufen. Alle Abweichungen vom normalen Ablauf der Pulswelle wurden registriert. Der Blutdruck wurde an der Oberarmschlagader nach Riva-Rocci und mit der Armmanschette von v. Recklinghausen gemessen. Diese Messung ist nach Blum[2]) von großer Bedeutung, da bei Bleiarbeitern der Blutdruck über 130 bis 140 mm Hg erhöht zu sein pflegt, insbesondere mit Rücksicht auf Schrumpfniere in dem Stadium, in dem deutliche Harnsymptome weder chemisch noch mikroskopisch vorliegen müssen.

In den Fällen mit über 125 mm Hg erhöhtem Blutdruck wurde durch Ärzte der Gewerbeinspektion chemische und mikroskopische Harnuntersuchungen vorgenommen. Mitunter war es unmöglich, Harn zu bekommen, es mußte dann auf die Untersuchung verzichtet werden." (Es folgen im Originalbericht die Protokolle über sämtliche Untersuchungen.)

In den vier Fabriken zusammen wurden 244 Untersuchungen vorgenommen (94, 50, 51, 49); einige Arbeiter wurden in zwei bis drei von den Fabriken untersucht (Postenwechsel. Ref.), so daß im ganzen 238 Personen untersucht wurden.

Die Arbeiter hatten z. T. schon früher in anderen Bleibetrieben gearbeitet. In den vier Bleiweißfabriken wurde z. T. nach der holländischen, z. T. nach der deutschen Methode gearbeitet. Bei letzterer ergab die Untersuchung der Luft pro cbm beim Auskehren der Kammern 8 und 4,8 mg, beim Naßreinigen 0,6, beim Einhängen 3,2, beim Auskehren der Trockenöfen 1,2, beim Einstellen der Formen 1,8 mg gerechnet als Pb. 0. Bei 10 stündiger Arbeitszeit wurde, wie die Schätzung ergibt, das 5 fache dieser Menge eingeatmet, das $2^{1}/_{2}$-fache verschluckt. In vielen Fällen ist der Staubgehalt größer als der angegebene. Das Befeuchten trockener Bleiweißmasse durch Bespritzen mit Wasser ist ganz wohl möglich, unzweckmäßig hingegen ist das starke Ventilieren der Kammern, wodurch der Staubgehalt der Luft gesteigert wird. Die Befeuchtung soll nicht stärker sein, als die Beseitigung der Staubgefahr es nötig macht, da sonst die Arbeiter viel Kammerinhalt beim Hin- und Hergehen aus der Kammer vertragen. Ein zweckmäßiger Respirator, der die Luft gut filtriert, ist nützlich, allerdings wirkt er erschwerend auf die Atmung; bei schwerer Arbeit ist

---

[1]) Lead poisoning and lead absorption by Legge and Goadby, p. 224—225. Übersetzung von L. Teleky. Schriften aus dem Gesamtgebiet der Gewerbehygiene Neue Folge. Heft 7.

[2]) Klinische Diagnostik innerer Krankheiten von P. Krause, 1909. S. 189.

es keineswegs eine Übertreibung, daß diese Erschwerung eine unerträgliche ist.

Nasen- und Mundreinigung entfernt einen Teil des eingeatmeten Bleistaubes und ist auch dann wünschenswert, wenn die Kammer befeuchtet wird, denn der Arbeiter hat auch sonst Gelegenheit zur Aufnahme von Bleistaub.

Bei vielen Arbeitern wurde festgestellt, daß sie in den Arbeitsräumen essen und rauchen, wobei sie mit den Fingern in den Tabak hineingreifen. Beim Essen ist die vermehrte Speichelabsonderung und das Ablecken der Lippen besonders ungünstig. Vermehrte Bleiaufnahme verursacht auch das Tragen langer Nägel bei mangelhafter Reinigung des Unternagelraumes. Das Tragen feuchter Mundschwämme bei gefährlichen Arbeiten wirkt störend bei der Arbeit und macht namentlich beim gebückten Arbeiten Beängstigungsgefühl[1]).

Von den 238 Untersuchten waren 122 völlig gesund, deutlich anämisch (Bleikolorit) 38, 94 hatten deutlichen Bleisaum, 25 eine Spur davon. Saum und Kolorit zusammen 34. Die Anämie war nach 3 Wochen bis 6 Monaten Arbeit, der Bleisaum einmal schon nach 10 Tagen konstatierbar, beides zusammen frühestens nach 6 Wochen, einmal nach 2 Monaten. Trauma bei 85 Arbeitern, von denen 62 auch anämisch waren, ob dabei auch Alkohol von Einfluß war, ist nicht festzustellen. 17 Arbeiter hatten vermindertes Streckvermögen der Finger, und zwar war bei einem der 3. und 4. Finger der linken Hand, bei einem andern der 2., 4. und 5. Finger ergriffen. Lähmung beider Hände fand sich bei 1 Arbeiter, und zwar wurde dieser Zustand nach $1\frac{1}{2}$ Jahren Arbeit bei der rechten Hand erreicht, 5 Monate später bei der linken. Die Dynamometrie ergab rechts 40—25, links 87, nach Elektrisieren 98—120. Lähmung allein von Fingern der linken Hand fand sich bei 2 Leuten (3. und 4, bzw. 2. 4. und 5. Finger). Lähmungen der Beine waren nicht zu beobachten. Der Blutdruck wurde bei 111 Arbeitern zwei- oder mehrmals gemessen, bei 39 von diesen war er regelmäßig über 125 mm Hg gesteigert. Bei 27 von ihnen wurde auch der Harn untersucht und zeigte in 19 Fällen auf Nephritis deutende Veränderungen.

Von den so Untersuchten hatten 15 verschiedenartige Beschäftigungen zwischen 4 Monaten und 22 Jahren, 12 mehr eine bestimmte Arbeit durch 3 bis 20 Jahre verrichtet. Auf Nierenleiden deutende Harnbefunde wurden bei 9 von den 15 und bei 10 von den 12 Leuten erhoben. Zu letzteren gehören 1 Kutscher, 1 Heizer und 1 Maschinist, die selten mit Blei in Berührung kommen. Sondert man diese aus, so bleiben 7, wo Blei als Ursache des Nierenleidens in Betracht kommt, entweder direkt oder indirekt durch Verschlimmerung eines Nierenleidens auf anderer Grundlage. Sie waren durch Jahre hintereinander in einem Betrieb tätig. 1 zeigte Bleikolorit und Bleisaum,

---

[1]) Brezina, Über die Wirkung der gebräuchlichen Respiratoren. Arch Hyg., 74. Bd. 1911.

2 nur letzteren. Von den 9 Personen, die verschiedene Stellungen hinter sich hatten, sind 4 nur durch einige Monate in den Bleiweißfabriken tätig gewesen." Eine Tabelle des Originalberichtes zeigt die Befunde jener 10 Leute sowie die Dauer der Bleiarbeit.

Diese 19 standen meist in höherem Lebensalter; von ihnen waren, wie die Tabelle im Originalbericht zeigt, nur 3 unter 40, hingegen 4 über 60 Jahre alt, die kürzeste Zeit der Bleiweißarbeit betrug 4 Jahre, die längste 30 Jahre.

Von den eingangs erwähnten 31 bleikrank gemeldeten Arbeitern war die Diagnose „Kolik" 25 mal, „Kolik und Arthralgien" 2- und Arthralgien und Myalgien, Lähmung je 1 mal, Enzephalopathie 2 mal zu stellen. Ferner wurden dem Amte durch eigene Untersuchungen 2 Fälle von Bleilähmung bekannt.

Eine Tabelle des Originalberichtes läßt ersehen, welche Zeit zwischen einer Bleierkrankung und der letzten periodischen Untersuchung vergangen war, ferner was für ein Befund bei letzterer erhoben worden war; diese Zeit betrug in 14 von den 21 Fällen weniger als 4 Wochen, in 1 Falle trat tödliche Enzephalopathie nach 6 Tagen, in 1 andern nach 2 Wochen, in 1 Falle Kolik und Arthralgie nach 3 Tagen, in 1 nach 9 Tagen, in 1 Kolik und Arthralgie nach 2 Wochen auf, in den übrigen Fällen nach mehr als 2 Wochen. Es ergibt sich ferner, daß Kolorit und Saum zusammen 8 mal, ersteres allein gar nicht, bloß letzteres 10 mal gefunden wird.

Nach Aussonderung der 8 Fälle mit Kolorit und Saum gleichzeitig blieben 13 Fälle, bei denen nicht bekannt ist, ob knapp vor Krankheitsausbruch der gleiche Befund vorlag wie bei der letzten Untersuchung. Bei diesen 8 Fällen meldet die Anzeige Kolorit in keinem Falle, Bleisaum 2 mal, basophil granulierte rote Blutkörper chen 2 mal.

Sondert man von den 34 Fällen, wo Kolorit und Bleisaum zusammen konstatiert wurden (s. oben) die 8 aus, die laut Art. 21 des Gesetzes von 1911 zur Meldung kamen und daher als krank bekannt sind, so bleiben 26, hinsichtlich derer die Frage zu beantworten ist, ob unter ihnen durch Bleiarbeit oder aus anderen Ursachen Krankheiten festgestellt sind, die nicht vor dem 1. Januar 1914 auftraten, ausgehend von der Vorstellung, daß das gemeinsame Vorkommen von Bleisaum und Kolorit für die Diagnose der Bleivergiftung maßgebend ist. Auf diese Frage gibt eine Tabelle auf S. 426—427 des Originalberichtes Antwort.

Aus dieser Tabelle ergibt sich, daß 10 von den 26 Personen binnen 10 1/2 Monaten mit Konstatierung der genannten Symptome entlassen wurden, 5 nach 1 Monat oder noch früher, von den übrigen 5 hatten 3 Krankheitserscheinungen, die auf Bleivergiftung hindeuten.

Es wurden endlich Untersuchungen über die Bleiweißmenge angestellt, die in einer Bleiweißfabrik bei gewissen gefährlichen Arbeiten von 1 Arbeiter eingeatmet werden, und zwar in der Weise, daß größere Mengen Luft des Arbeitsraumes (600—1000 l) durch ein Filter gesaugt und die Bleimenge auf demselben bestimmt wurde.

„Zur Verminderung der Bleigefahr in Emailierwerken wurden in einem Betriebe des zweiten Distriktes (Breda) folgende Verbesserungen getroffen. Eine Maschinenfabrik installierte dort eine trichterförmige Abzugshaube, innerhalb dieser in geringem Abstand eine zweite, beide wurden mit dem gleichen Abzugskanal verbunden. Der Zweck war, daß das Email, das nicht schnell genug durch die innere Haube zur Absaugung gelangte, statt sich im Raume auszubreiten, von der äußeren Haube abgesaugt wurde. Diese äußere Haube scheint zwar nicht viel Bedeutung zu haben, da der Auftrieb durch den glühenden Gegenstand so schnell ist, daß nur sehr wenig Material nicht durch die innere Haube abzieht. Immerhin scheint die Einrichtung zweckmäßig zu sein, denn in diesem Jahre kamen keine Vergiftungsfälle in dem Betriebe vor.

In einem anderen Betriebe wird der zu emaillierende Gegenstand auf einen Tisch gelegt, der sich in einem mit zwei einander gegenüber gelegenen, aufschiebbaren Türen versehenen Glaskasten befindet. Dieser Tisch kann von außen her bei geschlossenem Kasten nach allen Richtungen gedreht werden, damit der Gegenstand bei dieser Gelegenheit nicht vom Tisch falle, sind eigene Vorrichtungen angebracht, Das Email befindet sich über dem Tisch in einem Sieb, das auf elektrischem Wege in Erschütterung versetzt wird. Der Überschuß an Email wird in einem Reservoir aufgefangen und wieder auf das Sieb gebracht.“

Tab. VI.

| Arbeit | Bei 10 Std. Arbeit | | |
| --- | --- | --- | --- |
| | PbC pro m³ | eingeatmet | in den Magen gelangt |
| | in Milligrammen | | |
| Herausholen aus dem Trockenofen . . | 1,2 | 6,0 | ± 3,0 |
| Einsetzen in den Trockenofen . . . | 1,8 | 9,0 | ± 4,5 |
| Ausnehmen aus der Oxydationskammer, (feucht) . . . . . . . . . . . . . | 8,0 | 40,0 | ± 20,0 |
| dsgl. . . . . . . . . . . . . . . | 4,8 | 24.0 | ± 12,0 |
| dsgl., sehr stark angefeuchtet . . . . | 0,6 | 3,0 | ± 1,5 |
| Einhängen in die Kammern . . . . | 3,2 | 16,0 | ± 0,8 |

# Quecksilber.

## Deutsches Reich.

### Bayern.

„Chronische Quecksilbervergiftungen leichteren Grades konnte Berichterstatter (Landesgewerbearzt Dr. Koelsch) in 2 Betrieben, in denen Sublimatpastillen angefertigt werden, in mehreren Fällen nachweisen.

Untersucht wurden hierbei 13 Arbeiter (3 männliche und 10 weibliche); sie waren mit Sublimat beschäftigt:

Seit ¼ Jahren 1, seit 9 Jahren 3, alle übrigen seit 5 und mehr Jahren."

„Etwa von der Hälfte dieser Arbeiter (besonders von den eine längere Dienstzeit aufweisenden) wurde eine auffällig erhöhte Reizbarkeit gegen psychische Einwirkungen einwandfrei zugegeben, übrigens auch anläßlich des Befragens festgestellt; bei einigen trat hierbei lebhafte Schweißbildung im Gesicht auf. Andere Symptome des chronischen Merkurialismus, wie Tremor, Mundfäule und Magendarmstörungen fehlten. 2 der Arbeiterinnen waren deutlich anämisch, mehrere klagten über hartnäckige Verstopfung infolge des ständigen Sitzens.

Sehr ausgeprägt zeigten sich bei allen 13 Arbeitern die Zahnveränderungen. Die Zähne werden brüchig (Ätzwirkung des Sublimats) und wiesen z. T. recht erhebliche Zerstörungen auf. Weiter sind sie (auch die Zähne und Platten des künstlichen Gebisses) bei mangelhafter Mundpflege im ganzen intensiv geschwärzt; bei guter Mundpflege zeigen die Zähne an der der Bürste leicht zugänglichen Außenseite nur leichte, diffuse Graufärbung, während die Innenflächen und die schwerer zugänglichen Interdentalräume stärker geschwärzt sind. Die Veränderungen entstehen dadurch, daß der inhalierte bzw. an den Zähnen abgelagerte Sublimatstaub durch den im Munde entstehenden Schwefelwasserstoff zu schwarzem (amorphem) Quecksilbersulfid $(HgS)$ reduziert wird.

Endlich finden sich lokale Hautreizungen rings um Mund- und Nasenöffnung, sowie an den Fingerspitzen, herrührend von der kombinierten Schweiß- und Sublimatstaubwirkung; an den Fingern begünstigen besonders die beim Falten der Papierstreifen und Einwickeln der Sublimatpastillen häufig entstehenden kleinsten Hautschnitte die Entstehung von schmerzhaften Geschwürchen[1].

Zum Schutze stehen den Arbeitern zunächst Arbeitskleider und Respiratoren zur Verfügung; letztere werden auch ständig getragen, führen im Sommer jedoch häufig zu den oben erwähnten Hautreizungen im Gesicht. Erwähnenswert, wenn auch nicht zu erklären, erscheint ferner die Angabe, daß früher, als die Watteeinlage der Respiratoren zwecks besserer Staubbindung angefeuchtet wurde, die Zahnschädigungen noch erheblicher waren. In einem der Betriebe erhalten die mit dem Wiegen und Mischen des Sublimats bzw. mit Bedienung der Pastillenpressen beschäftigten Arbeiter Milch, außerdem 14tägig ein Schwefelbad und 8 Tage Urlaub im Jahre. Die „Wicklerinnen" werden hier nur je ½ Woche mit Sublimat, die übrige Zeit mit „giftfreien" Arbeiten beschäftigt; die älteren Arbeiterinnen erhalten ebenfalls mehrtägigen Jahresurlaub.

Gegen die wunden Finger bewährte sich Einpudern mit Talkum, auch eine Tanninsalbe steht zur Verfügung. Zur Mundpflege sind

---

[1] Eine gute „Wicklerin" wickelt im Tag 6—7000 Pastillen ein „je nachdem man in Stimmung ist".

Lösungen von übermangansaurem Kali und chlorsaurem Kali bereitgestellt." (Dr. Koelsch.)

## Kleinere Staaten.

„Gelegentlich der über die vierwöchige Erkrankung eines Glasbläserlehrlings einer Thermometerfabrik an Zahnschleimhautentzündung (Quecksilbererkrankung) angestellten Untersuchung wurde mir mitgeteilt, daß noch 2 andere Lehrlinge in gleicher Weise erkrankt gewesen seien." (Anhalt.)

„Es ereigneten sich 3 Quecksilbervergiftungen bei Glasbläsern, deren Erkrankung durch Einziehen von Quecksilber in Glasröhren erfolgte. Einer der Erkrankten wurde 91 Tage unterstützt, während der zweite bis jetzt noch nicht erwerbsfähig ist; der dritte litt seit dem 22. Januar an derselben Erkrankung und ging laut Meldung vom 16. Mai nach Langensalza ins Schwefelbad; seit dieser Zeit fehlt dem Berichterstatter trotz Anfrage jede weitere Mitteilung.

Bei einer Thermometermacherfamilie waren 3 Kinder infolge von Quecksilbervergiftungen derartig zurückgeblieben, der Sprache verlustig gegangen, nahezu völlig verblödet und zeitweilig am Körper mit eiternden, schwer zu heilenden Geschwüren bedeckt, daß auf Grund ärztlichen Rates eine Aufnahme in das Anna-Luisenstift in Bad Blankenburg stattfand. Die Wohnungsverhältnisse waren äußerst beschränkt und so ungünstig, daß die Erkrankungen der Kinder erklärlich erschienen." (Schwarzburg-Rudolstadt.)

„Es ereignete sich eine Quecksilbervergiftung." (Schwarzburg-Sondershausen.)

## Österreich.

„Eine chemische Fabrik war bei der Herstellung von Quecksilbersalzen ohne behördliche Genehmigung zu dem sogenannten Trockenverfahren übergegangen, bei welchem die einzelnen Elemente in Gasform direkt aufeinander einwirken, die Apparatur sohin unter Unterdruck stehen und ganz geschlossen sein muß. Bei der Revision des Betriebes wurden sowohl in den Fugen des Ziegelpflasters im Arbeitsraum als auch in den Ritzen des defekten Betonbodens des Packraumes ziemlich bedeutende Quantitäten von Quecksilberpräparaten verstreut liegend angetroffen. Kommissionell wurde vor allem verlangt: Fugenfreier, an den Ecken abgerundeter waschbarer Fußboden, Verkleidung der Wände bis 2 m Höhe mit waschbarem Verputz, eine Staubabsaugung auf dem Verpackungsplatze und die Aufbewahrung des Sublimates in geschlossenen Gefäßen, denn bei dem über h. a. Antrag abgeführten kommissionellen Lokalaugenscheine wurden mehrere Hundert Kilogramm Sublimat in offenen Blechgefäßen aufbewahrt vorgefunden. Schließlich wurde eine monatliche ärztliche Untersuchung der in der Quecksilberpräparatabteilung beschäftigten Arbeiter, unter Führung fortlaufender Vormerkungen über deren Ergebnisse, verlangt." (Wien V.)

„In den beiden Kyanisierungsanstalten wurden unter 30 Bassinarbeitern bei 6 Arbeitern, die meist schon 1 bis 2 Jahre im Betriebe beschäftigt waren, entzündliche Schwellungen des Zahnfleisches und bei 5 Arbeitern auch ekzematöse Veränderung der Haut an den Innenhandflächen vorgefunden. 2 Fälle von schwerer, akuter Sublimatvergiftung ereigneten sich in der einen Kyanisieranstalt im Vorjahre, der Berichterstatter erhielt jedoch erst in diesem Jahre durch den Amtsarzt hiervon Kenntnis. Es handelte sich um 2 Maurer, welche in das allseits umschlossene Laugenvorratsbassin eingestiegen waren, um daselbst die Wände zu verputzen. Beide erkrankten unter Erscheinungen einer schweren Zahnfleischentzündung und Durchfall." (Klagenfurt.)

„Die großen Hutfabriken des Aufsichtsbezirkes verwenden vorwiegend Hasenhaare, bei deren Zurichtung die Quecksilberbeize benutzt wird. Der Gesundheitszustand der Arbeiter gewisser Abteilungen dieser Fabriken läßt wegen des schädlichen Einflusses des Quecksilbers sehr zu wünschen übrig. Stark gefährdet sind die Arbeiter in der Fellbeize sowie in der Haarschneiderei und Haarsortierung, doch sind auch die Arbeiter der Bürstereien und der Filzereien Schädigungen ihrer Gesundheit ausgesetzt. Durch die zuständigen Fabriksärzte wurde eine Reihe von Quecksilbervergiftungen konstatiert und von ärztlicher Seite unter anderem Mundspülungen mit Wasserstoffsuperoxyd vorgeschrieben." (Mähr.-Ostrau.)

## England.

„Von den 14 gemeldeten Fällen von Quecksilbervergiftung traten 4 durch Staub von Knallquecksilber beim Füllen, Packen und Reinigen von Explosivkörpern auf, die Symptome bestanden in Ekzem des Gesichts und der Arme. 3 Fälle ereigneten sich bei der Herstellung von Quecksilberverbindungen wie Kalomel und Sublimat, 3 bei der Erzeugung von Filzhüten, und zwar bei den Arbeiten des Walkens, Formens und Schneidens der Abfälle (der Hasenfelle); 2 Fälle kamen bei der Erzeugung von Thermometern und Barometern vor, je einer bei der Herstellung von Elektrizitätsmessern und Quecksilberdampflampen. Ich untersuchte die Arbeiter in letzterer Industrie, besondere Aufmerksamkeit richtete ich dabei auf folgende Punkte: 1. Eine Menge Quecksilber war unnötigerweise auf den Arbeitstischen und dem Fußboden zerstreut. Dies könnte vermieden werden, wenn der Boden derartig geneigt wäre, daß das Quecksilber durch eine Rinne in ein Aufnahmegefäß flösse. 2. Absaugevorrichtungen in der Höhe des Fußbodens wären einzurichten, mit Rücksicht auf das hohe spezifische Gewicht der Quecksilberdämpfe. 3. Eine periodische ärztliche Untersuchung der Arbeiter würde Initialsymptome aufdecken, und könnte zur rechtzeitigen Versetzung der Arbeiter auf einen anderen Posten führen."

„Bei Frauen wurde im Jahre 1913 nur 1 Fall berichtet, betreffend ein junges Mädchen, das in einem Munitionsbetrieb Zünder packte.

Die Krankheitserscheinungen waren leicht, sie bestanden bloß aus Hautaffektion im Gesicht und etwas Bindehautentzündung. Die Gewerbeinspektorin war durch den Eifer überrascht, den der Unternehmer an den Tag legte, um den Schaden gutzumachen."

# Andere Metalle.

## Deutsches Reich.

### Preußen.

„In einer großen Fabrik optischer Instrumente hatte man seit längerer Zeit beobachtet, daß die Messingpolierer einen reichlichen grünspanähnlichen Ansatz an den Zähnen hatten und je nach der sonstigen Beschaffenheit ihrer Zähne und ihrem Gesundheitszustande früher oder später in auffallender Weise von Zahnkrankheiten heimgesucht wurden. In dieser Abteilung wurden nur Arbeiter von 14 bis 27 Jahren, und zwar ausschließlich mit dem Polieren von kleinen Messingteilen an kleinen Schleifscheiben beschäftigt, die mit Schmirgelpapier überzogen sind. Schon bei 16jährigen Arbeitern traten Zahnerkrankungen auf, und der 47 Jahre alte, seit 21 Jahren als Messingpolierer tätige Meister dieser Abteilung hat sämtliche Zähne verloren. Es wurden nun alle kleinen Polierscheiben an eine Staubabsaugung angeschlossen, wie es bei den großen Polierscheiben einer anderen Abteilung schon von vornherein geschehen war. Sodann ließ die Firma den erwähnten Leuten die Zähne instandsetzen, wobei sie den größeren Teil und die Krankenkasse nur den kleineren Teil der Kosten übernahm. Die Staubabsaugung ist seit $^3/_4$ Jahren in Betrieb, und die Firma glaubt, daß selbst bei den Leuten, welche die schlechtesten Zähne hatten, die Zahnkrankheiten vollständig zum Stillstand gekommen seien." (RB. Coblenz.)

„Die Zahl der an Chromatgeschwüren erkrankten Arbeiter ist in der hiesigen Chromatfabrik, die durchschnittlich 90 Arbeiter beschäftigt, infolge scharfer ärztlicher Überwachung, sofortiger Behandlung auch untergeordneter Reizerscheinungen und sorgfältiger Auslese der Arbeiter auf 5 zurückgegangen." (RB. Düsseldorf.)

### Baden.

„Aus einer Chromatregenerierung — die Chromate werden zur Oxydierung von Farbstoffen benutzt und danach durch Rösten mit Kalk und Soda regeneriert — kam ein Fall von Durchlöcherung der Nasenschleimhaut in ihrem knorpeligen Teile zur Anzeige. Es liegt in den Luftzirkulationsverhältnissen der Nase begründet, daß sich der ätzende Staub stets an dieser charakteristischen Stelle niederschlägt."

### Kleinere Staaten.

„In einer Braunsteinmühle ereignete sich eine Manganvergiftung." (Schwarzburg-Sondershausen.)

## Österreich.

„Der in einer Metallwarenfabrik beschäftigte Gelbgießer hatte nach jedesmaligem Gießen heftige Anfälle von Gießfieber erlitten. Seitdem über h. a. Verlangen oberhalb des Gußbettes ein kräftig wirkender Dunstabzug angebracht worden war, hörten die Anfälle auf." (Wien V.)

„Trotzdem seitens der Gewerbebehörde bei der Genehmigung einer Chromatfabrik die weitestgehenden Schutzmaßnahmen gegen die Einwirkung des Chromates vorgeschrieben worden sind, war die Anzahl der in diesem Betriebe festgestellten Erkrankungen schon wenige Monate nach der Inbetriebsetzung der Anlage eine sehr hohe. Aus der von dem überwachenden Fabriksarzte über den Betrieb geführten Krankenstatistik war festzustellen, daß bei einem Arbeiterstand von 60 Personen nicht weniger als 15 Perforationen der Nasenscheidewand aufwiesen und die meisten der Arbeiter an Chromgeschwüren litten. Meist handelte es sich um Fingergeschwüre. Die Erkrankungen waren gewöhnlich mit keiner Arbeitseinstellung seitens der Betroffenen verbunden, sondern es wurden die Personen, bei denen Krankheitssymptome auftraten, bloß aus den Betriebsabteilungen, in denen die Gefährdung der Arbeiter am größten war, in andere versetzt." (Teplitz.)

„In einer Metallgießerei und Kupferschmiede erkrankte 1 Lehrling an Gießfieber und war 18 Tage arbeitsunfähig. Bei der Revision des Betriebes erwies sich die Verbesserung der Ventilation des Arbeitsraumes als notwendig." (Brünn II.)

## Schweiz.

„Die Arbeiter einer autogenen Schweißerei empfanden beim Schweißen von Messing und galvanisiertem Eisenblech Unwohlsein und mußten die Arbeit momentan aufgeben; offenbar handelt es sich um die unter dem Namen Gießfieber bekannte Vergiftung, die auf Zinkdämpfe zurückzuführen ist. Es wird nötig sein, die Leute auf diese Gefahr aufmerksam zu machen und ihnen für diese Arbeit Respiratoren zur Verfügung zu stellen." (II. Kreis.)

## England.

„Während des Jahres wurden die Spezialvorschriften für die Kaliumchromat- und Bichromatindustrie in ein Regulativ umgewandelt. Bevor dies der Fall war, besuchte ich vier unter die Spezialvorschriften fallende Betriebe.

Die Spezialvorschriften wurden im Jahre 1899 ausgearbeitet mit Rücksicht auf das beobachtete Vorkommen von Chromgeschwüren bei den Arbeitern, insbesondere derjenigen, welche die Kristalle mit Beil und Schaufel von den Wänden der Fässer herunterschlagen und dann verpacken. Die genaue Untersuchung ist im Jahresbericht für 1899, S. 334—340 des Originalberichtes, publiziert. Ich habe von Zeit zu Zeit die drei wichtigsten Betriebe in Schottland besucht und war befriedigt zu konstatieren, daß die Chromulzerationen an den Fingern und

Armen in Form der unvermeidlichen Wunden und Schrammen jetzt nicht mehr Anlaß zu Befürchtungen geben, welche den Anlaß zur Überwachung durch den Gewerbearzt nach § 10 gebildet haben. Wenn die Hautaffektionen arg werden, so hat, wie Ärzte mir mitteilten (und meine eigenen Beobachtungen bestätigen mir dies) die Versetzung in einen anderen Teil des Betriebes Platz gegriffen. Die Behandlung wird gewöhnlich vom Arzte in seiner eigenen Ordination oder bei kleinen Wunden in den Betrieben von Sheffield und Southcroft vom Aufseher der Bade- und Speiseräume, der nach § 11 der Vorschrift die Aufsicht über die Requisiten hat, ausgeführt."

„Die Wirkung des Chromstaubes auf das Nasenseptum kann trotz Staubabsaugung bei der Packung, wie sie in drei schottischen Werken hergestellt wurde, nicht vermieden werden und früher oder später ist Perforation des Septums die Regel. Die durch dieses Ereignis hervorgerufene Unannehmlichkeit ist nicht so groß, daß die Arbeiter die nach den Erfahrungen von Dr. McKirn, dem Fabriksarzte der großen Glasgower Betriebe, oder seinem Vorgänger empfohlenen Vorsichtsmaßregeln treffen, welche, wenn regelmäßig durchgeführt, das Leiden verhindern. Solche Maßnahmen bestehen in Baumwollpfropfen oder in dem Bestreichen des Septums mit Paraffin. In einem dieser Werke (Kaliumbichromat) wurden im Jahre 1912 818 Untersuchungen vorgenommen, in 18 Fällen wurde Chromerkrankung von genügender Schwere festgestellt, um die Eintragung in das Krankenbuch gerechtfertigt erscheinen zu lassen. In dem anderen Betriebe (Natriumbichromat) betrugen die entsprechenden Zahlen 1052 und 14. Im Jahre 1899 wurden in dem ersten Betriebe 19 unter 87 dem Chrom ausgesetzten Arbeitern mit Chromgeschwüren gefunden. In dem dritten Betriebe wurden unter 258 untersuchten Arbeitern 56 mit Wunden an den Fingern in das Gesundheitsregister eingetragen, doch nur 2 von der Chromarbeit suspendiert.

In den Vorschlägen für das Regulativ habe ich einen Punkt hervorgehoben, nämlich die Notwendigkeit der Errichtung eines eigenen Speiseraumes. Dieser wurde in den Spezialvorschriften nicht gefordert, weil es nicht sicher war, daß Mahlzeiten in den Betriebsräumen gesundheitsschädlich sein würden. Aus Gründen der Reinlichkeit aber ist es wünschenswert, und da ich sah, daß in den Werken bei Glasgow eine ausgezeichnete derartige Einrichtung getroffen worden war, legte ich den beiden übrigen Firmen diesen Gedanken nahe. Sie sprachen ihre Bereitwilligkeit aus, meinem Wunsche zu entsprechen.

Mr. Clark (London O.) hatte unter Französisch-Polierern 2 Fälle von Chromulzeration entdeckt, ging diesen nach und fand, daß die Leute, die mit einer Kaliumbichromatlösung umgehen, die zum Polieren von Mahagoniholz verwendet wird, an Wunden der Arme und Hände leiden. 2 von den Erkrankungen waren von ungewöhnlicher Schwere und hielten die Befallenen 8 bzw. 5 Wochen von der Arbeit fern; bei dem 1 Mann handelte es sich um eine schwere Erkrankung der Arme und Hände. Weitere Untersuchungen brachten keine weiteren so schweren Fälle ans Licht, doch hörten sowohl Mr. Clark als Mr. Parker (NO- London) von minder schweren Fällen, und dem erstgenannten wurde von einem Manne berichtet, bei dem nach wenn auch nur wenige Stunden währender Beschäftigung mit der Lösung ein Hautausschlag an Händen und Armen entstand, der dann sofort, wenn die Arbeit zu Ende war, verschwand. Wenn die Beize mit einer Bürste aufgetragen wird, findet keine Erkrankung statt, gewöhnlich aber werden Fetzen verwendet, weil sie zweckmäßiger sind. Nach Mr. Parkers Meinung tritt die Krankheit nur beim Bestehen von Hautaufschürfungen auf, tatsächlich wird sie durch Einreiben mit Leinöl vermieden."

Zusammen mit Mr. F. W. Hunt berichtet Dr. Collis von einer Dermatitis an den Händen von Gerbereiarbeitern wie folgt:

„Chromgeschwüre beim Gerben. Verletzungen bei Arbeitern, die mit Chromsalzen in Berührung kommen, sind im vorigen Jahresbericht beschrieben worden und wir können sie in folgender Weise einteilen: I. Dermatitis, hauptsächlich des Oberarms; II. indolente Geschwüre, sogenannte Chromlöcher, die überall auf den Händen vorkommen können; III. Perforation des Nasenseptums, nur vorkommend bei Arbeitern, die der Inhalation von Chromsalzen ausgesetzt sind.

Dr. Fischer zu Berlin[1]) hat den ganzen Stoff in seiner Publikation über die Verwendung von Chromsalzen in der Industrie mitgeteilt. Das Vorkommen von Erkrankungen der ersten beiden Arten in Gerbereien, wo Chrom verwendet wird, wurde in New York, U. S. A., beobachtet. Eine Klage, daß auch in englischen Gerbereien die Arbeiter am gleichen Übel leiden, führte zur Untersuchung.

Es gibt zwei Arten von Chromgerberei; in der ersten oder Einbadmethode werden die Häute in einer Lösung des basischen Salzes gegerbt, meistens in Chromsulfat, mitunter nach Vorbereitung in einer sauren Lösung von Bichromat und Glukose, während bei der zweiten oder Zweibadmethode die Häute zuerst in einem rotierenden Gefäß, einer Art Trommel, mit Bichromat imprägniert werden, das eine saure Lösung des Salzes enthält; hierauf wird das Bichromat in der Haut durch eine leicht angesäuerte Lösung von Natriumthiosulfat reduziert.

Die Untersuchung hat eine Tatsache sicher ergeben, daß nämlich die Chromvergiftung nur selten, wenn überhaupt, dort vorkommt, wo die Einbadmethode im Gebrauch ist, daß sie hingegen häufig bei der Zweibadmethode sich ereignet; diese Tatsache wurde bestätigt von dem Chemiker einer großen Firma, die Chemikalien für die Chromgerberei herstellt, und der angibt, durch viele Jahre bei Geschäftsreisen für seine Firma nie jemand mit Chromleiden bei der Einbadmethode gesehen zu haben. Für die Gesundheit der Arbeiter ist also die Einbadmethode vorteilhafter, leider aber vermag sie die Zwei-

---

[1]) Die industrielle Herstellung und Verwendung der Chromverbindungen von Dr. R. Fischer, Berlin 1911. Schriften des Gewerbehygienischen Institutes, Frankfurt a. M.

badmethode nicht bei allen Arten der Gerberei in ihrer verschiedenen Wirkung auf die Häute zu ersetzen. Diese Tatsache setzt es außer allen Zweifel, daß die Anwesenheit von Bichromat und nicht etwa des Elementes Chrom die Erkrankung verursacht.

Die nächste Frage ist die, ob das Bichromat selbst das die Geschwüre verursachende Gift ist oder ob es lediglich eine Substanz ist, welche günstige Bedingungen für das Zustandekommen von Geschwüren schafft, und in dieser Hinsicht wirft eine von einer Firma in Leeds gemachte Erfahrung Licht auf die Frage. Daselbst wurde gefunden, daß eine verdünnte Sublimatlösung oder eine Lösung von „Cyllin" präventiv auf die Entstehung der Chromgeschwüre wirkte, woraus zu schließen ist, daß das Chromgeschwür von Mikroben hervorgerufen wird, deren Tätigkeit nach der Aktion des Chroms einsetzt — denn die genannten beiden Stoffe sind starke Antiseptika. Die Wirkung des Bichromats mag in seiner oxydierenden Kraft bestehen und in seiner Fähigkeit, durch Membranen zu diffundieren; ob es nun zu den Geweben gelangt, indem es die Kutis zerstört oder durch feine Hautabschürfungen, sicherlich verhindert es die Heilung, und so bleibt ein offener Weg bestehen, der die Bahn für die Mikrobeninfektion frei hält.

Auf dieser theoretischen Untersuchung fußend, trachteten wir eine Methode zu finden, die durch ein Desinfiziens gemeinsam mit einem chemisch indifferenten Mittel die Erkrankung verhindert. Das Mittel durfte weder im Bichromat, noch in Wasser löslich sein und durch die Arbeit nicht weggewaschen werden. Wir stellten folgende Salbe zusammen:

Mineralfett  1361 g

Paraffinwachs  170 g

Cyllin    85 g,

Die Gebrauchsanweisung war folgende: Vor Beginn der Arbeit soll der Arbeiter die Salbe auf die der Flüssigkeit ausgesetzten Körperpartien einreiben, dann den Überschuß mit einem weichen Stoff wegwischen. Auf diese Art wird eine feine antiseptische Schicht über seiner Haut erzeugt, Substanzverluste der Haut werden mit der Salbe erfüllt, Die Firma gab die Salbe zu Versuchszwecken her, und die folgenden Resultate wurden an 18 Arbeitern gewonnen, die beim Zweibadprozeß tätig waren und auf deren Händen im November 1912, zur Zeit des Beginns der Versuche, 30 Geschwüre zu finden waren. Im Januar 1913 waren es nur noch 9, im Februar 6, im April 10, im Mai 6, im Juli 7, im August 3. Die Versuche sind für den Anfang recht befriedigend, und es sollte nicht allein in der Gerberei, sondern auch in anderen Industrien, wo infolge der Verwendung von Chromsalzen ähnliche Geschwüre vorkommen, der gleiche Versuch gemacht werden."

# Arsen.

## Deutsches Reich.

### Preußen.

„Beim Auftragen von Arsenik auf galvanischem Wege im sogenannten Stahlbad zog sich ein Arbeiter tiefgehende Eiterwunden an beiden Händen zu. Die Bäder bestehen zu gleichen Teilen aus Zyankali und Arsenik mit einem geringen Zusatz von phosphorsaurem Natron. Anscheinend sind solche Erkrankungen nicht vereinzelt. Als Vorbeugungsmittel wurden Gummifingerlinge gefordert und beschafft." (RB. Berlin.)

„Im Arsenhüttenwerk erkrankten insgesamt 48 Personen in 65 Fällen mit 597 Krankheitstagen. Auf die nach dem Untersuchungsbuch an Arsenvergiftung erkrankten 9 Arbeiter entfielen 95 Krankheitstage; 4 mal handelte es sich um Arsenausschläge im Gesicht und 5 mal um Arsengeschwüre an den Fingern oder auf dem Handrücken mit einer Erkrankungsdauer von je 7—19 Tagen. Die übrigen 39 Personen haben an Bronchial-, Magen- und Darmkatarrh, Brechdurchfall, Influenza, Rheumatismus u. dgl. ohne nachgewiesene Beziehung zur Arsenikeinwirkung gelitten. Erwähnenswert ist noch, daß bei der Untersuchung der Arsenhüttenarbeiter mehrfach die Perforation der Nasenscheidewand festgestellt wurde, was nach Mitteilung des Kassenarztes auf Arsen zurückgeführt werden muß; weitere bedenkliche Folgen haben sich an die Erscheinung nicht geknüpft." (RB. Breslau.)

### Bayern.

„Die Schädigungen durch Arsen betrafen nur Ekzeme durch Schweinfurtergrün; in jedem der Fälle war insbesondere die Skrotalgegend stark befallen." (Dr. Koelsch.)

### Sachsen.

„Ein Blaufarbenwerksarbeiter zog sich infolge Arsenvergiftung eine Durchlöcherung (Perforation) der Nasenscheidewand mit Entzündung der Nasenschleimhaut zu, deren Heilung $2^1/_2$ Wochen erforderte. Der Arbeiter war beim Reinigen der Flugstaubkanäle beschäftigt gewesen, eine Arbeit, die jährlich nur einmal vorkommt und 8—10 Tage dauert. Zum Schutze der Arbeiter wird diese Arbeit schon immer nach je 2 Tagen auf 1 Tag unterbrochen, um die Arbeitsanzüge inzwischen zu waschen.

Außerdem erhalten die Arbeiter während dieser Arbeit unentgeltlich Milch. Auf Anordnung des Bezirksarztes wurde der Erkrankte, der übrigens schon seit 11 Jahren Hüttenarbeiter ist, künftig von dieser Arbeit befreit." (Leipzig).

### Baden.

„Vergiftung mit Ferrosilizium[1]): Ferrosilizium ist eine aus Eisenerz,

---

[1]) Siehe Internat. Übersicht über Gewerbekrankh. (1909, 1910). Bearbeitet von Ernst Brezina. — Wt. Arb. a. d. Geb. d. soz. Med. Herausgegeben von L. Teleky. III. Heft, S. 53. IV. Heft, S. 55.

Quarz, Koks und Kalk im elektrischen Ofen zusammengeschmolzene Masse, die als Zusatz bei der Stahlbereitung verwendet wird.

Ein Rheinschiffer hatte in Basel 28 Fässer dieses Stoffes geladen, und zwar gerade in der unter der Kajüte gelegenen Abteilung. Der Schiffer und seine Frau schliefen direkt über der Ladung in einem Raum, dessen Boden nicht ganz dicht war, während der Schlafraum des Kindes durch eine eiserne Wand von der Ladung abgetrennt war. Bei Straßburg war das Schiff aufgefahren und Wasser in den Laderaum eingedrungen. Die Frau des Schiffsführers fühlte sich in den letzten beiden Tagen der Fahrt krank und mußte sich zu Bett legen. Sie litt an krampfartigen Schmerzen auf der Brust, Kopfweh und heftigem Erbrechen. Auch der Schiffer klagte über die gleichen Beschwerden, jedoch erholte er sich wieder in der Zeit, während er am Steuer war. Bei der Ankunft in Mannheim rief er aus der Kajüte heraus: ‚Meine Frau ist tot‘, war aber selbst so apathisch, daß er sich wieder zu Bette legte. Im bewußtlosen Zustand wurde er ins Krankenhaus geschafft.

Bei der Untersuchung fiel die beschleunigte Atmung auf. Über dem linken unteren Lungenlappen waren die Symptome einer umschriebenen Lungenentzündung nachweisbar. Der Puls war klein und frequent, die Temperatur erhob sich bis auf 39 Grad. Der anfänglich benommene Patient bot ein schweres Krankheitsbild dar, das sich im Laufe einer Woche besserte, so daß er nach zehn Tagen aus dem Krankenhause entlassen werden konnte. Das Kind hatte keine Krankheitszeichen aufgewiesen.

Die gerichtliche Sektion der Frau ergab eine auffallend helle, bläulichrote Färbung der grauen Hirnsubstanz. Der Herzmuskel war graurot, auf der Vorder- und Rückfläche des Herzüberzuges waren mehrere punktförmige Blutaustritte wahrzunehmen. Den gleichen Befund zeigte die Oberfläche der Lungen; die Schnittfläche war sehr blutreich. Die Bronchien waren mit blutigem Schleim bedeckt. Die Milz war deutlich vergrößert, bei Druck entleerte sich reichliches schwarzrotes Blut. Die Blase war leer, die Schleimhaut rötlich verfärbt. Die Leber zeigte einen starken Blutgehalt. Die Magenschleimhaut war schwärzlich. Der reichliche schmutziggrüne Mageninhalt roch intensiv nach Knoblauch.

Schon seit einer Reihe von Jahren ist durch die Untersuchung der Chemisch-technischen Prüfungs- und Versuchsanstalt in Karlsruhe bekannt, daß durch die Einwirkung von Feuchtigkeit auf Ferrosilizium infolge des Gehaltes der Rohstoffe an Phosphiden und Arseniden sich Arsenwasserstoff und Phosphorwasserstoff entwickeln können. Diese Tatsache gab Veranlassung, der bestehenden Verordnung über die Beförderung ätzender und giftiger Stoffe auf dem Rhein eine Bestimmung anzufügen, daß Ferrosilizium nur versandt werden darf,

1. wenn es in starken, wasserdichten Behältern aus Holz oder Metall verpackt ist,

2. die Behälter in deutlicher und dauerhafter Weise die Aufschrift
   enthalten: ‚Ferrosilizium. Giftig! Vor Nässe zu bewahren! Nicht
   stürzen!‘,
3. der Stoff trocken und in trockenen Behältern aufgeliefert wird,
4. die Behälter an luftigen Stellen auf dem Deck des Schiffes
   derart verstaut werden, daß sie vor Nässe geschützt sind. (Verordnung vom 16. Nov. 1910, Gesetzes- u. Verordnungsbl. S. 705.)

Diese Bestimmungen waren den Schiffsführern bekannt gegeben
worden, sie befanden sich auch unter den Papieren des Erkrankten,
er hatte sie aber nach eigener Aussage kaum gelesen. Die Gefährlichkeit des Ferrosiliziums war ihm unbekannt geblieben. Daß er
solches zur Ladung bekommen hatte, mußte er aus der Verladeliste
ersehen. Die Art der Verstauung ist Sache des Schiffers. Unter den
obwaltenden Umständen wurde das eingeleitete Strafverfahren eingestellt, da ein Verschulden dritter nicht festzustellen war.

Durch die in Mannheim vorgenommene chemische Untersuchung
der Leichenteile konnte der sich rasch zersetzende Phosphorwasserstoff nicht mehr nachgewiesen werden, jedoch waren im Blut und
Mageninhalt Spuren von Arsen zu finden. Die spektroskopische
Blutuntersuchung ergab nichts Abnormes.

In den vorliegenden Fällen haben die beiden Gifte Phosphor- und
Arsenwasserstoff ihre schädlichen Wirkungen ausgeübt. Die Symptome
von seiten der Verdauungsorgane und der bei der Sektion wahr-
genommene Knoblauchgeruch und die Milzschwellung sprechen für
Arsenwasserstoffvergiftung. Auf Phosphorwasserstoff zurückzuführen
sind die anfänglichen Brustschmerzen und im Sektionsbefund die
Blutungen auf der Oberfläche der Lungen und des Herzens sowie die
Verfärbung des Herzmuskels. Die Benommenheit kann durch beide
Gifte bewirkt sein. Beim Manne haben nach der Krankengeschichte
die auf Phosphorwasserstoffvergiftung hinweisenden Lungensymptome
im Vordergrued des Krankheitsbildes gestanden, während der charakteristische Befund der Arsenwasserstoffvergiftung, die Auflösung der
roten Blutkörperchen, fehlte.

Die Verfrachtung des Ferrosiliziums in hermetisch verschlossenen
Metalltonnen läßt sich wegen der Explosionsgefahr der sich ent-
wickelnden Gase nicht befürworten. Eine genauere Instruktion der
Schiffsführer erscheint durchaus geboten.“ (Dr. Holtzmann.)

### Kleinere Staaten.

„Die Vergiftung mit Arsenik hatte sich 1 bei einem Präparator
beschäftigter Lehrling dadurch zugezogen, daß er mit wunden Fingern
ein Tierfell mit einer Lösung behandelte, die 1% arseniksaures Natron
enthielt. Er war 4 Tage arbeitsunfähig.“ (Braunschweig.)

### Österreich.

„In der mit einer Fabrik chemischer Produkte verbundenen Blei-
löterei wurde den Arbeitern zur Wasserstoffherstellung arsenhaltige

Schwefelsäure ausgefolgt. Dies wurde h. a. beanstandet, weil die Bleilöter durch den sich entwickelnden und in der Lötflamme verbrennenden Arsenwasserstoff schweren Gesundheitsschädigungen ausgesetzt waren."
(Wien V.)

## England.

„Von den 6 gemeldeten Fällen von Arsenvergiftung ereigneten sich 2 bei der Erzeugung von Reinigungsmitteln für Schafwolle, 1 bei der Extraktion von Arsen, 1 beim Bronzieren, 2 in chemischen Werken durch Vergiftung mit Arsenwasserstoff. Es verdient bemerkt zu werden, daß die Verminderung der Zahl der Fälle eine tatsächliche ist und darauf zurückgeführt werden muß, daß keine Fälle von der Smaragdgrünerzeugung mehr gemeldet werden. Von den 86 in den Jahren 1900—1913 gemeldeten Fällen wurden 46 bei der Smaragdgrünarbeit gezählt. Glücklicherweise hat die fortgesetzte Zunahme in der Anwendung maschineller Methoden, die eine Abnahme des Manipulierens mit staubenden Materialien bewirkt hat, der Arbeit ihre Gefahren genommen. In einem großen Unternehmen untersuchte ich im Jahre 1900 25 Arbeiter, von denen 20 nur 3 Monate oder noch kürzer beschäftigt waren (eine kurze Zeitdauer der Tätigkeit spricht im allgemeinen für eine unangenehme Beschäftigung bei einer ungelernten Arbeit ohne Kenntnis der Gefahren), und fand nur 2 frei von jedem Krankheitssymptom; im Jahre 1908 wurden von 33 allwöchentlich untersuchten Arbeitern 5,4%, hingegen 1913 nur 0,6% ausgeschieden, da die Zahl der der Gefahr ausgesetzten Arbeiter dank den eingeführten Verbesserungen auf 24 beschränkt worden war.

Das trockene Material wird in einen geschlossenen Schütteltrichter gebracht, der mit einem kräftig wirkenden Exhaustor in Verbindung steht. Wenn die Tür geschlossen ist, wird es überfüllt in ein Gefäß, aus dem es unter negativem Druck in ein Sieb und von da ebenfalls automatisch durch eine Transportschnecke in eine Packmaschine und so in Büchsen gelangt. Nur wenn der Farbstoff in diese Fässer fällt, kann der Arbeiter dem Staub ausgesetzt sein und wenn man diese Gefäße so aufstellt, daß sie ganz unter den Abzügen stehen, besteht keine Gefahr. Es ist kein Staub zu sehen vom Beginn bis zum Ende des Arbeitsprozesses, ganz anders als vor einigen Jahren, als man die Wirkung des Staubes auf Nase und Augen derart fühlte, daß man froh war, nach einigen Minuten das Lokal verlassen zu können. Wunderschöne Waschvorrichtungen und Brausebäder machen nunmehr die Arbeitsbedingungen vollkommen zufriedenstellend. Gleichzeitig hat die Maßregel der allwöchentlichen ärztlichen Revisionen an Pünktlichkeit nicht nachgelassen.

Im Januar erhielt das Amt die Meldung von einem auf Arsenwasserstoffvergiftung verdächtigen Fall in einer Papierfabrik; die Symptome bestanden in Erbrechen, dunkelgefärbter Haut, Anämie und dunkelfarbigem Harn. Der Fall ereignete sich bei der Zinnpastaerzeugung, wo ein Block von reinem Zinn in Salzsäure gelöst wurde. Diese Lösung wird mit Wasser versetzt und dann in ein irdenes Gefäß gegossen, dann wird etwas Zink zugesetzt, was zur Folge hat, daß das Zinn in Pastaform an die Oberfläche geht. Diese Pasta wird gesammelt und etwas Stärke zugesetzt, damit die Pasta an dem Papier festhaftet.

Proben der Salzsäure, des Zinnblocks und des Zinks, ferner des fertigen Zinnpapieres wurden dem Chefchemiker des Regierungslaboratoriums übergeben, welcher folgende interessante Resultate der Untersuchung mitteilte: ‚Die Proben des Blockzinns, des Zinks und der Salzsäure enthalten Arsen, gerechnet als Arsenoxyd in folgenden Mengen:

Blockzinn 0,08 %, Zink geringe Spuren, Salzsäure 0,14 %.

Der Metallgehalt des Zinnpapieres war zu gering, als daß es möglich gewesen wäre, den Arsengehalt zu bestimmen.

Die Salzsäure hat eine Dichte von 1,14 bei 60° F (16° C) und enthält verhältnismäßig viel Arsen. Die Arsenmenge im Zinnblock übersteigt nicht die Arsenmenge, die in diesem Laboratorium bei raffiniertem Zinn gewöhnlich gefunden wird.‘

Der zweite Fall von Arsenwasserstoffvergiftung ereignete sich in einem Petroleumbetriebe in Schottland. Der Fall wurde durch den Chef-Alkali-Inspektor, Herrn Crampton (Stirling) mir zur Kenntnis gebracht. Derselbe gibt folgende Details.

‚In den Erdölbetrieben und, wie ich glaube, in allen Rohölbetrieben wird Ammoniumsulfat als Nebenprodukt gewonnen. Das Ammoniumsulfat wird erzeugt durch Einleiten von Ammoniakgas in Tanks, genannt Saturatoren, welche Schwefelsäure und Wasser enthalten. In Zeiträumen von ungefähr einigen Monaten werden die Injektoren bei den Saturatoren schmutzig und bedürfen der Erneuerung. Als Vorbereitung für diese Erneuerung der abgenutzten Teile werden die Saturatoren im ganzen gereinigt, da auf ihrem Grunde ein Bodensatz vorhanden ist. Der Betreffende war mit der Reinigung eines Saturators beschäftigt, wobei er sich die Vergiftung zuzog. Der Mann hatte bei sich neben dem Tank einen neuen verzinkten Eiseneimer zu dem Zweck, um den Bodensatz herauszuschöpfen, und es ist die allgemeine Meinung der Chemiker in den Ölwerken, daß die Wirkung der Säure im Tank auf das Zink des Eimers den Arsenwasserstoff in Freiheit setzte und dadurch zur Vergiftung führte.

Die Vergiftungssymptome waren anscheinend nicht besonders schwer, aber charakteristisch. Er war mit der Reinigung des Saturators durch etwa 3 Stunden an einem Donnerstag im September beschäftigt, tatsächlich aber war er nur 1½ Stunden beim Saturator, nach je einer Viertelstunde kam er heraus, um auf eine Viertelstunde ‚Luft zu schöpfen‘. Er beklagte sich über Unwohlsein, erbrach und bemerkte, daß sein Harn das Aussehen von Portwein habe; auch Gelbsucht begann sich zu zeigen. Er begab sich zu einem Arzte und dieser schickte ihn an das Spital zu Edinburgh. Nunmehr ist er völlig hergestellt.

Folgende Maßregeln gegen eine Wiederholung ähnlicher Fälle wurden in dem Betriebe getroffen: 1. In Zukunft sollen nur hölzerne Eimer zur Reinigung der Saturatoren verwendet werden. 2. An den Saturatoren werden Luftinjektoren angebracht, so daß die Luft bei der Reinigung rein gehalten wird.

Fälle von Arsenwasserstoffvergiftung scheinen hier in den Ölwerken von Schottland so gut wie unbekannt gewesen zu sein, obwohl ein verdächtiger Fall in einem anderen Werk sich vor einiger Zeit ereignet hat."'

# Phosphor.

## Deutsches Reich.

### Sachsen.

„Eine Grubenlampenfabrik, die bei der Herstellung der Zündstreifen 70 Arbeiterinnen beschäftigt, meldete 2 Fälle von Phosphorerkrankungen. Eine Arbeiterin wurde nach 50 tägiger Arbeitsunfähigkeit wieder vollständig geheilt; die Erkrankung der anderen hat zur Invalidität geführt. — Bemerkenswert ist ferner ein dritter Fall von Phosphorkrankheit, der eine ehemalige Arbeiterin dieser Fabrik betraf. Diese hatte bereits seit 3 Monaten das Arbeitsverhältnis gelöst und in einer Spinnerei Arbeit angenommen, als sich die ersten Anzeichen dieser Krankheit am Unterkiefer bemerkbar machten. Dank sofortiger gründlicher Krankenhausbehandlung konnte dieselbe nach 114 tägiger Unterbrechung die Arbeit wieder aufnehmen." (Bez. Leipzig.)

# Schwefelwasserstoff.

## Deutsches Reich.

### Württemberg.

„Aus Anlaß der Erstellung einer neuen Kläranlage in einer Lederfabrik wurde ein Senkschaft, der die Abwässer aus den Wasserkästen aufzunehmen hatte, mittels einer Pumpe entleert. Zwecks Reinigung des Saugkorbs dieser Pumpe von den angesogenen Abfallhaaren und von Schlamm war ein Arbeiter an dem Tag vor dem Unfall, ohne den geringsten Schaden zu nehmen, öfters in den Schacht gestiegen. Wie er dann am Morgen des Unfalltages im Beisein eines zweiten Arbeiters wieder nach der Pumpe sehen wollte und kaum den Schacht betreten hatte, verlor er die Besinnung und fiel zu Boden. Dem ihm zu Hilfe eilenden Arbeiter wurde es ebenfalls sofort übel, er konnte sich aber noch rechtzeitig aus dem Schacht retten, ohne seinem Mitarbeiter helfen zu können. Einem weiteren Arbeiter, der Hilfe bringen wollte, ging es nicht besser. Bis der Verunglückte dann nach einigen Minuten aus dem Schacht gezogen werden konnte, hatte er schon so viele giftige Gase eingeatmet, daß er nach einigen Stunden trotz An-

wendung des Sauerstoffapparates starb. Offenbar hatten sich in der
Grube in der Nacht giftige Fäulnisgase angesammelt, da die aus dem
Senkschacht führende Abflußröhre bei den Maurerarbeiten für die Klär-
anlage teilweise verstopft worden war."

## England.

5 Fälle, davon 1 tödlicher, ereigneten sich bei Reparaturarbeiten
an der Apparatur von Teerdestillerien, je 1 in einem Gaswerk, verursacht durch Reinigungsmasse und beim Erzeugen von Ammoniumsulfat.

## Chlor, Salzsäure, Phosgen.

### Deutsches Reich.

#### Sachsen.

„In einer chemischen Fabrik löste sich bei der Verwendung von
flüssigem Chlor der Schlauch von der damit gefüllten Stahlflasche.
Das ausströmende Chlor betäubte den Arbeiter, der das Ventil rasch
schließen wollte. Der Verschluß gelang erst nach Anwendung von
sogenannten Rauchschutzapparaten. Die Vergiftung des Arbeiters
wurde durch künstliche Sauerstoffatmung mit Erfolg bekämpft."
(Chemnitz.)

#### Baden.

„In einer Fabrik entwichen beim Ausblasen von Leitungen in einem
Chlorierungsraume Dämpfe, die bei einem Arbeiter eine akute Reizung
der Atemwege hervorriefen. Die Leitungen führten Phosphorchlorid-
dämpfe. Die Art der Einwirkung war die des Chlors und der bei
Berührung mit der feuchten Schleimhaut entstehenden Chlorwasser-
stoffsäure." (Dr. Holtzmann.)

## Österreich.

„Der Arbeiter einer Kaliumchloratfabrik zog sich durch Einatmen
von Chlordämpfen eine mehrere Monate dauernde Erkrankung der
Respirationsorgane zu." (Innsbruck.)

„2 Arbeiter einer chemischen Fabrik trugen eine Phosgengasver-
giftung infolge der Undichtigkeit einer Leitung davon. Durch Anwendung von Alkoholdämpfen und Sauerstoff wurde der zu befürch-
tende tödliche Verlauf abgewendet. — Bei Ausführung des Innen-
anstrichs eines Behälters mit der Anstrichmasse Nigrit wurden 2 Arbeiter einer Brennerei durch die sich entwickelnden Gase betäubt; sie
konnten aber noch gerettet werden."

## Schweiz.

„Einen Todesfall hat eine Phosgenvergiftung herbeigeführt. Die
Disposition zur Phosgenintoxikation ist nach Aussage des behandelnden
Arztes individuell sehr verschieden; schlecht genährte, organisch kranke

Arbeiter, sowie Alkoholiker, dürfen in Phosgenbetrieben nicht angestellt werden. Eine periodisch wiederkehrende ärztliche Untersuchung dieser Arbeiter ist deshalb sehr am Platze."

## England.

Chlorvergiftung: Der Fall war hervorgerufen bei der Erzeugung von Chlor in einer Explosivstoffabrik.

# Schweflige und Schwefelsäure.

## Deutsches Reich.

### Baden.

„Schwefligsäurevergiftung: Ein Maschinist in einer Bierbrauerei nahm Reparaturen an der Schwefligsäure-Eismaschine vor. Er setzte die Schutzmaske auf, der Luft durch ein in der Nähe befindliches Gebläse zugeführt wurde. Dämpfe von Schwefligsäure waren auch hier eingedrungen, so daß der Maschinist an Stelle der Frischluft ein mit diesem ätzenden Gas durchsetztes Gemenge einatmete. Er erkrankte unmittelbar danach an einer schweren Lungenentzündung, der er nach 4 Wochen erlag. Bei Benutzung eines Sauerstoffatmungsapparates (Drägers Halbstundenapparat) wäre der Unfall vermieden worden."

„Arbeiter in Drahtziehereien, die mit den schwefelsäurehaltigen Beizflüssigkeiten in Berührung kommen, weisen öfters Säureverätzungen besonders in den Biegungen der Fingergelenke auf."

### Bayern.

„Gemeldet wurde eine gewerbliche Vergiftung mit Schwefelsäure." (München.)

### Niederlande.

„In einer Gasfabrik wurde bei 1 Arbeiter auftretende Bronchitis der Einatmung von Salpeter- und Schwefelsäuredämpfen zugeschrieben, 1 Fall ereignete sich in einer Stärkefabrik beim „Schwefeln" der Stärke mit $SO_2$-Dampf."

# Nitrose Gase.

## Deutsches Reich.

### Preußen.

„In einer Dextrinfabrik kippte ein mit Salpetersäure gefüllter Glasballon beim Transporte von der Karre und zerbrach, so daß sich die Säure auf den Fußboden ergoß. Der Arbeiter starb infolge Einatmens der sich entwickelnden nitrosen Dämpfe nach 24 Stunden im Krankenhause. Die Fabrik wurde veranlaßt, zweckentsprechende unfallsichere Transportwagen zu beschaffen und durch geeignete Anschläge in den

Arbeitsräumen auf die Gefährlichkeit nitroser Gase hinzuweisen." (RB. Potsdam.)

„2 in einer Metallbrennerei beschäftigte Arbeiter erlitten Vergiftungen durch Einatmen nitroser Gase. Sie wurden durch Anwendung künstlicher Atmung gerettet. Vorrichtungen zur Abführung der schädlichen Gase wurden angebracht." (RB. Wiesbaden.)

„Gegen den Besitzer einer Metallwarenfabrik, der es in grob fahrlässiger Weise unterlassen hatte, Maßnahmen zur Abführung der beim Beizen mit Salpeter-Schwefelsäure entstehenden nitrosen Gase zu treffen, und dadurch den Tod eines Arbeiters verschuldete, ist das Strafverfahren eingeleitet worden." (RB. Düsseldorf.)

### Bayern.

Zwei Vergiftungen wurden bei Arbeitern gemeldet, die mit Salpetersäure in Berührung gekommen waren.   (Nürnberg-Fürth.)

### Sachsen.

„In einer Nähmaschinenfabrik verunglückte ein Werkmeister tödlich durch Einatmen nitroser Gase beim Gelbbrennen von Metallen. — 1 Unfall, bei dem 3 unter 18 Jahre alte Lehrlinge durch Zerspringen eines Ballons mit Salpetersäure schwere Brandwunden davontrugen, gab Anlaß, das gefährliche Abfüllen von Salpetersäure durch junge Leute zu untersagen und auf das im Jahresbericht 1912, S. 97 abgedruckte Salpetersäuremerkblatt hinzuweisen." (Bez. Dresden.)

### Kleinere Staaten.

„Unter den Gasvergiftungen sind in erster Linie 2 tödliche Unfälle durch salpetrige Säure zu erwähnen. Die Vergiftung war in dem einen Falle bei den Aufräumungsarbeiten eingetreten, die nach dem Zerbrechen eines Salpetersäureballons erforderlich waren. Der zweite Fall hat sich in einer Metallbrenne ereignet, die ordnungsmäßig mit Dunstabzug und künstlicher Entlüftung versehen ist. Der Arbeiter ist nachts auf der Straße verstorben, so daß anfangs kein Verdacht einer gewerblichen Vergiftung entstanden war; nachträglich aber war es kaum möglich, die Sache vollständig aufzuklären. Der Verlauf der Erkrankung entspricht indessen so sehr dem gewöhnlichen Hergang, daß eine Vergiftung durch nitrose Gase angenommen werden muß." (Hamburg.)

## Niederlande.

„Auch dieses Jahr wird 1 Fall gemeldet, betreffend einen 40jährigen Mann, Arbeiter in einem chemischen Laboratorium, der künstliches Horn zu erzeugen hatte. Bei dieser Arbeit wird Salpetersäure gebraucht. Das Zerspringen eines Stöpsels war Anlaß der Verbreitung der Dämpfe im Raume. Beim ‚in Ordnung bringen' dieser Sache mußte jener Mann wegen Beschwerden den Raum verlassen, er trat am folgenden Tag wegen Bronchitis in ärztliche Behandlung, sein Zustand verschlechterte sich und er verschied an Lungenödem und Herzschwäche."

# Kohlenoxyd, Kohlendioxyd, Kohlendunst usw.

## Deutsches Reich.

### Preußen.

„In dem 14 m tiefen Pumpenschacht eines städtischen Wasserwerkes erstickten der Maschinist und sein Gehilfe. Sie sind in den Schacht gestiegen, ohne vorher in diesen, wie vorgeschrieben war, Frischluft einzupressen und ohne mittels eines offenen Lichtes zu prüfen, ob sich im Schacht gefährliche Gase angesammelt hatten." (RB. Posen.)

„Die Giftigkeit der Hochofengase hat wieder mehrere Opfer gefordert. Ein tödlicher Unfall dieser Art an der Klappe eines Staubsammlers gab Veranlassung, die Hebel zum Öffnen dieser Klappen zu verlängern, damit der Arbeiter nicht so nahe heranzutreten braucht. In einem anderen Falle wurde dafür gesorgt, daß die Klappe durch ein Seil betätigt werden konnte. Bis auf welche Entfernung von der Ausströmungsöffnung diese Gase noch Giftwirkungen ausüben können, zeigt der Fall der Erkrankung eines Maschinisten, in dessen Arbeitsraum durch das geöffnete Fenster infolge einer Explosion Gichtgas aus einer Reinigungsklappe eingedrungen war." (RB. Arnsberg.)

„Folgende Unfälle sind als bemerkenswert zu erwähnen. Im Rasselsteiner Eisenwerke wurden drei junge Leute von 16—19 Jahren in einem noch unfertigen Waschraum, wo sie sich in der Nacht vorschriftswidrig zum Schlafen hingelegt hatten, durch Generatorgase getötet, welche unter der Tür her aus dem vorbeiführenden Gaskanal eingedrungen waren, als der Gaskanal gegen Morgen ausgebrannt wurde. Die Tür des Waschraums wurde infolgedessen auf die andere Seite verlegt, wo kein Gaskanal vorbeiführt." (RB. Koblenz.)

„In einer Malzfabrik erlitten 2 Arbeiter eine Kohlenoxydgasvergiftung, die eine vorübergehende Arbeitsunfähigkeit zur Folge hatte. Der Obermälzer hatte die beiden Arbeiter beauftragt, in einem durch ein offenes Koksfeuer erwärmten Raume die zum Keimen ausgelegte Gerste zu wenden und ihnen dabei jedes Lüften verboten, damit keine Wärme verloren gehe. Der Obermälzer, der — was leider auch sonst noch häufig geschieht — die Gefahr des offenen Koksfeuers verkannt hatte, mußte sein fahrlässiges Handeln mit einer Geldstrafe von 30 M. büßen." (RB. Köln.)

„Bemerkenswert ist, daß 8 Todesfälle durch Gichtgasvergiftung herbeigeführt worden sind. Die Häufigkeit dieser Gasvergiftungen darf wohl wenigstens zum Teil darauf zurückgeführt werden, daß das neuerdings eingeführte System der Gichtgasreinigung auf trockenem Wege das Gas völlig unsichtbar und fast geruchlos macht, während das nach dem alten Verfahren gereinigte Gas deutlich zu erkennen war. Undichte Ventile und beschädigte Rohre usw. werden infolgedessen jetzt wesentlich schwerer erkannt als früher und die Arbeiter sind in höherem Maße als ehemals der Gasvergiftungsgefahr ausgesetzt. Aus Anlaß mehrerer Unfälle dieser Art wurde auf einem Werke eine besondere mechanisch betriebene Gasabsaugung eingerichtet, und in einem anderen Hochofenwerke mußte veranlaßt werden, daß alle Explosionsklappen und Wasserverschlüsse von Gichtgasleitungen aus dem Innern von Gebäuden und Werkstätten entfernt wurden. Um die Rettung von Personen aus den hochgelegenen Gichtgasleitungen zu erleichtern, wurden vor den Aussteigöffnungen Podeste mit Geländern angebracht. — In einem Falle mußte die Einleitung des Strafverfahrens veranlaßt werden, weil ein Werkmeister einen Maschinenjungen in das Innere des Zylinders einer Gichtgasmaschine zwecks Reinigung des Zylinders geschickt hatte, ohne ihn anseilen und beobachten zu lassen. Die geschlossenen Ventile der Maschine ließen, obgleich sie erst vor kurzem eingeschliffen waren, so viel Gas durchströmen, daß der Junge etwa 20 Minuten nach dem Einstieg tot aufgefunden wurde. — Ein anderer Unfall durch Gichtgasvergiftung war darauf zurückzuführen, daß sich ein Arbeiter, um seinen Kameraden seine angebliche ‚Gasfestigkeit‘ zu beweisen, trotz aller Warnungen mutwillig den Gasen aussetzte. — Auf einem Hochofenwerke stieg ein Arbeiter, um ein Brett zu holen, über ein Absperrgitter in einen gemauerten Kanal, der eine Gasleitung umschloß, und wurde bewußtlos. Ein Kamerad, der sich nach dem Ausgebliebenen umsehen wollte, erlitt dasselbe Schicksal. Beide konnten auch mittels der sofort herbeigeschafften Sauerstoffapparate nicht wieder ins Leben zurückgerufen werden.

In den Kokereien, die mit Anlagen zur Gewinnung von Nebenerzeugnissen verbunden sind, war bislang eine einwandfreie Beseitigung der Gase unüberwindlichen Schwierigkeiten begegnet. Die Bedienungsmannschaften wurden durch Gase stark belästigt und die Nachbarschaft hatte steten Anlaß zu berechtigten Klagen. Einem Hüttenwerk ist es nun nach langen Versuchen gelungen, die Gase, die sich beim Einschieben des Kohlenkuchens und beim Ausputzen der Steigrohre bilden, am unmittelbaren Austritt ins Freie zu hindern und durch die natürliche Zugwirkung eines 50 m hohen Kamins abzuführen. Dieser Erfolg ist durch die richtige Bemessung und zweckmäßige Anordnung der Absaugungskanäle und durch eine Konstruktionsänderung der Kohlenstampf- und -einsetzmaschinen in Verbindung mit einer geeigneten Regelung der Arbeitsweise erreicht worden.“ (RB. Trier.)

### Bayern.

„Gemeldet wurde 1 gewerbliche Kohlenoxydgasvergiftung.“ (München.)

### Sachsen.

„Ein Arbeiter, der mit dem Abklopfen von Teerrückständen in der Gasometerglocke eines außer Betrieb befindlichen Sauggasmotors beschäftigt war, wurde nach kurzer Zeit bewußtlos. Obgleich er sofort herausgeschafft werden konnte, hatten die sogleich angestellten Wiederbelebungsversuche keinen Erfolg, denn der Tod war — wahrscheinlich infolge Kohlenoxydgasvergiftung — bereits eingetreten." (Bez. Dresden.)

### Kleinere Staaten.

„Von einer Krankenkasse wurden 2 Fälle von Kohlenoxydgasvergiftung mitgeteilt, die sich 2 Arbeiterinnen zugezogen haben sollten. Die Arbeiterinnen waren an mit Gas geheizten Prägemaschinen in einem ziemlich großen Raume mit dem Aufprägen von Blattgold beschäftigt gewesen. Für die Verbrennungsprodukte waren über den Maschinen Abzugshauben angebracht. Die Hauben waren mit ins Freie führenden Rohren versehen, die aber fast immer von den Arbeiterinnen verstopft wurden. Das feine Blattgold wurde nämlich von dem geringsten Luftzug bewegt, was das Arbeiten an den Maschinen dann sehr erschwerte. Es sind Versuche eingeleitet, den Übelstand durch Abänderung der Hauben zu beheben." (Braunschweig.)

„In dem einen Falle konnte ein Arbeiter die Gichtglocke eines Hochofens nach dem Öffnen nicht wieder dicht schließen, wobei er durch Einatmen ausströmenden Kohlenoxydgases seinen Tod fand." (Lübeck.)

„Durch Kohlenoxyd wurden 4 Arbeiter beim Reinigen eines Sauggasgenerators ohnmächtig; sie wurden sämtlich gerettet." (Hamburg.)

### Österreich.

„In der Poliererei einer Messerfabrik kamen Kohlenoxydintoxikationen vor, von welchen das Amt durch den zuständigen Amtsarzt Kenntnis erlangte. Die Vergiftungserscheinungen — Ohnmachtsanfälle — zeigten sich meist an Montagen. Die Untersuchung ergab, daß die Abzugsleitungen der vorhandenen Glühöfen fast ganz verlegt waren, da sie nie gereinigt wurden. Die Verbrennungsgase konnten daher nicht abziehen, sondern traten in die Schmiede aus und drangen durch die Undichtheiten der Decke in den oberhalb gelegenen Polierraum. Gegen den fahrlässigen Rauchfangkehrer wurde die Anzeige erstattet. Behufs besserer Lüftung der Schmiede wurden besondere über das Dach führende Luftschläuche angelegt. Bei der Luftprüfung gelegentlich der h. a. Revision ergab sich in der Schmiede vor den Öfen noch immer ein Gehalt von $1^1/_2$ $^0/_{00}$ Kohlensäure bei geöffneten Ventilationsfenstern. Der Kohlenoxydgehalt konnte in Ermangelung geeigneter Meßapparate nicht ermittelt werden.

In einer anderen Messererzeugungswerkstätte, woselbst Trockenfeuer ohne Abzug ins Freie unterhalten wurden, ergab die Luftprüfung 4 $^0/_{00}$ Kohlensäure; angesichts dieses Resultates wurde die sofortige Herstellung einer Ventilation und von Abzugsvorrichtungen zugesichert." (Linz.)

„Beim Entleeren eines Reinigers in der zu einer Zuckerfabrik gehörigen Gasanstalt wurde ein Arbeiter ohnmächtig, konnte jedoch nach $1^1/_2$ stündiger künstlicher Atmung ins Leben zurückgerufen werden." (Tetschen.)

# England.

Hochofengas. „Von den 20 Fällen mit 3 Todesfällen, die sich laut Meldungen mit Generatorgas ereignet haben, fanden 8 beim Chargieren eines Kupolofens, 8 bei Reinigungsarbeiten hauptsächlich von Rauchfängen, 3 bei Reparaturen statt. Einer von den Todesfällen ereignete sich bei der Teerdestillation in einem Eisen- und chemischen Betriebe bei einem Arbeiter, der sich am Ende einer 12-Stunden-Schicht zum Ausruhen auf eine Bank gelegt hatte in einem schmalen, mit einer Tür versehenen Schuppen, der durch mittels eines 1 zölligen Rohres zugeführtes Hochofengas geheizt wurde. Als sein Vater kam, um ihn aufzuheben, war er bewußtlos; der Hahn war offen, doch strömte kein Gas aus, entweder infolge einer Druckänderung, oder weil der Bewußtlose den Hahn berührt hatte. Die Tür des Schuppens war zu.

Kraftgas. Von den 21 Fällen ereigneten sich 2 beim Inbetriebsetzen von Anlagen oder beim Stochern, 12 beim Reinigen und bei Reparaturen, 6 durch Austritt von Gas durch eine Undichtigkeit des Reinigers. In einem Falle stieg der Arbeiter, obwohl er die Gefahr kannte, in den Reiniger ein, in einem anderen Falle hatte sich der Arbeiter seine Lagerstätte neben der Maschine gewählt.

Leuchtgas. 3 (1 Todesfall) unter den 9 Fällen ereigneten sich bei dem oft geübten Vorgehen, Haupt- oder Nebenrohre anzubohren, um einen Anschluß herzustellen, ohne das Gas abzusperren, 2 (beide tödlich, einer bei der Rettung) traten bei der Reparatur von Gasbehältern auf, 3 beim Entweichen von Gas aus Gasapparaten, davon einer bei einem Rohre, welches das Gas zu einem Bügeleisen in einer Wäscherei zuführte.

Andere Kohlenoxydvergiftungen. 2 von 9 Fällen traten bei Bäckern auf infolge von Gasaustritt durch zerbrochene Ziegel im Kamin des Ofens, je 1 beim Reinigen des Abzuges eines Kochherdes und beim Gebrauche eines Kohle- oder Holzkohleheizers beim Bau eines kalten Lagerraumes in einem Schiff, 5 (davon 2 Frauen) in einer Eisenwarenfabrik infolge von Kohlenoxydentwicklung unter dem Boden. Anscheinend war im Boden Asche abgelagert und diese war durch die Esse eines Emaillierofens zum Glühen gekommen.

Weitere Details betreffs einzelner dieser Fälle können gegeben werden. Einen beschreibt Mr. Hunt (er ereignete sich in einem Gaswerk im Leeds-Distrikt) als den schwersten Kohlenoxydunfall, der sich je in diesem Distrikt ereignet hat: Leute waren unter einem Vorarbeiter mit gewissen Reparaturen im Innern eines Gasbehälters beschäftigt. Bevor der Mann einstieg, war zwar durch mehrere Tage Luft in den Raum eingepumpt, jedoch das in dem Wasserbehälter seit Jahren befindliche Wasser nicht abgelassen worden. Während der Mann in dem Apparat arbeitete, wurde offenkundig Kohlenoxyd durch dieses Wasser abgegeben; das Ende war, daß zwei Leute, der Erstbefallene und der die Rettung Versuchende, ihr Leben verloren, drei andere aber schwere Gasvergiftungen erlitten. Vorrichtungen zum sofortigen Herausholen Verunglückter aus einem Gasreservoir und zur Rettung Verunfallter fehlten.

Mr. Peacock (Huddersfield) beschreibt, wie bei der Entfernung des Deckels einer Reinigerkiste ein Mann hinunterkroch, um durch Entfernung eines Holzpflockes das Wasser abzulassen. Als das Wasser abgeflossen war, wollte er den Pflock wieder hineinstecken, war aber durch Gas bewußtlos geworden, und zwei Männer, die ihn retten wollten, wurden gleichfalls durch das Gas betäubt. Endlich wurden die Männer herausgebracht und gerettet, aber der Fall zeigt, wie gefährlich das Kohlenoxyd in unventilierten Räumen werden kann. Seit diesem Unfall sind Ventilationsrohre in den Reinigerkasten eingebaut worden und die Hähne sind an einer besser zugänglichen Stelle angebracht.

Mr. Pollard (Manchester) beschreibt einen Vorfall, dem in einem vor 2 Jahren errichteten Bäckereibetriebe zwei Menschenleben beinahe zum Opfer gefallen wären. Der Ofen war mit Wechselbetrieb für Koksfeuerung mit hin- und hergehenden Zügen unter dem Boden, zwischen den beiden Decken und über der Decke, er war fest gefügt und besaß alles, was man von einem modernen Backofen verlangen konnte. Die beiden Befallenen waren in der Nacht vor dem Ereignis mit Backen von Zuckerwaren beschäftigt und daher häufig beim Ofen. Beide wurden frühmorgens bewußtlos und wurden so vom Aufseher gefunden. Die Symptome waren die für Kohlenoxydvergiftung typischen, und der Gewerbearzt sowie ein anderer Arzt bestätigten dies durch den Augenschein. Die einzige Erklärung konnte in außergewöhnlichen Umständen gefunden werden — die Nacht war ungemein stürmisch gewesen — im Feuer hatten sich ungewöhnliche Mengen Kohlenoxyd gebildet und durch einen Sprung, der tatsächlich später gefunden wurde, war vermutlich Kohlenoxyd in die unterste Röhre ausgetreten und hatte sich im Bäckereiraum verbreitet.

Kohlendioxyd. 3 Fälle ereigneten sich im Gärkeller von Brauereien, 4 beim Einatmen von Gas in den Karbonisiertürmen beim Solway-Ammoniakverfahren zur Sodagewinnung, 1 beim Reinigen eines Kohlendioxydgasmessers in einer Sodawasserfabrik und 2, davon 1 tödlicher, bei einem Prozeß zur Erzeugung von Kunstseide durch die Einwirkung von überschüssiger Schwefelsäure auf Natriumbikarbonat.

Nicht mitgezählt in der Tabelle sind 4 Fälle, davon 1 tödlicher, die wahrscheinlich durch Kohlendioxydvergiftung verursacht sind, obwohl die Möglichkeit der Kohlenoxydvergiftung nach den Symptomen naheliegend ist. Es handelte sich um einen Mann und den seine Rettung Versuchenden, nachdem jener den Deckel von der Luke einer Barke mit Kukurutz entfernt hatte, welcher am Ende der Vorwoche zugedeckt worden war. Für den beim Rettungswerk bewiesenen Mut erhielt aus diesem Grunde ein Arbeiter, Allan Murdock, die Edwardsmedaille."

## Niederlande.

Durch Kohlenoxyd wurde ein Mann vergiftet, der feuchtes Getreide in einem Schiffsraum zu löschen hatte. Der Berichterstatter nimmt Kohlenoxydvergiftung an und teilt mit, daß noch drei andere Personen bei derselben Arbeit bewußtlos gefunden wurden.

# Methanderivate.[1]

## Deutsches Reich.

### Preußen.

„Ein tödlicher Unfall ereignete sich durch Schwefelkohlenstoff in einer Kunstseidefabrik. Der Arbeiter hatte den Auftrag, einen in einer Grube gelagerten Kessel, der zur Aufnahme von Schwefelkohlenstoff dienen sollte, vor seiner Inbetriebnahme zu reinigen. Der Kessel war bereits an die Schwefelkohlenstoffleitung, die von einem anderen Lagerbehälter zu den Meßgefäßen im Sulfierraum führt, angeschlossen und gegen den Übertritt von Schwefelkohlenstoff aus der gemeinsamen Leitung nur durch einen Absperrschieber gesichert. Diese Absperrvorrichtung war entweder nicht richtig geschlossen oder hat nicht dicht gehalten; denn der Arbeiter, der ohne jede Vorsichtsmaßregel den Kessel befahren hatte, wurde bald nachher vergiftet im Kessel aufgefunden. Der Unfall ist dadurch verursacht, daß vor dem Befahren des Kessels die Verbindungen mit dem Schwefelkohlenstoffbehälter nicht unterbrochen wurden. Die gerichtliche Untersuchung schwebt noch." (RB. Aachen.)

„Eine Gewerbekrankheit neuer Art ist in einer Flugzeugfabrik festgestellt worden. Zum Imprägnieren der Äroplantragflächen wird von der Firma unter anderen Anstreichmassen auch eine gebraucht, die unter dem Namen Aviatol bezogen wird und Bestandteile zu enthalten scheint, die zu Erkrankungen Anlaß geben. Die Tragflächen müssen mit dem Imprägnierungsmittel mehrmals gestrichen werden. Nach dem Auftragen findet jedesmal eine starke Verdunstung statt, die bis 92 % des Gewichtes betragen soll und Kopfschmerzen, Übelkeit und Erbrechen verursacht. Beim Anstreichen mit diesem Mittel erkrankten von 10 Anstreichern 4 an einer schweren Gelbsucht[1]). Dieselbe Krankheit zog sich auch ein Sattler zu, der das Aviatol als Klebemittel benutzte. Im Einverständnisse mit dem Kreisarzt, der zu den Untersuchungen zugezogen war, wurde daher vom Gewerbeinspektor ein Verbot der weiteren Verwendung des Mittels veranlaßt. Die Firma hat die Zusammensetzung der Anstreichmasse nur unter der Bedingung der Geheimhaltung mitgeteilt. Die Masse wird zur Zeit im Pharmako-

---

[1]) Es dürfte sich demnach um Tetrachloräthan handeln. Näheres hierüber folgt im nächsten Hefte dieser Berichte (betreffend die Kriegszeit). Ref.

[2]) Siehe auch „Benzin und Petroleum", ferner „Hautkrankheiten".

logischen Institut der Berliner Universität auf ihre Zusammensetzung und ihre Wirkungen auf den menschlichen Organismus untersucht. Im übrigen ist veranlaßt, daß die Anstreicharbeiten in besonderen, von den übrigen Räumen abgetrennten, reichlich entlüfteten Räumen vorgenommen werden." (RB. Potsdam.)

„Nach mehrfachen Versuchen hat sich gezeigt, daß das Trichloräthylen, in der Praxis kurz Tri genannt, auch als Waschmittel für Metalle äußerst geeignet ist, da es an entfettender und reinigender Wirkung das Benzin übertrifft und dabei nicht feuergefährlich, aber explosionssicher ist. Aus diesem Grunde sind verschiedene Betriebe, z. B. die Siemens-Schuckertwerke, eine große optische Fabrik, eine Lampenfabrik und einige der militärfiskalischen Betriebe dazu übergegangen, bei ihren Metallwäschereien an Stelle des Benzins dieses Mittel einzuführen. Sie sind mit den Leistungen des Mittels zufrieden. Der höhere Preis gegenüber dem Benzin wird einigermaßen dadurch ausgeglichen, daß das verunreinigte Mittel durch geeignete Destillationsapparate größtenteils wiedergewonnen wird. Da sich aber in der Lampenfabrik gezeigt hat, daß die Arbeiter, die mit Trichloräthylen umgehen, sich dauernd müde fühlen und, als einmal eine größere Menge der Flüssigkeit verschüttet wurde, Schwindelanfälle erlitten, isf in der erwähnten optischen Fabrik jetzt eiu Apparat aufgestellt, in dem die Verwendung des Mittels in erwärmtem Zustand unter völligem Luftabschluß erfolgt; er hat sich gut bewährt." (RB. Potsdam.)

„In vielen Betrieben wurden die Versuche, zwecks Verminderung der Feuersgefahr Benzin durch das nichtbrennende Trichloräthylen zu ersetzen, fortgesetzt, allerdings mit nicht gleichem Erfolge. Während die Metallwarenindustrie dieses Mittel zur Entfettung unter mechanischer Absaugung der entwickelten Dämpfe schon vielfach eingeführt hat, begegnet seine Verwendung an anderen Stellen, wo die Beseitigung der Dämpfe Schwierigkeiten bereitet, erheblichen Bedenken, weil die schädlichen Einwirkungen auf die Gesundheit der Arbeiter sich in heftigen Kopfschmerzen und Übelkeit und in Hautreizungen zeigen." (Bez. Berlin.)

### Bayern.

„Eine gewerbliche Schwefelkohlenstoffvergiftung wurde gemeldet." (München.)

# Benzin und Petroleum.[1]
## Deutsches Reich.
### Bayern.

„Eine gewerbliche Benzinvergiftung wurde gemeldet." (München.)

### Sachsen.

„An den Maschinen zum Auswalzen von Gummidichtungsplatten erlitten mehrere Arbeiter Handverletzungen z. T. schwerer Art. Die

---

[1] Siehe auch „Hautkrankheiten".

Arbeiter, die mit ihren Händen in der Nähe des Walzeneingriffs arbeiten, sind der betäubenden Wirkung von Benzindämpfen ausgesetzt, die bis jetzt noch nicht völlig abgesaugt werden können." (Bez. Dresden.)

„In einer kleinen Wäscherei machte sich während der Abwesenheit des Betriebsunternehmers ein junger Mann an einer Waschmaschine zu schaffen, deren Trog mit Benzin gefüllt war. Er beugte sich offenbar zu weit über den Trog und atmete Benzindämpfe in solcher Menge ein, daß er bewußtlos wurde und mit dem Oberkörper in den Trog fiel; nach einiger Zeit wurde er tot aufgefunden." (Bez. Leipzig.)

### Baden.

„Beim Trocknen von Stoffen, die mit einem in Benzin gelösten Firnis imprägniert werden, kamen bei einigen Arbeitern Zustände leichten Benommenseins ohne ernste Folgen vor. Die Untersuchung des Benzins ergab eine Verunreinigung mit dem weit giftigeren Benzol."

### Kleinere Staaten.

„Beim Reinigen eines Benzinkessels wurde ein Arbeiter bewußtlos."

„Durch Einwirken von Benzindämpfen erkrankte 1 Arbeiterin in einer Gummiwarenfabrik an Neurose und 1 Arbeiterin in einer Bijouteriefabrik an einer Schwellung der Arme. Beide Arbeiterinnen hatten besonders empfindliche Haut." (Hamburg.)

## Österreich.

„In einem Kaolin- und Schamottewerke erkrankten die beim Waschen der Formen mit Petroleum beschäftigten Arbeiter an einer akuten leichten Vergiftung, die auf Einatmung der Petroleumdämpfe zurückzuführen war. Die Folgen dieser Vergiftungen, welche sich in Erbrechen, Kopfschmerz und Verdauungsstörungen äußerten, verschwanden in der Regel nach wenigen Tagen." (Pilsen.)

## England.

Benzin und Naphtha. „2 Fälle betrafen Anstreicher von Schiffen, die in engen Räumen arbeiteten; 1 (tödlich) infolge Ausströmens von Dampf (d. i. der Dampf kam schneller als die Kondensatoren arbeiten konnten) bei der versuchsweisen Aufstellung einer Benzindestillierblase, je 1 Fall beim Digerieren von Knochenmehl, beim Entnehmen einer Probe von Rohbenzin aus einem Eisenbahntankwagen und beim Ausprobieren eines Motors."

Zur Erläuterung des tödlichen Unfalles bei der Reinigung eines Tanks von Benzinspiritus schreibt Mr. Broadhead (Glasgow):

„Der Verstorbene war in einer Trockenwäscherei beim Reinigen mit Benzinspiritus beschäftigt. Er hatte den ganzen Tag an zwei Maschinen gearbeitet und war zu den Tanks gegangen, um sie mit Schaufel und Eimer zu reinigen. Er war von jemand um $^3/_4$5 Uhr gesehen worden und dann nicht mehr, bis man ihn am Ende der Leiter zu den Tanks liegen fand, den Mund in einer Lake von Benzin. Der Eigentümer des Betriebs sagte, daß der Verstorbene ihm den ganzen Tag über schwindlig vorgekommen sei und er ihm den Rat gegeben habe, an die frische Luft zu gehen. Ob er von einem Schwindel erfaßt wurde, der ihn zu Fall brachte, wobei der Eimer umfiel und das Benzin auf den Boden floß, ist nicht zu konstatieren. Sicher ist, daß er bei ähnlicher Beschäftigung früher in einer anderen Wäscherei öfters bewußtlos umgefallen war. Er scheint für Benzindämpfe besonders empfindlich gewesen zu sein."

Teergeschwüre. „Mr. A. H. Lush gab dieses Jahr einen zweiten Bericht über den Verordnungsentwurf zur Herstellung von Patentfeuerungen mit Pechzusatz heraus. Er hatte seinem Bericht über Erhebungen von 1911 das Ersuchen angeschlossen, Zeit zu lassen für eine Untersuchung, inwieweit Wasch- und Badeeinrichtungen in den Betrieben von dem Arbeiter verwendet werden könnten und zur Auffindung praktischer Methoden zur Verminderung übermäßiger Mengen von Staub in manchem der Betriebe. Während der Zeit wurden über Bäder und Waschbecken genügend Erfahrungen gesammelt, sie waren jedoch einander widersprechend. Die Mehrzahl der Arbeiter, die zu Cardiff freiwillig Bäder genommen hatten, beklagte sich über die großen Schmerzen in Gesicht und Augen beim nachträglichen an die Luft gehen, während in Swansea, wo keine Erfahrungen über Bäder gesammelt wurden, die Arbeiter reichlich Gebrauch von vorbereiteten Wascheinrichtungen machten, und keiner beklagte sich über Zunahme der Schmerzen. In einem Betriebe benützten 75 % der Arbeiter die Waschbassins vor dem Verlassen der Fabrik. Das Endresultat der Erhebung war, wie der Beamte sagt: „Die Unternehmer haben sich alle Mühe gegeben, den Staub zu entfernen, und in anderer Weise die gesundheitlichen Zustände der Arbeiter zu heben, und waren offenkundig bereit weiteres zu tun, was vernünftigerweise gefordert werden sollte. Zwang auf die Arbeiter auszuüben hatte sich als unzweckmäßig erwiesen, da dieselben sich ihm nicht unterwerfen wollten, und man kann auch nicht sagen, daß ihre Gründe unvernünftig waren. Es läßt sich nicht erweisen, daß die Bäder einen vollkommenen Schutz gegen das Übel bieten, und es muß zweifelhaft erscheinen, ob es für alle Arbeiter unter allen Bedingungen zweckmäßig wäre zu baden. Beim Fehlen solchen Zwanges hätte es keinen Sinn von den Unternehmern zu verlangen, daß sie Geld für Ventilation ausgeben. Demnach wurde verlautbart, daß die Zugregulierungsfrage besser in anderer Weise gelöst werden könnte. Es wurde demnach vorgeschlagen, daß die Zugregulierungsvorschriften zurückgezogen werden sollen, wenn freiwillige Verbesserungen von Seiten der Arbeitgeber erfolgen, die das Ministerium des Innern als wesentlich für den Schutz der Arbeiter erachtet."

„Nach Besprechungen im Ministerium des Innern, denen Vertreter der großen Betriebe beigezogen waren, gelangte man zu einem für alle Beteiligten zufriedenstellenden Resultate. Die Bestimmungen über die Einrichtung von Bädern und Waschbassins und über die Bekleidung sollten unter Vermeidung eines auf die Arbeiter ausgeübten Zwanges allen Bedürfnissen genügen, ebenso die Ummantelung der Kohlenelevatoren sowie derjenigen Apparate, welche Kohle-Teer-Mischungen transportieren, sollten billigen Ansprüchen des Gewerbeinspektors entsprechen. Die Zahl der gemeldeten Teerakne- und Epitheliomfälle betrug 19, von diesen waren 3 Rezidive früher schon gemeldeter Fälle.

Im Spätherbst wurde in Cardiff mit einer wichtigen Untersuchung über die Arbeitsbedingungen in einer Patent-Feuerungsfabrik begonnen. Als Resultat der Arbeit des Dr. H. C. Ross wurde eine Methode, den Teer mit Formaldehyd zu behandeln, gefunden, und es wurde nach dieser Methode in einem großen Unternehmen (und Dr. Ross war geneigt, damit sich einverstanden zu erklären) versucht, den Teer von seinen reizenden Bestandteilen zu befreien. Um zu sehen, ob der so behandelte Teer weniger Wirkung auf die Hand ausübe als gewöhnlicher, ließ das Unternehmen in dem einen Betriebe nur vorbehandeltes, im anderen nur unvorbehandeltes Pech verwenden, um die Wirkung zu vergleichen. Dr. Ross und der Urheber dieser Untersuchung, Mr. McFadden, ersuchten mich 3 Experten zu nennen, die durch zeitweilige Untersuchung der Arbeiter die Methode prüfen sollten. Die Entscheidung wurde in die Hand der Herren Dr. Stainer, Chefarzt der Abteilung für Hautkrankheiten des St. Thomasspitales, Dr. W. Kenneth Wills, Chefarzt an der Abteilung für Hautkrankheiten des Allgemeinen Krankenhauses in Bristol, und Dr. H. A. Scholberg, Chef-Pathologe des Krankenhauses in Cardiff, gelegt.

In seinem Jahresbericht konstatiert Dr. W. Walker, Gewerbearzt für Mid Calder, daß ihm während des Berichtsjahres wenige Fälle von Paraffinkrebs untergekommen seien, eine Krankheit, an der Rohölarbeiter mehr als andere Menschen leiden. Er hat seinen Ursprung in verschiedenen Erkrankungen: Erythem, Warzen, Papeln usw. Diese trocknen ein, bilden harte Krusten, die wachsend erhabene, feste warzenartige Massen bilden. Nach einem gewissen Wachstum brechen sie auf und es entwickeln sich Geschwüre oder krebsartige Geschwülste. Dr. Walker bespricht 3 Fälle, einen am Fußrücken, der durch Operation geheilt wurde, einen am Skrotum, der gleichfalls nach ausgedehnter Operation heilte, und einen am Handrücken, bei dem die Amputation des rechten Arms an der Schulter nötig war.

Anfrage bei Dr. Brown (Edinburgh) führte zu folgendem Bericht über den Prozeß des Raffinierens im Preßhause und über die Wirkung dieser Arbeit auf die Haut.

Das „Erdöl" wird in vertikalen Retorten erhitzt, der Dampf kondensiert und die ammoniakalische Flüssigkeit vom Öl durch die Schwere getrennt. Das rohe Öl wird durch Erhitzen destilliert, wobei Dampf eingeblasen wird, das Destillat ist sogenanntes „Grünöl". Dieses wird mit 2% Schwefelsäure behandelt, dann in einem anderen

Kessel mit 1% Ätznatron. Das so behandelte Grünöl wird wieder mit Dampf fraktioniert destilliert. Es ergibt dann „Leichtöl", „Zwischenprodukt" und „Schweröle"; letztere enthalten Paraffin. Das Leichtöl wird mit Schwefelsäure und Ätznatron behandelt, dann destilliert, es ergibt die Destillation „Brennöl" im gebrauchsfertigen Zustande und „Zwischenprodukt", welches zu dem schon früher bei der ersten Destillation des Grünöls gewonnenen Zwischenprodukt zugefügt wird. Die Schweröle passieren durch Rohre in Kühlräume und werden durch Ammoniak-Gefrierapparate und Filterpressen gepumpt. Die Rückstände, eine schlammige Masse, werden durch eine Transportschnecke auf den Boden des Preßhauses gebracht. Das Schweröl selbst wird mit Schwefelsäure und Ätznatron von den Filtern aufgenommen, nochmals destilliert und in „Zwischenprodukt" und „Schmieröl" getrennt. Beide Produkte werden durch Kühler, Gefrierapparate und Filterpressen gedrückt und durch Transportschnecken ebenfalls in das Preßhaus befördert. Dies ist der Vorgang, welcher die Hauterkrankung an Armen und Beinen der Arbeiter verursacht. Das Material wird dann auf Gewebe aus Segelleinen geschaufelt und diese in Lagern aufgeschichtet, wobei die Enden und Ränder des Stoffes übereinandergefaltet und der Haufen unter die hydraulischen Pressen gelegt wird. Das flüssige Öl wird dabei ausgepreßt und kehrt wieder zum ursprünglichen Prozess zurück. Der Paraffinanteil, der in den Leinentüchern zurückgeblieben ist, wird von Hand in einen Schmelztopf gebracht und in Tröge ins Schwitzhaus überführt, wo er durch andauernde Hitze gereinigt wird. Es wird dann mit Tierkohle behandelt und schließlich in Wachs umgewandelt. Die Leute in dem Preßhause tragen leinene Tücher und Schürzen, aber ihre Arme sind nackt bis an die Schultern, beim Arbeiten können sie den Kontakt mit dem Material nicht vermeiden. Das Auftreten des Exanthems beginnt mit kleinen Knötchen oder roten Punkten und ist nicht mit Schmerzen verbunden, bevor nicht die Blasen sich entwickeln. Ich untersuchte die Arme von 10 Männern und fand bei 5 von ihnen Warzen, Bläschen oder Narben.

Die Leute wuschen sich nach der Arbeit mit kaltem Wasser in einer Wanne an freier Luft, wobei für Seife und Handtuch gesorgt war. Ich ordnete die Beistellung der gewöhnlichen Wasch- und Badegeräte an. Jetzt ist ein hölzerner Trog mit 7 Ausläufen für warmes Wasser vorbereitet, die Leute aber ziehen es vor, sich in einem eisernen Trog an der freien Luft zu waschen, durch das ein Strom lauen Wassers fließt. Seife ist vorhanden, doch verwenden die Leute ihre eigenen Handtücher. Auch zwei Badewannen sind zur Verfügung und ich habe mir sagen lassen, daß die Leute 1—2 Bäder wöchentlich nehmen. Nach dem Waschen wurden die Arme und Hände mit einer Karbollösung und Glyzerin eingerieben. Diese Einführungen wurden vor einem Jahre etwa getroffen und die Leute sagen, daß die Erscheinungen von Hautreizung abgenommen haben.

Mr. Wilson (Glasgow) berichtet, daß in einem Betriebe, wo Rohparaffin gereinigt wird, die Arbeiter an großen Geschwüren leiden, obwohl die persönliche Prophylaxe hinsichtlich Reinigung entsprechend ist."

## Niederlande.

"Eine Benzinvergiftung betraf einen 32jährigen Mann, der in einem Keller Benzin abzuzapfen hatte. Nach $1^1/_4$ stündiger Arbeit wurde er bewußtlos im Keller angetroffen."


# Benzol und Benzolderivate.
## Deutsches Reich.
### Preußen.

„In einer chemischen Fabrik erkrankte ein Laboratoriumsbursche durch Einatmung von Staub beim Pulverisieren von Dinitrobenzol. Bald nach Beendigung der Arbeit stellte sich Blaufärbung der Lippen und später Erbrechen ein, jedoch hat der Junge nach wenigen Tagen die Vergiftung überstanden. Die Giftigkeit des Dinitrobenzols war der Betriebsleitung nicht bekannt." (RB. Berlin.)

„In den Fabriken, die Nitro- und Amidoverbindungen herstellen, traten 8 Fälle von Anilismus auf. 3 Arbeiter zogen sich die Erkrankung beim Ausräumen von Gruben oder Vorratsgefäßen zu. Infolge dieser Vorkommnisse wird bei Entleerung der Behälter den Arbeitern jetzt ständig Frischluft zugeführt. Ein an Blasentumor erkrankter Aufseher eines Benzidinbetriebs ist operativ behandelt worden; ob mit Erfolg, bleibt abzuwarten. Bei 2 früher an Blasentumor operierten Arbeitern sind von neuem Blasenblutungen aufgetreten, an deren Folgen der eine gestorben ist, ehe eine neue Operation vorgenommen wurde." (RB. Wiesbaden.)

„An den Folgen einer Benzolvergiftung starb in einer Farbenfabrik 1 Arbeiter, der sich gegen das wiederholte Verbot des Meisters ohne Rauchhelm in einem trotz 3maligen Auskochens mit Wasser wohl nicht genügend gereinigten Benzolbehälter zu schaffen machte. Obwohl, als er bewußtlos geworden war, ihn 2 am Mannloch zur Beobachtung stehende Arbeiter sofort aus dem Gefäße herauszogen, blieben Wiederbelebungsversuche erfolglos. — Die schädliche Wirkung der Benzoldämpfe äußerte sich in der Benzolapparatur einer Seidenbandweberei im heftigen Kopfschmerzen der Arbeiter. Die Erscheinungen haben aufgehört, seitdem die mit Benzol gefüllten Arbeitsgefäße möglichst gut abgedeckt werden und für künstliche Ventilation gesorgt ist.

Bei einem 65jährigen, seit 30 Jahren in der Anilindestillation einer chemischen Fabrik beschäftigten Arbeiter wurde ein bösartiger Fall von Blasentumor festgestellt, der zur Erwerbsunfähigkeit führte." (Düsseldorf.)

### Bayern.

„‚Anilismus‘ wurde in 8 Fällen gemeldet, verursacht durch Anilin Nitrobenzol, Paranitranilin, Parachloranilin; 4 weitere Anilinschäden betrafen Blasentumoren (in 1 Fall eine gutartige Geschwulst, in 3 Fällen Karzinom). Die betreffenden Arbeiter waren vorher mit Naphtylamin, Benzidin, Chloranilin und -toluidin und ähnlichen Körpern beschäftigt. — Die übrigen (durchweg leichteren) Vergiftungen bzw. Hauterkrankungen bedürfen keiner besonderen Erläuterung." (Dr. Koelsch.)

„In einer Metallwarenfabrik, welche versuchsweise von Benzin auf Benzol als Reinigungsmittel für Metallbeschläge übergegangen war, wurde 1 Mädchen durch Einatmen von Benzoldämpfen derart benommen, daß es nach halbstündiger Beschäftigung bei Verlassen des Waschraumes hinstürzte und einige Zeit über Schwindel klagte. Von der Verwendung des Benzols wurde dann Abstand genommen." (Unterfranken.)

Sachsen[1].

„Bei der Ausbesserung des Entwässerers einer Teerdestillation versuchte ein im Innern des Kessels beschäftigter Arbeiter, die Teerreste wider Wissen und Willen der Betriebsleitung mit Benzol abzulösen. Der Arbeiter wurde bewußtlos aufgefunden und mittels des städtischen Sauerstoff-Rettungsapparates wieder zum Bewußtsein gebracht." (Bez. Leipzig.)

Kleinere Staaten.

„Bei der Herstellung von Schiffsbodenfarbe, die mit Benzol unter Erwärmung auf 60° C angesetzt werden sollte, wurde 1 Arbeiter vorübergehend bewußtlos. Die Temperatur der Farbmasse war unvorsichtig zu hoch gesteigert worden. Zur Vermeidung ähnlicher Unfälle wurde eine mechanische Ableitung der Dünste für den Fall gefordert, daß die Farbe wieder mit Benzol angesetzt werden sollte." (Hamburg.)

## Österreich.

„In einer Fabrik optischer Gläser verbreiteten sich beim Waschen der Gläser mittels Benzol Benzoldämpfe in mehreren von Arbeitern dicht besetzten Werksräumen. Dies bestimmte das Amt, im Einvernehmen mit dem Amtsarzte auf sofortige Einrichtung einer entsprechenden kräftigen Ventilation zu dringen. Auch in einer Buchdruckerei mußte die Ermöglichung einer ausgiebigen Lufterneuerung für den Waschraum, welcher zur Reinigung der Formen mittels Benzols dient, und die angrenzenden Arbeitsräume verlangt werden." (Pilsen.)

## England.

**Nitro- und Amidoderivate des Benzols.** „Die beiden Fälle ereigneten sich bei Di- und Trinitrotoluolerzeugung in einem Unternehmen, wo früher schon öfters viele Vergiftungsfälle aufgetreten waren. Die Verminderung der Zahl im Vergleich zu früheren Jahren ist ohne Zweifel hauptsächlich der Unterbrechung in der Arbeit mit Dinitrophenol zuzuschreiben. In dem Betriebe wurden 1913 von durchschnittlich etwa 35 gleichzeitig in der Dinitroabteilung Beschäftigten (das ganze Jahr über passierten 150 Arbeiter diese Abteilung)

---

[1] Siehe auch „Benzin und Petroleum", Baden, S. 72.

28 über ärztlichen Auftrag von dieser Arbeit entfernt, von denen dann 11 ärztliche Zertifikate erhielten, die ihnen die Wiederaufnahme der Arbeit gestatteten. In diesem Jahre wurde von 34 untersuchten Arbeitern keiner weggeschickt. Einschließlich die Dinitro- und die übrigen Abteilungen waren in dem Betriebe etwa 100 Personen beschäftigt.

Hierzu hat mir Dr. Prosser White, Fabriksarzt in einer Explosivstoffabrik, Krankengeschichten von 2 Fällen toxischer Amblyopie durch Dinitrobenzol geschickt. Einer von den beiden Erkrankten war Handpatronenfüller, der andere Maschinenpatronenfüller. Letztere Beschäftigung ist gefährlicher."

# Zyanverbindungen.

## Deutsches Reich.

### Preußen.

„In einer Metallwarenfabrik entstanden beim Kochen von Arsenik mit Zyankali Blausäuredämpfe, durch deren Einatmen Arbeiter einer darüber befindlichen Fabrik Ohnmachtsanfälle erlitten. Durch eine anderweitige wirksame Abführung der Dämpfe ist den weiteren Gefährdungen vorgebeugt worden." (Berlin.)

### Baden.

„Vergiftung durch Kalkstickstoff: Ein in den letzten Jahren aufgekommenes Düngemittel, Kalkstickstoff, $CaCN_2$, wird in Säcken in die Düngerfabriken des Landes geliefert. Durch Gasentwicklung im Innern oder durch Aufnahme von Feuchtigkeit platzen diese Säcke bei längerem Stehen. Dadurch wird ein Umschaufeln der Ware nötig, wobei neben Ekzemen auch Atembeschwerden auftreten können. Die Arbeiter klagen, sie könnten keine Luft bekommen und müßten die Arbeit aussetzen. Es handelt sich hierbei wahrscheinlich um eine Zyanwirkung. Versuche zur Aufklärung der Erscheinung sind im Gang. Mäuse gehen bei Einatmung des Kalkstickstoffstaubes zu Grunde. Die Verkaufsvereinigung für Stickstoffdünger in Berlin hat an ihre Abnehmer ein Schreiben gerichtet, worin sie auf die eintretenden Zufälle bei Arbeiten mit Kalkstickstoff hinweist, und besonders vor dem Genuß alkoholischer Getränke warnt." (Dr. Holtzmann.)

# Verschiedene Gifte.[1]

## Deutsches Reich.

### Bayern.

„Unter den 6 Todesfällen der Gruppe ‚Chemische Industrie' befinden sich 2 Alkoholvergiftungen, die dadurch entstanden, daß 2 Arbeiter zwecks Entschlammens und Reinigens gegen die ausdrück-

---

[1] Siehe auch „Gesundheitsverhältnisse und hygienische Zustände in einzelnen Industrien", ferner „Hautkrankheiten".

liche Vorschrift einen Behälter befuhren, in dem sich noch kurz zuvor eine etwa 50%ige Alkohollösung befand. Die Arbeiter sind anscheinend sofort nach dem Besteigen des Tanks durch die Spiritusdämpfe betäubt worden. Die Wiederbelebungsversuche mit dem Sauerstoffapparat, die allerdings etwas spät einsetzten, da der Unfall nicht sofort bemerkt wurde und auch das Herausholen der beiden Arbeiter durch das enge Mannloch ziemlich viel Zeit in Anspruch nahm, blieben erfolglos." (Pfalz-Nord.)

Zwei Vergiftungsfälle wurden bei Arbeitern · gemeldet, die mit Terpentin in Berührung gekommen waren. (Nürnberg-Fürth.)

### Baden.

Tabak. „In den leichteren Formen herrschen die gastrischen Symptome vor, Übelkeit, Erbrechen, Durchfall und auch Herzklopfen. Unter diesen Erscheinungen erkranken nicht selten junge Tabakarbeiter, zumal wenn sie mit dem Umsetzen des Tabaks nach der Fermentation beschäftigt sind, wobei sich der beißende nikotinhaltige Tabakdunst besonders stark geltend macht. Junge Leute, welche die Tabakatmosphäre nicht ertragen, müssen sich eine andere Beschäftigung suchen. Gewissenhafte Werkmeister berichten, es käme öfters vor, daß sie neu eingetretenen Arbeitern den Rat geben müßten, der Tabakarbeit fern zu bleiben. In den Zentren der Zigarrenindustrie scheinen die Fälle selten zu sein, vielleicht deswegen, weil die Kinder von klein auf an die Aufnahme von Nikotin gewohnt sind. Das gewohnheitsmäßige Bearbeiten der Wickel mit dem Munde und das Einatmen und Verschlucken von Tabakstaub kann auch zur Aufnahme von Nikotin führen. Heucke[1]) fand in tausend Litern Luft der Zigarrenfabriken 63 mg Staub in Atemhöhe. Der Staub enthielt 0,56% Nikotin, der Kehricht 0,72 bis 0,76%. Eine Gewöhnung an das Gift tritt bald ein.

Nikotinvergiftungen können auch in Tabakröstereien leicht erworben werden, besonders beim Rösten des Feinschnittes, der nur ein kurzes Austrocknen in der erwärmten und geschlossenen Rösttrommel verträgt, während die Fertigtrocknung wegen der Gefahr des Anbrennens der zarten Blätter auf offenen Horden vorgenommen werden muß. Hierbei ist es notwendig, daß die Horden unter einer kräftigen Absaugewirkung stehen, damit der nikotinhaltige Tabakdunst beim Umwenden des noch warmen Trockengutes mit den Händen von den Atmungsorganen entfernt wird. Die große Rauchtabakfabrik von Landfried bei Heidelberg verfügt über solche mustergültige Anlagen."

„Ätzkalivergiftung: In einer Silberwarenfabrik wurde zum Reinigen der Waren Ätzkalilösung gebraucht, die in einem Wasserglase auf dem Arbeitstisch stand. Eine Arbeiterin trank versehentlich von der Lösung und zog sich eine Verätzung der Schleimhaut der Speiseröhre mit nachfolgender narbiger Verengerung zu, die zu schwerer Ernährungs-

---

1) Die gesundheitlichen Verhältnisse in der Zigarrenindustrie. Soziale Praxis, Jahrg. XII, Nr. 30.

störung führte. Es wurde die Aufstellung besonders gestalteter Schalen verlangt, die eine Verwechslung mit Trinkgefäßen ausschließen."

(Dr. Holtzmann.)

## Österreich.

„In einer Teerproduktenfabrik war zu beanstanden, daß die stark pyridinhaltige Ammonsulfatlauge in einer mangelhaft abgeschlossenen Pfanne eingedampft wurde, so daß die gesundheitsschädlichen Pyridindämpfe in den Arbeitsraum entwichen." (Wien V.)

## England.

„Es ereignete sich eine Vergiftung mit Nickelkarbonyl. Durch den Bruch eines Ausblaserohres und im Anschluß an die daraus folgende zu rasche Erhitzung des Kondensors oder unvorsichtiges Umgehen mit dem umgebogenen Teile des Einlaßrohres trat Gas aus. Der Arbeiter atmete eine Mischung von Nickelkarbonyl und Kohlenoxyd ein. Die Symptome bestanden in mäßiger Zyanose. Der Mann war nur kurze Zeit dem Gifte ausgesetzt gewesen, denn sobald er den Geruch des Karbonyls erkannt hatte, verschloß er den Hahn des Einlaßrohres. Die Symptome und physikalischen Zeichen waren nach Anschauung des Gewerbearztes (Dr. J. Jones), der solche Fälle gesehen und im Jahresberichte für 1902 veröffentlicht hat, die einer Karbonylvergiftung, allerdings einer leichten. Er konnte sich nicht vorstellen, daß ein Mensch, der, wenn auch nur kurze Zeit, einem Gase von 60 % CO ausgesetzt war, imstande wäre, ohne Hilfe zwei Stiegen emporzusteigen. Eine solche Anstrengung ist nur möglich bei Karbonylvergiftung. Ferner wird, sagt er, das CO in den Zersetzern durch ein ungiftiges Gas ersetzt, bevor das Karbonyl eingelassen wird. Es muß angenommen werden, daß dies bei dem vorangegangenen Unfall sich ereignet hatte, sonst wäre der Mann durch 1 Stunde 60 % CO ausgesetzt gewesen."

Ammoniak. „2 Fälle ereigneten sich bei der Erzeugung von Ammoniaksulfat in Gaswerken, einer bei Kältemaschinen infolge des Bruches eines Kompressors.

Die Wirkung von Zaponlack und den von diesem abgegebenen Dämpfen — er ist eine Lösung von Zelluloid in Amylazetat und Amylazeton — nötigten zu Birmingham zu einer Untersuchung. Die Wirkung auf die Haut ist hervorgerufen durch Entfernung des Fettes und die Trockenheit und Sprödigkeit, die dann von Aufspringen der Haut gefolgt ist. Die Gewerbeoberinspektorin beobachtete, daß einige Arbeiter die beste Methode zur Behandlung befolgten, indem sie die Haut mit Vaselin einfetteten. Das Tragen von Handschuhen aus Kautschuk kann nicht als zweckmäßige Methode betrachtet werden, da durch die Handschuhe die Wärmeabgabe verhindert wird.

Beim Kaltlackieren in ungenügend ventilierten Räumen sind die Dämpfe unangenehm und mögen die Ursache subjektiver Symptome gewesen sein, unter denen Kopfschmerz das wichtigste war. Wo solches vorkommt, dürfte es einen ausgesprochenen Grund für die Forderung nach lokalen Ventilationsvorrichtungen sein. Nun ist aber Amylazetatdampf ungemein leicht entzündlich und (wenn in bestimmten Verhältnissen mit Luft gemischt) höchst explosibel. In einigen Fällen läßt sich ein Ausweg finden, indem komprimierte Luft in die Vorlagen eingeleitet und als Injektor zur Hervorrufung von Zug verwendet wird. Ein anderes Mittel wäre die Einleitung von Dampf in die Abzüge. Ventilation durch einen Flügelventilator kommt für solche Fälle nicht in Frage.

Lokale Absaugungsvorrichtungen solcher Art wären gefahrlos, wenn die den Ventilator treibende Dynamomaschine genügend weit weg von der Mischung von Dampf und Luft wäre und wenn eine doppelte Lage feiner Drahtgaze in das Abzugsrohr hinter dem Ventilator eingelegt würde.

Ähnliche Verbindungen wie Zaponlack werden bei anderen Arbeitsprozessen, so z. B. bei der Imprägnierung von Leinen, verwendet. In einem Unternehmen, wo dies vorkam, begnügte ich mich nach Untersuchung einiger Arbeiter (trotzdem Zeichen von Schädigung durch die Dämpfe nicht sichtbar waren) damit, daß die Ausbreitung der Dämpfe soweit wie möglich verhindert werden sollte. Der Unternehmer versorgte die Leute zweimal täglich mit Milch.

Kreosot. Mr. Taylor (Norwich): ‚Während des Berichtsjahres fand ich 2 Arbeiter, die in Kreosotwerken beschäftigt sind und welche schwere Hautaffektionen zu haben schienen. Einer der beiden Fälle wurde im Krankenhause zu London behandelt, da der krebsartige Charakter seines Leidens erkannt wurde. Der Mann arbeitet jetzt wieder in dem Betriebe, aber in einer anderen Abteilung, wo er nicht mehr mit dem Kreosot in Berührung kommt. Den anderen sah ich an der Arbeit, aber mit massenhaften Ulzerationen auf den Händen und Unterarmen. Er hatte die Arbeit nicht aufgegeben und versicherte, sein Allgemeinbefinden habe nicht gelitten; er war aber ärztlich nicht untersucht worden. Ich veranlaßte die Versetzung des Mannes zu einer anderen Beschäftigung.‘“

# Milzbrand.

## Deutsches Reich.

### Preußen.

„In einer Roßhaarspinnerei trat, obwohl die Fabrik mit Desinfektions- und Staubsaugevorrichtungen reichlich versehen ist, ein leichter Fall von Milzbranderkrankung auf.“ (Berlin.)

„Im vergangenen Jahre haben 11 Milzbranderkrankungen von Gerbereiarbeitern stattgefunden, von denen 3 tödlich verliefen. In 9 Fällen waren die Erkrankten mit der Bearbeitung ausländischer trockener Häute in der Kalkwerkstatt beschäftigt gewesen. Je 1 Erkrankungsfall ereignete sich beim Einweichen gesalzener mexikanischer Rindshäute und beim Enthaaren gesalzener inländischer Roßhäute, bei denen Milzbranderkrankungen nur höchst selten aufzutreten pflegen. Bei der Untersuchung der Milzbrandfälle wurde auf die sorgfältige Beachtung der von der Lederindustrie-Berufsgenossenschaft zur Verhütung von Milzbranderkrankungen erlassenen besonderen Vorschriften hingewirkt. — Bei dem großen Umfang der in den hiesigen Gerbereien verarbeiteten ausländischen trockenen Rindshäute und der Schwierigkeit der Bekämpfung der Milzbrandgefahr muß leider mit einer mehr oder weniger großen Zahl von Erkrankungen alljährlich gerechnet werden. Begreiflicherweise hat in den beteiligten Kreisen eine in der Wiener klinischen Wochenschrift 1911 Nr. 21 von Prof. Schattenfroh veröffentlichte Arbeit ‚Ein unschädliches Desinfektionsmittel für milzbrandinfizierte Häute und Felle‘ großes Aufsehen erregt. Hiernach sollte durch eine 24 stündige Behandlung der Häute und Felle mit einer Beize (sogenannter Pickelbeize) von 2 % Salzsäure und 10 % Kochsalz bei 20—22 ° C oder auch durch ein 6 stündiges Behandeln mit einer Pickelbeize von 1 % Salzsäure und 8 % Kochsalz bei 40 ° C eine Abtötung der Milzbranderreger erreicht werden. Zur Erprobung der technischen Durchführbarkeit und der Wirtschaftlichkeit des Verfahrens wurde auf meine Veranlassung in einer großen Sohllederfabrik bereitwillig eine Anzahl trockener ausländischer Rindshäute mit der Pickelbeize in der angegebenen Weise behandelt. Das erzielte Leder erwies sich als durchaus brauchbar. Die Kosten für die verwendeten Chemikalien — Salzsäure, Kochsalz und Soda — waren jedoch bei einer viermaligen Benutzung der Beize so hoch, daß die Wirtschaftlichkeit des Unternehmens dadurch in Frage gestellt wurde. Da überdies nach neueren Veröffentlichungen die Anwendbarkeit des Schattenfrohschen Verfahrens sich auf dünne Ziegen- und Schaffelle beschränken soll, wurden die Versuche vorläufig eingestellt. Es wäre sehr zu wünschen, daß die in den letzten Jahren so eifrig aufgenommenen bakteriologischen Untersuchungen über die Abtötung der Milzbrandkeime weiter fortgesetzt würden, da nur auf diese Weise ein endgültiger Erfolg in dieser schwierigen Frage zu erhoffen ist." (RB. Schleswig.)

„In der auch im Vorjahr erwähnten Roßhaarspinnerei starb ein in der Spinnereiabteilung beschäftigter Arbeiter an Milzbrand. Er half beim Abladen nicht desinfizierter Haare, und es ist anzunehmen, daß er sich dabei eine Blutinfektion zugezogen hat. Ein anderer in der Färberei beschäftigter Arbeiter kam nur mit inländischem und desinfiziertem ausländischen Material in Berührung. Bei ihm zeigte sich eine Pustel an der Stirnseite; er wurde aber geheilt. Die Untersuchung des Desinfektionsapparates ergab, daß Milzbrandbazillen, welche in den Haarballen verteilt waren, abgetötet wurden." (RB. Lüneburg.)

„Am Arm eines Arbeiters, der in einer Lederfabrik mit dem Ausladen von Kipsen beschäftigt war, entstand eine verdächtig aussehende Pustel, deren Gewebsaft nach bakteriologischer Untersuchung zahlreiche Milzbrandbazillen enthielt. Glücklicherweise verlief die Erkrankung gutartig, da es sofortiger ärztlicher Behandlung gelang, den

Eintritt von Bazillen in die Blutbahn zu verhindern, so daß eine allgemeine Infektion ausblieb. Auch in einer Abdeckerei erkrankten zwei Arbeiter an Milzbrand. Der eine hatte sich die Infektion an der rechten Hand beim Abladen einer notgeschlachteten Kuh zugezogen, während bei dem anderen der Giftstoff an der linken Wange eingetreten war, wahrscheinlich gelegentlich des Verladens milzbrandkranker Schweine. Bei den aus Anlaß der genannten Erkrankungen angestellten Untersuchungen stellte sich heraus, daß in zwei Lederfabriken die Bestimmungen, welche die Lederindustrie-Berufsgenossenschaft zum Schutze gegen die Milzbrandinfektion in den §§ 63—69 ihrer Unfallverhütungsvorschriften erlassen hatte, nicht in allen Punkten beachtet wurden, so daß deren vollständigere Erfüllung verlangt werden mußte." (R.B. Stade.)

„An Milzbrand erkrankten in einer Lederfabrik 5 Arbeiter, von denen einer am vierten Tage starb, da die Krankheit zu spät als Milzbrand erkannt wurde. Ein anderer wurde zweimal angesteckt, genas aber wieder nach 24 und 11 Tagen. Die übrigen 3 Arbeiter waren 2, 27 und 36 Tage lang krank." (R.B. Koblenz.)

## Bayern.

„Berufliche Milzbrandfälle kamen im Berichtsjahre 15 zur Kenntnis. Dieselben betrafen: Gerbereiarbeiter in 5 Fällen mit 1 Todesfall, Pinselfabrikarbeiter 1 Fall, Metzger, Abdecker in 5 Fällen, Landwirte in 4 Fällen (ob es sich in diesen letzten 9 Fällen um Arbeiter handelt, ist nicht bekannt).

Ein weiterer gemeldeter Fall, der in Heilung ausging, soll durch Genuß von Fleisch eines milzbrandkranken Tieres hervorgerufen worden sein; jedenfalls lag keine berufliche Ansteckung vor.

Als Infektionsquellen wurden angegeben bei den Gerbereiarbeitern rohe Zebuhäute aus Ostindien (2), Büffelhäute aus China (1), getrocknete Ziegenhaare von Marokkaner Ziegenfellen (1); bei der Pinselmacherin wahrscheinlich chinesische Borsten.

Wie bereits angedeutet, gingen alle Infektionen bis auf einen Fall in Genesung über; die Behandlung war, soweit bekannt, meist noch aktiv (Zerstörung bzw. Verätzung des Karbunkels); über die Serumanwendung wurden Erfahrungen nicht gemacht. Der tödlich erkrankte Arbeiter war anfänglich nicht in ärztlicher Behandlung; es handelte sich um einen Karbunkel auf der linken Wange; der Tod trat am 6. Tage ein." (Dr. Koelsch.)

Über diese Fälle wird noch weiter berichtet:

„Aus einer Lederfabrik wurde wieder eine leichte und günstig verlaufende Milzbranderkrankung auf Grund der hierfür bestehenden Anzeigepflicht gemeldet. Bei der daraufhin gemeinsam mit dem K. Landesgewerbearzt erfolgten Revision des Betriebes wurde vor allem die sofortige Desinfektion des fast völlig geräumten und für die Aufnahme einer neuen Sendung vorgerichteten Lagerraumes gefordert und noch während der Revision in Angriff genommen. Weiter wurde die Einrichtung einer Waschgelegenheit angeordnet." (Oberbayern-Land).

„In einer Gerberei erkrankte ein Arbeiter, wie bakteriologisch festgestellt, an Milzbrand, befindet sich aber infolge raschen ärztlichen Eingriffes auf dem Wege der Genesung. Der Erkankte war mit Walken von Rinderhäuten beschäftigt, die aus Buenos Aires stammten und vor der Bearbeitung bereits 8 Tage lang in Kalkbrühe gelegen hatten." (Pfalz-Süd.)

„In einer Bürstenfabrik, welche keine Desinfektionsanlage besitzt, erkrankte eine jugendliche Arbeiterin an einem leichten Fall von Hautmilzbrand. Bei ihrer Arbeit kam sie mit deutschen Borsten und sogenannten präparierten französischem Stock in Berührung. Zeitweise war sie neben einer Arbeiterin beschäftigt, die chinesische Borsten, mit Pflanzenfaser gemischt, in Bürstenhölzer einzog. Die chinesischen Borsten wurden, wie alles desinfektionspflichtige Material, von dem Betriebsinhaber direkt vom Güterbahnhof in die städtische Desinfektionsanstalt gebracht, was bewiesen werden konnte. Bei der bakteriologischen Untersuchung der Borsten konnten Milzbrandsporen nicht nachgewiesen werden." (Nürnberg-Fürth.)

## Sachsen.

„Je ein Milzbranderkrankungsfall ereignete sich in einer Lederfabrik des Aufsichtsbezirkes Annaberg und in einer Pickerfabrik des Aufsichtsbezirkes Chemnitz I beim Auspacken, Transportieren und Ordnen ausländischer Häute. Der Arbeiter der Lederfabrik hatte sich vorher eine Verletzung eines Armes zugezogen." (Chemnitz.)

„An Milzbrand erkrankten 6 Arbeiter, in 3 Fällen mit tödlichem Ausgange. Bei zweien dieser Fälle, die Arbeiter einer Bürsten- und Pinselfabrik betroffen hatten, wurde von der Berufsgenossenschaft bestritten, daß Milzbrand die Todesursache sei. Die letztinstanzliche Entscheidung stand am Schlusse des Berichtsjahres noch aus. — In einer Decken- und Sealskinfabrik erkrankte 1 Arbeiter, der mit dem Auspacken von Kälber- und Ziegenhaaren beschäftigt war, an Milzbrand. Ob das Material ausländischen Ursprunges war, konnte nicht festgestellt werden. Einer Desinfektion war es nicht unterzogen worden und auch während der Verarbeitung durchläuft das Produkt keinerlei Prozesse, die einer sachgemäßen Desinfektion gleich zu achten wären. Der Arbeiter wurde geheilt." (Dresden.)

„Von Milzbranderkrankungen wurden 2 Fälle gemeldet. Der eine betraf einen Hausschlächter, der bei der Notschlachtung einer Kalbe sich eine Infektion zugezogen hatte und an den Folgen derselben trotz sofortiger ärztlicher Behandlung starb. Der andere Fall ereignete sich in einer Lederfabrik bei der Bearbeitung chinesischer Büffelfelle. Der erkrankte Arbeiter konnte, nach kurzer Zeit geheilt, die Arbeit wieder aufnehmen." (Zwickau.)

Eine große Gerberei ist dazu übergegangen, die Äscherung der Blößen in Walkfässern und in einem Kalk-Schwefelnatriumäscher von angeblich 38° Beaumé bei etwa 35—40° C durchzuführen. Hierbei werden nicht nur die Haare vollständig zerstört, sondern, wie Untersuchungen ergeben haben, welche Obermedizinalrat Dr. Scheurlen im Laboratorium des K. Medizinalkollegiums ausführte, auch Milzbrandsporen sicher vernichtet. Die Häute werden durch dieses Verfahren, das sich im Großbetrieb bereits tadellos bewährt hat, nicht angegriffen. Würde es allgemein eingeführt, so würde die Milzbrandgefahr auf das Lager und die Weichen beschränkt werden, was einen wesentlichen hygienischen Fortschritt bedeuten würde, insbesondere dann, wenn diese räumlich vollständig getrennt von dem übrigen Betrieb eingerichtet werden müßten." (Bez. Leipzig.)

### Württemberg.

Erkrankungen an gewerblichem Milzbrand wurden im Berichtsjahr 11 gemeldet; sie betrafen 2 mal einen Gerbereibesitzer, 8 mal Gerbereiarbeiter (Gehilfen, Taglöhner) und 1 mal einen 12 jährigen Gerberssohn. 7 Fälle gelangten aus Backnang, 3 aus Metzingen und 1 aus dem Oberamt Künzelsau zur Anzeige. In 10 der betroffenen Betriebe wurden asiatische Wildhäute, in 1 afrikanische verarbeitet. 2 der Erkrankungsfälle endeten tödlich. Der Sitz des Milzbrandkarbunkels war 4 mal Hand oder Vorderarm, 2 mal die Stirne, 2 mal der Hals, 1 mal die Nase. Bei einem der tödlichen Fälle saß das Karbunkel an der Wange, der zweite tödliche Fall war ein Fall von Darmmilzbrand. Die Krankheitsdauer betrug in dem letzten Fall 3 Tage, im ersteren 6 Tage. Milzbrandserum wird in einer Apotheke in Backnang vorrätig gehalten. In Stuttgart hat das sächsische Serumwerk eine Milzbrandserumniederlage in der Kreuserschen Apotheke des Dr. Geyer.

### Baden.

„Auf Grund der Bekanntmachung des Reichskanzlers vom 28. September 1909 kamen im Berichtsjahre 7 Fälle von gewerblichem Milzbrand, darunter 1 Todesfall zur Kenntis, ferner 2 Fälle von Übertragung auf Angehörige, 1 mal auf die Ehefrau und 1 mal auf den Sohn von Roßhaarspinnern. Von den 7 Fällen betrafen 5 Arbeiterinnen in Roßhaarspinnereien, 1 den Heizer, der kurz zuvor die Dampfleitungen in den Arbeitssälen nachgesehen hatte, und 1 einen Enthaarer in einer Gerberei. 6 Fälle waren Hautmilzbrand, die sämtlich in Heilung übergingen. In 1 schweren Fall brachte Milzbrandserum rasche Besserung. 1 Fall von Lungenmilzbrand verlief innerhalb 36 Stunden unter vorwiegenden Erscheinungen seitens des Gehirns tödlich. Die Sektion ergab Blutaustritte in den Lungen, in der weichen Hirnhaut und im gestreiften Kern der linken Hirnhälfte, alle ganz durchsetzt mit reichlichen Milzbrandbazillen." (Dr. Holtzmann.)

### Hessen.

„Durch Anmeldung als Unfälle sind im Berichtsjahre 3 Milzbranderkrankungen (wie im Vorjahre) bekannt geworden. Während im Vor-

jahre alle Milzbranderkrankten geheilt wurden, verlief in diesem Jahre
1 Fall tödlich. Die todbringende Erkrankung war von dem Betroffenen
erst bei gänzlicher Körpererschöpfung gemeldet worden, so daß auch
sofortige ärztliche Hilfe keine Rettung mehr bringen konnte. Die
beiden anderen Fälle sind im Universitäts-Krankenhaus zu Heidelberg
geheilt worden. Einer der Befallenen verschob die Anzeige, trotz
mehrfacher ausdrücklicher Aufforderung der Mitarbeiter, über einen
Sonntag hinaus. Es gelang indessen, trotz dadurch eingetretener
Komplikationen den noch jungen Arbeiter zu retten. Sämtliche erkrankte Arbeiter waren mit der Bearbeitung ausländischer Felle beschäftigt." (Darmstadt.)

„Im Berichtsjahre war nur 1 Milzbrandunfall in einer Lederfabrik
zu verzeichnen, der aber in kurzer Frist geheilt wurde." (Offenbach.)

### Kleinere Staaten.

„Es kamen Milzbranderkrankungen vor, die aber sämtlich geheilt
wurden. Betroffen waren davon 3 Arbeiter aus der Naßwerkstatt von
Gerbereien und 1 Rollkutscher. Der letztere Fall gab Veranlassung,
in den Fuhrwerksbetrieben von Neustadt a. Orla die Vorschriften der
Leder-Berufsgenossenschaft über Milzbranderkrankungen aushängen zu
lassen und ihre Beachtung aufzugeben." (Sachsen-Weimar.)

Je 1 Fall von leichterer Erkrankung an Hautmilzbrand wird aus
Schwarzburg-Rudolstadt beim Lehrling einer Glacélederfabrik und aus
Reuß j. L. gemeldet.

„Von Milzbranderkrankungen wurden 15 Arbeiter betroffen, von
denen 8 starben. Unter den tödlichen Erkrankungen befand sich
1 Fall von Lungen- und 1 Fall von Darmmilzbrand. Die meisten
Erkrankten waren in Stauerei- und Lagerbetrieben beschäftigt und
waren hier mit Fellen aus Südamerika oder China in Berührung gekommen. Eine Erkrankung kam in einer Haar- und Borstenhandlung
vor. Von den Erkrankten waren 2 in gewerblichen Betrieben tätig:
1 Arbeiter, der in einer Roßhaarzurichterei von dem erwähnten Lungenmilzbrand befallen war, und weiter 1 Gerber, der sich die Erkrankung
beim Arbeiten am Gerberbaume zugezogen hatte." (Hamburg.)

„1 Todesfall ereignete sich in einer Bürsten- und Pinselfabrik, und
zwar starb ein mit der Desinfektion ausländischer Borsten beauftragter
Arbeiter an Blutvergiftung. Der behandelnde Arzt hatte festgestellt,
daß der betreffende Arbeiter am Halse, und zwar an einer Stelle, wo
der Rock auf der Haut scheuert, eine brandige Hautstelle mit Ge-
schwür gehabt hatte. Die Ränder der kleinen brandigen Stelle waren
mit Bläschen besetzt und sowohl Halsseite wie Kopfseite stark ge-
schwollen. Der Puls und die Temperatur waren wechselnd sehr hoch,
so daß die charakteristischen Erscheinungen einer Blutvergiftung vorlagen. Da der Patient am vierten Tage starb, wurde das brandige
Hautstück, welches mit Sicherheit als Eingangspforte des Giftes angesehen werden konnte, der bakteriologischen Untersuchungsstelle
übergeben. Hier wurde als Todesursache Staphylococcus pyogenes

aureus in Reinkultur nachgewiesen, der auf Gegenständen, welche mit Blut in Berührung gekommen sind, wie auf Borsten, einen besonders günstigen Nährboden findet. Zweifellos ist das Gift bei der Zurichtungsarbeit der Borsten in die wunde Hautstelle durch Berührung mit dem Finger oder der dabei getragenen Kleidung übertragen worden." (Oldenburg.) [Der Staphylokokkenbefund bei diesem Fall, der mit Rücksicht auf das Betriebsmaterial und den Krankheitsverlauf die Diagnose Milzbrand hätte erwarten lassen, muß als höchst auffallend bezeichnet werden. — Ref.]

## Österreich.

„Im Berichtsjahre gelangten 8, in den Lemberger Krankenhäusern behandelte Fälle von Milzbrand, welche lauter aus der Provinz zugereiste Personen betrafen, zur Kenntnis des Lemberger Physikates. 2 Fälle hatten einen tödlichen Ausgang. Ob sämtliche Fälle gewerbliche Hilfsarbeiter betrafen, konnte h. a. nicht festgestellt werden.', (Lemberg.)

„1 Milzbrandfall, der günstig verlief, betraf 1 Korbflechter-Heimarbeiter. Wegen der hinsichtlich Milzbrandes bestehenden Ansteckungsgefahr hat der Besitzer einer Bürstenfabrik im Laufe des Berichtsjahres die Manipulation mit noch nicht ausgekochten Borsten und Haaren von den übrigen Arbeitsräumen gänzlich abgetrennt." (Krakau.)

## Schweiz.

„In einer Pferdehaarspinnerei ist eine Milzbrandvergiftung vorgekommen, die wegen zu späten Erkennens den Tod des Arbeiters zur Folge hatte." (III. Kreis.)

## England.

Die Anzahl der Milzbrandfälle, die im Jahre 1913 zur Anzeige kamen, betrug 70 (darunter 7 tödliche), eine gegenüber den Vorjahren höhere Zahl, die der Zunahme der Arbeit mit Wolle zuzuschreiben ist.

Wolle. Sorgfältige Prüfung der Zahlen ergibt, daß die für Bradford und den zugehörigen Distrikt (auch mit Einrechnung wichtiger Zentren wie Halifax, Keighley, Bingley und Shipley) nicht dermaßen die Tendenz zum Ansteigen haben, wie die Milzbrandfälle der Schwerwolldistrikte von West Riding von Yorkshire und die Filzindustrie von Lankashire. Für diese Zunahme außerhalb Bradford wird es immer deutlicher, daß die ostindische Wolle die Ursache ist.

Von den 43 Fällen, die unter der Überschrift „Wolle" aufgezählt sind, ereigneten sich 21 im Bradforddistrikt, von 22 anderwärts. Ungeachtet dieser großen Zahlen bleiben die Todesfälle niedrig (10%). 1 Fall in Keighley erweckt besonderes Interesse, weil hier die Injektion von Salvarsan als letztes Mittel angewendet wurde, nachdem intravenöse Injektion von Sclavos Serum keinerlei Besserung zur Folge gehabt hatte. Nach 0,0384—0,0648 g intravenös zeigte sich rasche Besserung, am folgenden Tage war die Temperatur normal. 6 Tage später nahm der Patient bereits jede Speise zu sich, doch zeigte sich eine Spur von Gelbsucht. Diese nahm in den folgenden Tagen bei subjektivem Wohlbefinden zu, 5 Tage später hatte er einen Anfall von Nasenbluten, der Puls wurde klein und leicht unterdrückbar und er starb um 7 Uhr abends. Die Obduktion ergab Gelbsucht der allgemeinen Hautdecke, der Herzmuskel war weicher als normal, die Nieren waren klein und zeigten Symptome chronischer Entzündung. Anthrax in den inneren Organen waren nicht vorhanden, Dr. Eurich konnte keine Anthraxbazillen aus dem Blute oder aus irgendeinem Organ züchten. Seine Meinung war, daß der Tod an Salvarsanvergiftung erfolgte, da die Nieren das Salvarsan nach dessen Einwirkung auf den Anthrax nicht mehr auszuscheiden vermochten.

Im Berichtsjahr wurde Salvarsan (ebenso wie Serum) bei 1 Milzbrandfall in einem Roßhaarbetriebe angewendet und führte zu vollkommener Heilung, allerdings unterbrochen durch Blutbrechen.

Nach experimentellen Arbeiten auf dem Kontinent ist das Salvarsan imstande Anthraxbazillen im Tierkörper zu zerstören. 3 Fälle von Heilung erkrankter Personen wurden berichtet. In 1 Fall von Allgemeininfektion (es wurden Bazillen im Blute gefunden) folgte Heilung auf Salvarsanbehandlung durch Becker in Hamburg. In allen seinen Fällen wurde das Blut auf Bazillen untersucht und von 10 Fällen mit positivem Blutbefunde kam nur einer zur Heilung.

Anthrax-Erforschungsbehörde. Ein Bericht über sorgfältige Untersuchungen über die Frage, ob Dampfdesinfektion für Wolle sich eigne oder nicht, findet sich im 3. Jahresbericht dieser Behörde. Der einstimmige Bericht des Subkomitees, dessen Mitglieder Mr. Charnock, M.J.C.E, Professor der Inginieurwissenschaft, Mr. Barker, M.Sc., Professor der Textilindustrie am Technischen Kollegium zu Bradford, Dr. Arnold Ewans, Medizinalbeamter zu Bradford und Dr. Eurich waren, ging dahin, daß der Dampf ungeeignet sei, um Wolle in Ballen zu desinfizieren, mit Ausnahme von blutbeflekter Wolle, welche beim ersten Sortieren entfernt wird. Hitze in anderer Weise angewendet, wie in Form von Kochen, scheint ebenfalls unanwendbar. Die Ursache davon ist nicht so sehr die mangelnde Eignung der Sterilisationsmethode als der nicht wieder gutzumachende Schaden, den das Material erleidet. Folgende Gründe wurden angeführt:

1. Die verhältnismäßige Leichtigkeit von Störungen, bei Ausführung der Desinfektion, kann den Effekt derselben beeinflussen, indem die Milzbrandskeime nicht verloren werden. 2. Die weiße Farbe der Wolle und der Haare ist absolut verloren, sie schlägt in gelb um, der Glanz ist vermindert. 3. Die Festigkeit und Elastizität der Fasern leidet merklich. 4. Der Dampf dringt nur dann genügend ein, wenn die Wolle in den Desinfektor verhältnismäßig locker eingebracht wird. 5. Nur relativ kleine Mengen Wolle oder Haare können gleichzeitig desinfiziert werden, das Verfahren ist daher teuer. 6. Auch wenn eine Desinfektion in großem Umfange möglich wäre, müßten die Kosten der Anlage Berücksichtigung verlangen, die Arbeit wäre sehr kost-

spielig, es würde der Handel mit solchem Material so empfindlich gestört, daß das Verfahren absolut unmöglich ist.

Der Bericht zeigt ferner, daß die Versuche für die Lösung der Desinfektionsfrage nicht nutzlos waren, daß ein beträchtlicher Schritt vorwärts getan wurde hinsichtlich der „blutbefleckten Wolle", die nicht mehr länger als einfach verloren betrachtet werden müsse, sondern als „minderes Produkt" zu gelten habe, ebenso wie die geringeren Qualitäten von Wolle und Haaren. Alle Versuche wurden mit natürlichen Anthraxsporen angestellt, die von einem hochinfizierten Fließe stammten.

Im Laufe des Berichtsjahres wurden 933 Wollproben auf die Anwesenheit von Anthraxspuren untersucht und in nicht weniger als 111 Fällen welche gefunden. Die große Zahl der positiven Fälle ist den Versuchen zuzuschreiben, welche für bestimmte Zwecke angestellt wurden, ferner wurden aus einem einzigen Ballen von Cap-Hunt-Mohair unter 78 untersuchten 42 blutbefleckte Proben als milzbrandhaltig erkannt.

Mr. Taylor (Bradford) meldet, daß 12 Anthraxfälle, und zwar alle von äußerem Anthrax, zu seiner Kenntnis kamen. Alle Patienten genasen. 2 Fälle waren schwer, 2 mittelschwer, 6 leicht. In 9 Fällen erfolgte die Ansteckung in Betrieben, die unter den Bestimmungen über Wollkämmerei und Wollsortiererei standen, einer in einem Betriebe, in dem ostindische Wolle durch einige Tage verarbeitet wurde, ohne daß dieser Betrieb unter die Vorschriften für ostindische Wolle gestellt worden war, da die Wolle nicht mit dem Reißwolf behandelt wurde; 1 Fall ereignete sich in einem Betriebe der unter gar keiner Reglementierung stand, da kein Material verarbeitet wurde, das unter die Vorschriften fällt. Die übrigen Fälle traten in einem Geschäft auf, wo keine Vorschriften bestanden, da das Material, genannt Angola nur sortiert und gemischt wurde. Die Woll- und Haarsorten nach der Zahl der Milzbrandinfektionen geordnet, waren folgende: Persische Wolle — Goat hair — Ostindische Wolle — Türkischer Mohair — Alpaca — Angola — Kolonialwolle. Im Jahre 1912 ereigneten sich 13 Anthraxfälle mit 4 Todesfällen, im Jahre 1911 waren es 15 mit 6 Todesfällen. Den Abfall in der Anzahl der Todesfälle schreibt Mr. Taylor hauptsächlich der größeren Sorgfalt zu, mit der blutbeflecktes Material entfernt wird, und zwar in jenen Betrieben, wo die ersten mit der Wolle vorzunehmenden Arbeitsvorgänge, wie Öffnen und Sortieren vorgenommen werden, insbesondere aber beim Sortieren. Er hielt es für wichtig zu sagen, daß das Durchsuchen nach Blutflecken und das Entfernen solcher Stellen für jeden der 78 Betriebe neu unter die Bestimmungen aufgenommen werden sollen.

Mr. Peacock (Huddersfield) konstatiert, daß sich 9 Anthraxfälle ereignet haben, davon 2 mit tödlichem Ausgang gegenüber 7 nicht tödlichen im Vorjahre. In 8 Fällen war ostindische Wolle in den Betrieben in Verarbeitung, in dem übrigen Falle — derselbe betraf 1 Steinmetzen, der für einige Wochen zur Ausübung seines eigenen

Berufes, bei einer Wollkämmerei und Kammgarnspinnerei arbeitete — wurde nur englische und Kolonialwolle verarbeitet. Die Erkrankten waren folgendermaßen hinsichtlich ihrer Beschäftigung verteilt: 4 Wollmischer und Weber, 2 Seilerinnen, 1 bei der Reinigungsmaschine Beschäftigter und 1 Kardenarbeiter.

Im Halifaxdistrikt berichtet Mr. Younger über 3 nichttödliche Anthraxfälle bei Wolleverarbeitung, die sich alle in den Kämmereien ereigneten, über die im Vorjahre berichtet worden ist. Das verwendete Material war persische Wolle (in einem Falle syrische), dann russische, ferner chinesisches Kamelhaar. In 3 Proben von 21, die im Zusammenhang mit diesen Fällen an die Anthraxuntersuchungsbehörde gesandt worden waren, wurde Anthrax gefunden. Nicht zum Berichte gehörig war 1 Fall, betreffend einen in einem Kinotheater Beschäftigten. Er wohnte gemeinsam mit 1 Arbeiter einer Wollkämmerei, welche ungewaschene persische Wolle verarbeitete und in Ermangelung einer anderen Erklärung scheint es, daß die Infektion durch Staub von den Kleidern des letzteren erfolgte.

Im Worcesterdistrikt ereignete sich ein leichter Anthraxfall bei 1 Heizer einer Spinnerei. Die Kessel waren nahe der Kammer gelegen, in der sich der von der Sortiererei abgesaugte Staub sammelte, und etwas Staub gelangte durch eine schlecht schließende Tür in den Kesselraum. Hochwertige persische Felle waren um diese Zeit sortiert worden. In den 3 sicheren Fällen wurde Sclavos-Serum injiziert und es . trat Heilung ein. Ein zweifelhafter Fall von Anthrax bei 1 Schmied ging ebenfalls in Genesung aus.

Während des Berichtsjahres hatte ich zusammen mit einem kleinen internationalen Komitee (die übrigen Mitglieder waren Herr Cavaillé, Gewerbeinspektor, Castres, Frankreich, der Autor des Buches: „Der Milzbrand in der Industrie" und Dr. Koelsch, bayrischer Gewerbearzt) und in Verbindung mit der internationalen Vereinigung für gesetzlichen Arbeiterschutz zu Basel zu überlegen, welche internationale Maßnahmen möglich wären, um Schutz gegen Anthrax zu gewähren. Ich besuchte einige Betriebe zum Entwollen (Entfernen der Wolle von den Häuten) zu Mazamet, ferner einige Wollsortieranstalten und Fellmagazine zu Marseille. Hierauf besuchten Herr Cavaillé und Dr. Koelsch bedeutende Gerbereien und Roßhaar- und Kammgarnspinnereien in Großbritannien. Es wurden einstimmig Vorschläge erstattet, doch als diese zur Beratung vor den Kongreß in Bern kamen, konnte darüber nicht weiter diskutiert werden. Doch wird es zweckmäßig sein, gewisse Tatsachen, die die Vorschläge nicht tangieren, zu berichten. Die Anzeige von Milzbrandfällen ist heute vorgeschrieben in Deutschland und in Frankreich und die vom kaiserlichen Gesundheitsamt in Berlin publizierten Zahlen zeigen, daß in Deutschland im Jahre 1911 287 Fälle mit 40 (13,9 %) Todesfällen vorgekommen sind. Von diesen Fällen waren 142 (49,4 %) auf die Berührung mit Tieren, die an Milzbrand erkrankt waren, oder das Schlachten derselben zurückzuführen, 135 (47,0 %) auf die Berührung mit Häuten und

Fellen, Haar und Wolle oder den daraus erzeugten Waren. In Frankreich wurden in den beiden Jahren 1910 und 1911 96 Fälle berichtet darunter 11 Todesfälle. Im Distrikt Mazamet wurden 64 Fälle (davon 12 tödliche) in den 9 Jahren 1902—1910 gemeldet. In Marseille allein kamen 74 (11 tödliche) Fälle zwischen 1. Januar 1909 und Mai 1913 zur Anzeige. Von diesen Fällen wurden 33 aus Wollsortierereien gemeldet.

Zu Mazamet in der Provinz Tarn hatte ich Gelegenheit Betriebe zu besuchen, von denen in dieser Gegend 50 der Verarbeitung von Häuten und Hautwolle dienen. Diese wichtige Industrie — hierzulande gibt es nichts ähnliches — ist in Mazamet seit mehr als einem halben Jahrhundert zentralisiert. Vermutlich kommt die chemische Beschaffenheit des Wassers der dortigen, das Kalkgebirge durchfließenden Flüsse der Industrie zugute. Im Jahre 1912 wurden dort 57 537 187 kg Wollhäute verarbeitet, der größte Teil, 33 000 000 kg kam aus Südamerika, 20 000 000 aus Ausstralien, 4 500 000 aus Südafrika und Spanien. Die Arbeit ist einfach. Nachdem die Bänder zerbrochen sind, welche die hydraulisch zusammengepreßten Ballen zusammenhalten, werden die Häute nach der Qualität und Länge der Wolle klassifiziert. Sie werden dann zur Erweichung und Reinigung in fließendes Wasser getaucht, hierauf läßt man die Häute Walzen passieren um sie noch mehr zu erweichen, wobei ein starker Strahl kalten Wassers über sie fließt. Die Häute werden dann ein zweitesmal in Tanks eingetaucht, worauf sie für die eigentliche Operation des Entwollens reif sind. Man hängt sie nämlich für einige Tage in Trockenkammern auf oder in „Zimmern" (die nicht künstlich geheizt sind) wo der natürliche Prozeß der Fäulnis einsetzt, durch die die Poren erweitert und der Zusammenhang der Wolle mit der Haut gelockert wird. Es folgt das „Ausstreichen" d. i. das Abschaben der Wolle vom Fell mit einem Schaber auf einem Schabebaum, wie man ihn in Gerbereien zu sehen pflegt. Dann werden die Häute an freier Luft getrocknet, oder auch in gewärmten Trockenkammern und in das Häutemagazin transportiert. Die Hautwolle wird getrocknet und in manchen Fällen „a fond" gewaschen, d. h. entfettet. Das Sortieren der verschiedenen Arten von Wolle wird nicht im Betriebe, sondern im Lagermagazin vorgenommen. Diese Industrie beschäftigt insgesamt 5000 Arbeiter und jede Windung im Laufe der Flüsse durch das Kalkgebirge ist der Sitz eines solchen Betriebes. Mehr als 25 000 000 Schaffelle werden jährlich verarbeitet und 98 % sind ausländischer Herkunft. Es werden 2 Arten von Fellen unterschieden, absolut gesunde und solche von Tieren, die einer Tierseuche erlegen sind. Letztere werden registriert und als Felle an einer infektiösen Erkrankung eingegangener Tiere geführt. Mitunter sind dies 40—50 % der Felle. Herr Cavaillé teilt in seinem Werk über Anthrax die 64 Fälle, die sich zu Mazamet bei der Beschäftigung mit den Häuten ereignet haben, folgendermaßen ein: 37 Häutewäscher, 8 Wolleträger, 7 Schaber, 4 Einhänger in Trockenkammern, 3 Sortierer,

5 sonstige. Nach der Herkunft der Häute: 35 aus Nordamerika, 9 aus Nordafrika, 3 vom Kap. 1 aus Australien, 4 aus Ungarn, 22 aus Spanien. Es ist bemerkenswert, daß mit Ausnahme der Kapgegend kein Land unter den genannten ist, das wir als milzbrandgefährlich fürchten. In Marseille erfolgt in 3 kleinen Wollsortierereien (in denen die Arbeit nicht über das Kratzen hinausgeführt wird, da die Wolle nicht gesponnen werden soll, sondern als Füllung für Matratzen auf Schiffen dient), die Sortierung persischer Wolle ohne jede Absaugung, dafür aber an freier Luft. Die Anzahl der Anthraxfälle bei der Wollsortiererei schien mir ungemein hoch.

Häute und Felle. Im Jahresberichte für 1901, S. 239 werden Details hinsichtlich der Herkunft der vermutlichen Infektionsquellen angegeben bei 78 Fällen, über die vom 1. Januar 1896 bis 31. Dezember 1901 berichtet wird. Auf Grund der so erhaltenen Zahlen wurden die gegenwärtig geltenden Spezialvorschriften auf die aus China und Westafrika stammenden Häute beschränkt."

Die Erkrankungen an Milzbrand verteilen sich folgendermaßen (im Original detaillierte Tabelle): Gerber 58 (11), Dockarbeiter 45 (12), andere Arbeiter 90 (12). Die große Mehrzahl der Häute stammte aus China mit 23 (3), den Straits-Settlements 21 (1), der Westküste von Indien mit 16 (4), dem Kap mit 16 (1), Ostindien mit 11 (4) Fällen. „Die Häufigkeit der Anthraxeinschleppung aus den Straits-Settlements, aus Südafrika und Ostindien hat gegenüber dem Jahre 1901 sehr zugenommen, die Häute erstgenannter Herkunft sind nahezu ebenso gefährlich wie die chinesischen, es sind Büffelfelle und sie werden vielfach zu Treibriemen für Baumwollockermaschinen und Förderkörbe verwendet.

Eine wichtige Beobachtuug wurde jüngst hinsichtlich des verhältnismäßigen Wertes der Methoden von Seymour Jones mit ameisensaurem Quecksilber einerseits und von Schattenfroh (2 % Salzsäure, 8 % Kochsalz) anderseits zur Desinfektion von Milzbrandhäuten von Dr. Hilgermann und Marmann in Deutschland und von Dr. G. Abt, Assistent am Pasteurinstitut in Frankreich gemacht[1]. Der Schluß zu welchem die Experimentatoren kommen, scheint beim Seymour-Jones-Prozße davon abzuhängen, ob die Testobjekte mit Ammoniumsulfid behandelt (neutralisiert) wurden oder nicht, um die weitere Aktion des Sublimates nach dem Aufbringen auf den Nährboden zu verhindern. Da Hilgermann und Marmann sorgfältiger beim Neutralisieren vorgingen, kamen sie zu dem Schlusse, daß das Verfahren von Seymour-Jones keine entsprechende Desinfektion mit sich bringt, sie ziehen die Methode von Schattenfroh vor. Dr. Abt, welcher meint, daß in der Praxis die Neutralisation des Sublimates mit Schwefelammonium nicht stattfinden wird, erachtet die Methode von Seymour-Jones für zweckmäßiger als die von Schattenfroh um große

---

[1] Bulletin de la Société d'encouragement pour l'Industrie nationale. Paris 1913. T. 120. No. 2. August, September, Oktober.

Mengen trockener Felle erfolgreich zu desinfizieren, meint aber, daß
für offenkundig verunreinigte Felle das Verfahren von Schattenfroh
zur Desinfektion entsprechender sei. Abgesehen von der Frage der
Desinfektion erscheint die Methode mit ameisensaurem Quecksilber
insofern sehr zweckmäßig, als durch sie trockene Häute in einen weichen
und geschmeidigen Zustand gebracht werden. Gesetzliche Bestimmungen, welche ein bestimmtes chemisches Verfahren für Häute und
Felle vor dem Import vorschreiben, wären schwer denkbar. Ein großer Teil der Häute und Felle, die in das Land gelangen, wird wieder
ausgeführt, und ohne internationales Übereinkommen zwischen allen
Felle und Häute exportierenden Ländern käme eine solche Maßregel,
auf ein Land allein beschränkt überhaupt nicht in Frage. Die am
häufigsten betroffene Arbeiterklasse, Lager-, Kai- und Dockarbeiter,
sowie die mit trockenen Häuten umgehenden und sie sortierenden
Personen in den Gerbereien vor dem Eintauchen in die Äscher wären
selbst dann nicht geschützt, wenn man auf der Desinfektion im Betriebe bestehen könnte.

Ein tödlicher Fall ereignete sich in einem Betriebe, welcher Büffelhäute aus Singapore verwendet, um daraus Riemen für Webstühle
zu machen. Der Fall wurde beschrieben als eine Art erysipelatöser
Anthrax ohne deutliche Pustel. Die Wollzupferei wird in ausgedehntem
Maße im Halifax-Distrikt betrieben. Die Häute kommen fast ausschließlich von Singapore und anderen Orten derselben Gegend, so
von Penang, Batavia und Saigon; es ist dies ein Material, auf welches
die Bestimmungen des Regulativs selten angewendet werden. Im
ganzen wurden während der letzten 5 Jahre in dieser Industrie im
Distrikt 3 Fälle (die 2 anderen waren nicht tödlich) angezeigt.

Die Mehrzahl der Fälle in London ereignete sich bei der Arbeit
mit den Fellen in Magazinen, und daß die Gefahr nicht auf die Leute
beschränkt bleibt, welche tatsächlich damit arbeiten, beweist ein von
Mr. Ashworth (S. London) mitgeteilter Fall, der den Tod der Frau
eines bei den Docks beschäftigten Mannes betraf. Er erinnerte sich
mit 2 Ballen von chinesischen Häuten manipuliert zu haben und die
Frau bemerkte 4 Tage später eine Pustel, die als Anthrax erkannt
wurde. Die Firma stellt lange Überkleider für die Arbeit zur Verfügung, der Mann trug sie aber nicht, weil sie ihn bei der Arbeit
stören. Er kehrte nun von der Arbeit in denselben Kleidern heim,
in denen er gearbeitet hatte, nur daß er die Jacke wechselte, und
es stellte sich ferner heraus, daß die Frau nachträglich die Kleider
flicken mußte. In einem anderen Falle wurde 1 Mann angesteckt,
der selbst nichts mit den Häuten zu tun hatte, sondern den Fußboden reinigte, auf dem die Häuteballen geöffnet und sortiert wurden.

In Leeds traten 3 Fälle in einer Lederfabrik auf, die nach dem
Fell- und Hautregulativ arbeitete. Die Firma gibt sich ungewöhnliche
Mühe Infektionen zu verhüten. Bei der gleichen Firma ereigneten
sich 2 Fälle im Jahre 1912.

Andere Industrien. „In den 12 Jahren von 1901—12 ereigneten

sich 5 Fälle bei Knochenmühlen in Kunstdüngerfabriken, davon 1 Todesfall, durch Infektion mit Horn bei der Herstellung von Messergriffen in der Messerindustrie zu Sheffield ebenfalls 5 Fälle, ferner 5 weitere Fälle (2 davon tödlich).

„In Verfolgung eines tödlichen Falles in einer Fellzurichterei, bei dem keine polizeiliche Untersuchung erfolgt war, wurden, damit Todesfälle an Anthrax sicher dem Totenbeschauer zur Kenntnis gebracht werden, Schritte getan, um den Anthrax auf die Liste der Krankheiten setzen zu lassen, bei denen Abschriften der Todeszertifikate dem Zentralinspektor des Distriktes übergeben werden. Ähnlich wurde bezüglich der Todesfälle an Quecksilbervergiftung vorgegangen. Wir werden von nun an von allen Todesfällen in Kenntnis gesetzt werden, in denen eine von den unter § 73—1901 genannten Krankheiten direkt oder indirekt als Todesursache auf dem Zertifikat erscheint.

Meine Aufmerksamkeit wurde auf die schädliche Art einer Sendung gerichtet, welche im Widerspruch mit der Bezeichnung einer Haar-Import und Bettwaren-Manufaktur-Firma zukam. Die Ballen bestanden aus ungarischen Schweinsborsten und waren verfälscht durch Zusatz von Steinen, Knochen und Erde. Auch Eisen- und Glasstücke wurden unter dem Material gefunden. Die Ware verbreitete auch einen ekelhaften Gestank, da sie mit Kot verunreinigt war und Massen von Insektenlarven enthielt. Nachdem ein Teil des Materials durch einen Schüttler gegangen war, erhielt die Firma den Bescheid, daß die Verarbeitung 1. gesundheitsgefährlich sei infolge der stinkenden Ausdünstungen und des Staubes, besonders des letzteren wegen der Fäulnisbakterien und der septischen Gifte, die zu einer Infektion durch Luftröhre oder Lungen im Wege der Staubeinatmung oder durch Eindringen von Staub in kleine Hautwunden führen könnte, 2. wegen der festen Teile (Steine, Knochen, Holz) die von dem Schüttelapparate nach der Entfernung des Staubes ausgeschieden wurden — der Lärm in dem geschlossenen Schüttelapparat war wie eine Kanonade, 3. gefährlich wegen der Möglichkeit einer Explosion, wenn der Ventilator verstopft würde, weil dann der in dem Apparat befindliche Staub sich an Funken entzünden könnte, die durch die Berührung zwischen den Kiesel- und Eisenpartikeln und den Zähnen des Zylinders entstehen könnten.

Mr. John Law (Sheffield) berichtet von einem Fall von Anthrax in einer Hornschneiderei, wo Horn von englischen Schafen und Widdern, Kühen und Ochsen, sowie Horn aus Kalkutta für die Messerindustrie und für andere Zwecke gelagert und verarbeitet wurden. Die erstgenannte Industrie scheint die Hauptquelle der Infektion gewesen zu sein, denn die Hörner wurden stets mit dem Mark sowie mit Resten von Haut und Haar geliefert, während das übrige Material ganz frei von Mark und Haar war, mit Ausnahme einer außergewöhnlichen Lieferung von englischem Kuhhorn. Der Erkrankte war als Hornschneider beschäftigt, wobei die Hörner gleich nach 12 stündigem Kochen aus der Pfanne herausgenommen wurden, doch hatte er auch einige Hörner vor dem Kochen geschnitten. Er hatte auch in letzter Zeit Reparaturen an den großen offenen Kästen ausgeführt, in welchen Hörner in Stößen durch lange Zeit liegen und kann sich die Infektion vielleicht bei dieser Arbeit rückwärts am Nacken zugezogen haben. Es war der einzige Fall, der sich in diesem Betrieb je ereignet hatte.

Außerdem erhielt das Amt noch Kenntnis von folgenden 25 Fällen durch praktische Ärzte oder durch die Gesundheitsbehörde: 13 Fleischer, 9 Landarbeiter (1 tödlicher Fall) und 1 Schmied; ferner ereignete sich ein tödlicher Fall bei einem Viehhirten und ein anderer gleichfalls tödlicher bei der Frau eines Dockarbeiters. Beim Durchsehen der Berichte der Medizinalbeamten wurde bemerkt, daß 1 Fall, einen Geflügelhändler betreffend in meinem Berichte für 1912 nicht erwähnt ist."

Aus dem Berichte der Gewerbeinspektorin: „Es wurden 11 Anthraxfälle gemeldet, 3 in Schottland, konstatiert von Miss Vines, 1 in Lancashire (Miss Tracey), 5 in Yorkshire (Miss Sadler und Miss Ahrons), 2 in London (Miss Squire). Mitunter war es unmöglich die Infektionsquelle ausfindig zu machen, da die Frauen an keinen Arbeitsprozessen beteiligt waren, bei denen infizierte Wolle, Haare oder Häute gefunden wurden, so z. B. waren befallen 1 Baumwollspinnerin, die Mutter zweier bei der Wollspinnerei beschäftigter Mädchen, die den gemeinsamen Haushalt führte, die Frau in einem Häute- und Fellgeschäfte. In der Mehrzahl der Fälle war die Infektionsweise klar und die Befallenen waren beschäftigt mit Wollemischen, Sortieren, Kardieren, Spinnen, Kammgarnhaspeln." Miss Squire berichtet:

„Der tödliche Fall wurde von Miss Whiteworth konstatiert. Das Opfer war eine in der Industrie überhaupt nicht beschäftigte verheiratete Frau, doch ihr Gatte war Arbeiter in einem Warenhaus für Häute und Felle an der Themse, wo ungefähr 70 Leute mit Häuten aus aller Welt, auch aus China und Ostindien beschäftigt sind. 3 Anthraxfälle hatten sich vorher in diesem Unternehmen ereignet. Der Ehemann schätzte die Zahl der täglich von ihm behandelten Häute und Felle auf etwa 200. Seine Arbeitskleider waren sehr unsauber und staubig und die Frau hatte 2 Tage vor ihrer Erkrankung die Beinkleider geflickt. Es wurden keine Arbeitskleider getragen, obwohl es hieß, daß die Firma welche zur Verfügung stelle. Es wurde erhoben, daß solche die Arbeiter bei ihrer Beschäftigung behindern und daß solche, wie die Ingenieure sie tragen zweckmäßig für die Arbeiter wären. Dieser Fall zeigt aufs neue, wie wichtig es ist, daß bei solchen Arbeiten waschbare Überkleider getragen werden, die an Ort und Stelle gereinigt werden, damit kein Infektionsstoff nach Hause getragen werde.

Die Pustel lag in meinen beiden Fällen im Gesicht. In dem zur Genesung gelangenden Fall war die Erkrankte seit 1 Jahr in einer Roßhaarfabrik beschäftigt und 19 Jahre alt. Ihre Arbeit, wie die anderer junger Arbeiterinnen, bestand darin, Roßhaar zu sortieren, nachdem es bereits gewaschen und desinfiziert worden war. Das

Betriebsgebäude war jedoch alt und unzweckmäßig, es gab dort soviel Staub, Anhäufungen von Haaren und Schmutz in Spalten und Unebenheiten der Mauern, Decken usw., in den zerbrochenen Brettern des Fußbodens, daß eine Infektion ganz wohl denkbar erschien."

In einem anderen Falle gab die nach schwerer Erkrankung in Genesung befindliche Arbeiterin einer Baumwollspinnerei (die Baumwolle stammte aus Alexandrien und die Infektion hätte höchstens im Schiffsraum stattfinden können) an, sie hätte die Antraxpustel auf der Wange bekommen, nachdem sie sich mit einer Schürze einen Mitesser im Gesicht abgewischt hatte. Die weiteren Nachforschungen ergaben, daß die Schürze von einem Arzte bei einer Operation verwendet und zum Unterschiede von den übrigen bei der Operation verwendeten Gegenständen irrtümlich nicht desinfiziert worden war."

## Niederlande.

Es wurden 7 Fälle gemeldet, einmal bei 1 Bauer ohne Angabe der Ursache. Die übrigen Fälle betrafen 2 Schlächtergehilfen und 2 Lehrlinge, die eine an Milzbrand verendete Kuh bzw. ein solches Kalb geschlachtet hatten, dann 1 Lohgerber und 1 Maschinisten. In allen Fällen handelte es sich um Pustula maligna an der Hand oder am Unterarm.

# Verschiedene Infektionen.

## Österreich.

„Durch einen Amtsarzt gelangte das Amt zur Kenntnis von 3 Trachomfällen in einer Flachsspinnerei." (Trautenau.)

„Die Arbeiterinnen einer Schachtelerzeugung beklagten sich im hiesigen Amte, daß infolge des Arbeitsvorganges unter ihnen wiederholt Halserkrankungen auftreten. Der Betrieb wurde eingehend inspiziert und hierbei festgestellt, daß ganze Bogen Papier mit Leim überzogen, getrocknet und in Bänder geschnitten werden, die beim Bekleben der Schachteln von den Arbeiterinnen mit der Zunge befeuchtet werden. Dieser Vorgang, der leicht zu Infektionen führen kann, wurde untersagt und zugleich der Amtsarzt hiervon in Kenntnis gesetzt." (Krakau.)

## Schweiz.

„Die Fabrikinspektion hat sich mit der Frage der Glasbläserpfeife und der Gefahren beschäftigt, die von ihr hinsichtlich der Übertragung ansteckender Krankheiten wie Syphilis und Tuberkulose ausgehen. Es ist nicht möglich, jedem Glasbläser seine eigene Pfeife zur Verfügung zu stellen, und die Verwendung eigener Mundstücke für jeden scheint uns praktischen Schwierigkeiten zu begegnen, da der Arbeiter sich nur schwer der Mühe unterzieht, jedesmal sein eigenes Mundstück an der Pfeife anzusetzen, wenn sein Kollege ihm diese reicht. Es scheint hingegen, daß eine zweimal jährlich vorgenommene ärztliche Untersuchung ein besseres Mittel zur Verhütung von Infektionskrankheiten darstellt." (II. Kreis.)

# England.

Dr. Collis berichtet in diesem Jahre über das Vorkommen ungewöhnlicher Krankheitssymptome unter den Webern von Baumwollstoffen, die vermutlich durch Inhalation von Mehltausporen bedingt sind. Nachdem er zu Burnley Klagen über ähnliche Krankheitserscheinungen bei 6 Arbeitern erhoben hatte, schien ihm die Erkrankung identisch mit dem Weberhusten zu Colne und Burnley. Das Leiden beginnt mit Gefühl von Schwere auf der Brust, es folgt Hustenreiz, der sich bald zu einem Krampfhusten entwickelt, in einem Falle so arg, daß Erbrechen und Nasenbluten eintrat. Beim Verlassen des Betriebes hören die Anfälle nicht auf, der Schlaf ist gestört und die Patienten stehen auf, um frische Luft am Fenster aufzusuchen, Dazu besteht heftiges Kopfweh, Mangel an Eßlust und außerordentliche Mattigkeit.

Seine früheren Untersuchungen hatten Dr. Collis dazu geführt, diese Symptome der Einatmung einer Art von Mehltau mit einem störenden Geruch zuzuschreiben, von dem die Kettenfäden befallen werden; in diesem Falle jedoch ergaben die Untersuchungen des Mr. H. Clarke, mit welchen seine eigenen übereinstimmten, daß hier keine Erkrankung durch Mehltau des Kettenfadens vorliege. Weitere Erhebungen aber ergaben, daß das Schußgarn in diesem Jahre in einer Weise befallen war, in der die Arbeiter, die seit 14 Jahren in der Fabrik beschäftigt waren, keine Erfahrung hatten; aber im August konnte gelegentlich einer Inspektion kein infiziertes Material gefunden werden, obwohl der gesamte Vorrat an Schußgarn untersucht wurde. Kettengarn, das mit Leim, der kein Antiseptikum enthält, vorbehandelt ist, ist ein besserer Nährboden für die Entwicklung von Mehltau als das ungeleimte Schußgarn, und dieses Moment ist vermutlich die Ursache, daß die Zahl der gemeldeten Fälle von infiziertem Schußgarn geringer war, aber die Berichte von Ausbrüchen der Krankheit im letzten Jahr und die durch Zufall zu unserer Kenntnis gebrachten Fälle, welche vom Arzte nicht als ungewöhnlich betrachtet wurden, legen den Gedanken nahe, daß von Zeit zu Zeit in den Baumwollwebereien die Bedingungen für das Auftreten der Krankheit sich entwickeln und daß, wenn sie beobachtet wird, die gleichen Umstände eintreten wie bei Pellagra, von der nun von verschiedenen britischen Inseln berichtet wird, während sie früher unbeschrieben blieb. Heute werden die Fälle vermutlich als Bronchitis diagnostiziert oder als Asthma, eventuell als beginnende Phthise. Weitere Erhebungen betreffend das Vorkommen von Mehltau in der Baumwollindustrie sind nötig, auch deshalb, weil die unter den Arbeitern auftretende Krankheit dem Betriebe finanziellen Schaden verursacht. Es kann der Kettenfaden, der Schußfaden oder das fertige Gewebe befallen werden. Befallenes Material bedeutet einen finanziellen Verlust. Die Garnstücke werden dem Spinner zurückgeschickt, die Weberbäume müssen zerstört werden, gewobene Ware muß dem Weber zurückgeschickt werden. In den letzten Jahren hat die Gewohnheit überhand genommen, die Wolle in bestimmter Weise herzurichten, was im Zusatz von Feuchtigkeit zur Baumwolle in den Spinnereien besteht. Strähne von Fäden, die so befeuchtet wurden, besonders wenn sie in Kisten gepackt sind, beginnen bald zu schwitzen und werden mehltauig. Es gibt verschiedene Arten von Mehltau, blau, grau und rot sollen vorkommen; sie sind aber nicht genauer bekannt, ebensowenig wie sie zu vermeiden sind. Sie machen keine Krankheitssymptome bei Inhalation. Der Zusatz von antiseptischen Mitteln zum Leim würde das Problem für den Kettenfaden lösen, nicht aber für den Schußfaden, der ja nicht geleimt wird. Weitere Erfahrungen hinsichtlich des zweckmäßigsten Antiseptikums sind notwendig.

## Niederlande.

Ein Tetanusfall ereignete sich bei einem Landwirt durch Hufschlag eines Pferdes, mit Schädelverletzung. Der Fall verlief tödlich.

# Staub.[1]

## Deutsches Reich.

### Preußen.

„Auf Grund von Umfragen bei den Krankenkassen wurde für 1336 Glasschleifer der Grafschaft Glatz die nachstehende Krankheitsstatistik aufgestellt, der die Ziffern für 1912 (Originalbericht S. 184) wieder beigefügt sind. Die Zahl der Gestorbenen betrug hiernach, auf 1000 Personen berechnet, überhaupt 15,7 (14,2), die Zahl der an Erkrankungen der Lunge Gestorbenen 10,5 (11,1). — Nach dem Ergebnis einer ähnlichen Umfrage über den Gesundheitszustand der Sandsteinarbeiter des Glatzer Bezirks erkrankten von 741 Versicherten 60 an Lungenschwindsucht mit 3025 Krankheitstagen; es starben 13 oder 17,5%.“ (R.B. Breslau.)

„In einer Braunsteinmühle, in welcher durchschnittlich 10 Arbeiter beschäftigt werden, ereigneten sich innerhalb eines Zeitraumes von 27 Monaten 5 Fälle tödlich verlaufender Lungenentzündung. Diese Erscheinung bietet insofern Anlaß zu besonderer Aufmerksamkeit, als auch nach Angaben in der Literatur in einigen Braunsteingruben eine hohe Sterblichkeit der Arbeiter an Lungenentzündung beobachtet worden sein soll. Der 1. Todesfall ereignete sich im Oktober 1911, je 2 weitere Fälle 1912 und 1913. Die Verstorbenen waren 17, 54, 61, 26 und 40 Jahre alt. Ihre Beschäftigungsdauer in der Mühle betrug

---

[1] Siehe auch „Gesundheitsverhältnisse und hygienische Zustände in einzelnen Industrien".

etwa 2, 6, 3, 1 und 2 Monate. Wenn es auch bisher nicht möglich gewesen ist, einwandfrei festzustellen, ob es sich um gewerbliche Erkrankungen handelte, so spricht doch dafür, daß in 2 von den 3 Fällen, in denen es möglich gewesen ist, von dem behandelnden Arzte nähere Angaben zu erlangen, doppelseitige Lungenentzündung festgestellt worden ist. Zum tunlichsten Schutze der Arbeiter wurde die Vervollkommnung der nicht einwandfreien Entstaubungsanlage angeordnet. Ferner wurde die Führung eines besonderen Krankenkontrollbuches mit der Firma verabredet." (Lüneburg.)

„Über den Gesundheitszustand der Arbeiter in den Thomasschlackenmühlen gibt die Zusammenstellung auf S. 522 des Originalberichtes Aufschluß. Auffallend ist der außerordentlich starke Arbeiterwechsel, mit dem die erhebliche absolute Zunahme der Erkrankungen und der Krankheitstage überhaupt zusammenhängt. Von den 7 auf Werk II an Lungenentzündung gestorbenen Arbeitern waren 4 nicht in der Mühle selbst, sondern auf dem Platze beschäftigt und zwar 2 nur ganz kurze Zeit. In der zweiten Hälfte des Berichtsjahres ist in zwei Werken die Vakuumentstaubung für die Fußbodenreinigung der Arbeitsräume mit Erfolg durchgeführt worden. In den beiden übrigen Werken wird sie zur Zeit eingerichtet." (RB. Düsseldorf.)

Der Originalbericht des Aufsichtsbezirkes Düsseldorf bringt eine ausführliche Tabelle über die Erkrankungshäufigkeit überhaupt, die Zahl der Erkrankungen der Atmungsorgane und der Todesfälle an Lungenentzündung in den vier Bleiweißfabriken des Bezirkes im Vergleich zur Arbeiterzahl. Tatsächlich bestehen recht bedeutende Unterschiede zwischen den Betrieben. So hatte die eine Fabrik mit durchschnittlich 175 Arbeitern in den Jahren 1912 und 1913 zusammen 10 Todesfälle an Lungenentzündung, eine andere mit 122 Arbeitern 8 Todesfälle, während die beiden anderen Betriebe mit ungefähr 90 Arbeitern nur je 1 Todesfall in beiden Jahren zusammen aufzuweisen hatten. Die Morbiditätszahlen zeigen Unterschiede in gleichem Sinne.

„Die Wirkungen der guten Einrichtung einer neu erbauten Thomasschlackenmühle zeigten sich im Betriebsjahr in recht deutlicher Weise. Im Jahre 1911 erlitten in einem Mahlwerk dieser Art von 44 beschäftigten Arbeitern 13 Erkrankungen der Atmungsorgane, 1913 waren dagegen von 78 Arbeitern nur 10 erkrankt. Das Jahr 1912 konnte zum Vergleiche nicht benutzt werden, weil damals in beiden Betrieben nicht gearbeitet wurde. Im Gegensatz zu diesen verhältnismäßig günstigen Erkrankungsziffern in dem neuen Werke stehen die Zahlen einer älteren Anlage, in deren Mahlwerk von 47 Arbeitern 30 an den Atmungsorganen erkrankten." (RB. Trier.)

### Sachsen.

„Die Krankenkassen der Sandsteinarbeiter hatten bei 1134 (1289 im Vorjahre) Mitgliedern neben 963 (911 im Vorjahre) anderen Krankheitsfällen 131 (161 im Vorjahre) Tuberkuloseerkrankungen zu verzeichnen. An Lungenschwindsucht starben 22 (36 im Vorjahre) Mitglieder, von denen 1 28, 2 31—35, 4 36—40, 1 44, 3 46—50, 5 51—55, 4 56—60, 1 61 und 1 67 Jahre alt waren. Das durchschnittliche Lebensalter der 22 Verstorbenen betrug 48,5 Jahre." (Bez. Dresden.)

## Baden.

Staubkrankheiten 14. Bronchitis: Bei Lumpensortiererinnen 4, bei Zigarrenarbeiterinnen 3, bei Roßhaararbeitern 1, bei Arbeitern an Schmirgelscheiben 1, bei Sacknäherinnen 1. Bindehautentzündung: Bei Lumpensortierern 2, bei Teppichreinigern 1, bei Gipsern 1,

„Eine Anzahl Ärzte hat auch Lungenkrankheiten, Bronchitiden und Rheumatismen, deren Entstehung auf gewerbliche Beschäftigung zurückzuführen war, angezeigt. Die Meldungen sind hierbei sicherlich sehr unvollständig. An Bronchitis leiden neben den Arbeitern im Freien besonders Lumpensortiererinnen oder Roßhaarspinner, die den oft infektionshaltigen Staub einatmen. Dieser verursacht auch bei solchen Arbeitern häufig Augenbindehautentzündungen."

## Kleinere Staaten.

„In den acht Thomasschlackenmühlen erkrankten im Berichtsjahr von 1780 versicherten Personen 343 mit insgesamt 4064 Krankheitstagen. Darunter waren 125 Fälle mit 1690 Erkrankungen der Atmungsorgane. Eine auffällig große Anzahl von Erkrankungen der Atmungsorgane kam bei dem in Liquidation stehenden Werke in Saargemünd vor. Von 181 versicherten Arbeitern erkrankten nicht weniger als 40 mit 708 Krankheitstagen an Bronchitis und Lungenentzündung. Dabei hatte das Werk den größten Arbeiterwechsel; die Durchschnittszahl der normal beschäftigten Personen betrug nur 14% der Gesamtzahl aller während des Jahres eingestellten Arbeiter." (Elsaß-Lothringen.)

# Österreich.

„Als vollkommen zwecklos erwies sich die in der Mitte des stauberfüllten Arbeitsraumes einer Tischlerei in Form eines Ventilators mit Absaugerohr angebrachte Entstaubungsvorrichtung. Es muß daher die mechanische Entfernung des Staubes direkt an den Entstehungsstellen bei den einzelnen Arbeitsmaschinen gefordert werden." (St. Pölten.)

„Eine fehlerhaft angelegte und daher schlecht wirkende Staubabsaugung (Einmündung des Sammelkanales in einen geschlossenen Staubkasten) war auch in einer Schuhwarenfabrik zu beanstanden." (Trient.)

„In einer Wollwarenfabrik wurde die über h. a. Verlangen hergestellte Staubabsaugungsanlage an den Sortiertischen in den Wintermonaten wegen angeblich unangenehmen Luftzuges von den Arbeiterinnen abgestellt. Um diesem Übelstande zu begegnen, wurde nun versuchsweise bei einem Tische die anzusaugende Luft vorgewärmt. Im Falle als sich diese Maßnahme dauernd bewährt, wird dieselbe

auch bei den übrigen Tischen zur Durchführung gebracht werden."
(Brünn.)

„In einer Buchdruckerei wird zum Reinigen der Fußböden ein
Besen verwendet, dessen Borsten zwecks Vermeidung von Staub automatisch mit Petroleum angefeuchtet werden; das Bürstenholz ist zu
diesem Zwecke als Petroleumreservoir ausgebildet und die Füllöff-
nungsschraube reguliert den Zufluß in die Borsten." (Olmütz.)

## Schweiz.

„Unser Begehren, Staubabsaugung einzurichten, stößt gewöhnlich
auf Widerstand und löst in der Regel den entrüsteten Ruf aus: ‚Es
ist doch nicht so gefährlich!‘ Ist dann aber die Ahsaugung da, dann
gibt man zu, daß es vorher doch ‚gefährlich‘ war. Der Besitzer einer
Scheerlerei bestätigte dies mit den Worten: ‚Wenn die Maschine keine
Absaugung hätte, sähe man einander nicht in dem Lokal.‘ In einer
Lithographie wird mit einer vorzüglichen Maschine bronziert; nach
zweistündigem Betrieb sieht man an der Arbeiterin kaum ein Stäub-
chen. ‚Früher wars eine Kalamität, das Gold flog ja überall herum‘,
gesteht der Besitzer; damals aber fand auch er, es sei ‚nicht so gefährlich‘. In einer mechanischen Werkstatt hat man in einem halben
Jahr von einer kleinen Schmirgelscheibe fast einen halben Kubikmeter
Staub abgesaugt und gesammelt. Merkwürdige Zustände herrschen in
den Lumpensortierereien. In einigen, die mit Absaugung versehen
sind, finden wir diese fast bei jeder Inspektion außer Betrieb. Das
beste wäre, man würde die Lumpen vor dem Reißen und Sortieren
mit einer Maschine entstauben. Aber dagegen erhebt sich ein Widerstand eigener Art. Die Unternehmer sagen: In den Lumpen, die wir
kaufen, ist sehr viel Staub enthalten; den müssen wir für Lumpen
bezahlen. Passieren sie einen Haderndrescher, haben wir einen Ge-
wichtsverlust bis zu 20%, den uns beim Verkauf niemand ersetzt.
Also, der Dreck muß drin bleiben, damit man ihn wieder verkaufen
kann. Ist das eine Geschäftspraxis!" (I. Kreis.)

## England.

„Weitere Studien des Dr. Collis über die Beziehungen zwischen
Mineralstaub und Pneumokoniosen haben zur Bestätigung des Zu-
sammenhanges geführt, der nach dem Jahresberichte für 1912 zwischen
Silikatstaub und Staubphthise bestehen sollte. Dr. Howard hat für
Isle of Portland, wo die Steine bearbeitet werden, die sonst bekannt
unter dem Namen Oolithenkalk, hier nach der Gegend benannt werden,
die Sterblichkeit an Phthise auf 1000 Lebende für die Jahre 1900 bis
1912 berechnet und zwar für alle Arbeiter auf 1,9, für die Steinbruch-
arbeiter auf 1,5, die Steinmetzen auf 1,4, für die gesamte männliche
Bevölkerung auf 1,1. Diese Zahlen mögen mit denen von Barwise für
Derbyshire verglichen werden: 13,4 $^0/_{00}$ für die in den Sandsteinbrüchen
Beschäftigten (der Stein enthält 95% freie Kieselsäure) und 1,2 für

die Gesamtbevölkerung der Gegend. Die gleiche Beziehung wurde gefunden zwischen den dem Staube bei der Arbeit ausgesetzten Personen und denen beim Abziehen und Polieren. Die Untersuchungen wurden von Dr. Collis in einer Arbeit mitgeteilt unter dem Titel ‚Einfluß der Staubgewerbe auf die Lungen, Bericht für den 17. Internationalen medizinischen Kongreß in London im August 1912'. Daselbst werden nach Besprechung des Einflusses des Staubes auf die demselben in verschiedenen Industrien ausgesetzten Personen (animalischer, pflanzlicher und Mineralstaub) folgende Schlußfolgerungen gezogen:

1. Die Inhalation aller Formen von Staub ist begleitet von einer Verminderung der Kraft der Atemexkursionen des Brustkorbes.

2. Diese ist gefolgt von Blutdruckerhöhung.

3. Animalischer Staub hat, abgesehen von dem gelegentlichen Gehalte an pathogenen Mikroorganismen, weniger ungünstige Folgen als pflanzlicher und Mineralstaub.

4. Staub pflanzlicher Herkunft hat die Tendenz, eine Brustaffektion hervorzurufen, die am besten als Asthma bezeichnet werden kann.

5. Vom Mineralstaub ist der Kalkstaub am wenigsten gefährlich.

6. Mineralstaub, der freie Kieselsäure enthält, bewirkt eine über den Durchschnitt häufige Erkrankung an Phthise. Die relative Größe dieser Häufigkeit ist proportional der Menge an freier Kieselsäure.

7. Inhalation von Mineralstaub ohne freie Kieselsäure pflegt die oberen Luftwege zu reizen und andere Erkrankungen des Respirationsapparates herbeizuführen als Phthise.

8. Staub pflegt im allgemeinen um so schädlicher zu sein, je mehr seine Zusammensetzung von der des normalen menschlichen Körpers abweicht.

Im Zusammenhang mit dieser Mitteilung, welche viel Beachtung fand, wurde eine Darlegung vorbereitet über Kohlenbergbau, gebrannten Gips-, Schiefer- und Zementindustrie, Baumwollweberei, Granitbearbeitung, Töpferei, Messerschleiferei und -poliererei, Goldbergwerke, Zinnbergwerke, Mühlsteinherstellung, Steinguterzeugung, Feuersteinbearbeitung, Steinhauerei, und zwar 1. Arbeitstechnik, 2. den Staub, dem die Arbeiter ausgesetzt sind, 3. die verschiedene Sterblichkeit an Phthise bei den einzelnen Berufen und womöglich 4. die Krankheitserscheinungen an den Lungen und 5. Radiogramme der Brustorgane. Der Kohlenminen-Bergmann, dessen Lungen schwarz sind von der Kohlenarbeit, bei dem aber Untersterblichkeit hinsichtlich Phthise besteht, zeigt einen deutlichen Kontrast gegenüber dem Steingutarbeiter mit seinen harten fibrösen Lungen und hoher Sterblichkeit an Phthise. Diese Darlegungen wurden später in Sheffield und Aberdeen vorgetragen und erregten großes Interesse unter den Industriearbeitern. Die Radiogramme der Arbeiter zeigten Schatten in den Lungen, welche auf Fibrose beruhen und nichts mit Tuberkulose zu tun haben. Arbeiter, die keinem Silikatstaub ausgesetzt sind, zeigen diese Schatten nicht z. B. die Kalksteinarbeiter, und diese Methode dürfte für die Bestimmung des Grades der Schädlichkeit der Staubeinatmung erheblichen Wert besitzen, da auf andere Weise der Grad der Schädigung durch verschiedene Staubarten nicht bestimmt werden kann."

## Niederlande.

„5 Lungenfälle ereigneten sich bei Erbsen- und Gedreidedreschern. Erbsen und Getreide waren von großen Mengen Schimmel (schwarzer Rost) bedeckt. Der untersuchende Arzt nahm an, daß dieser im Verein mit dem beim Dreschen entstehenden Staub die Ursache der Erkrankung bilde, eine Erkrankung war auf Kunstdüngerfabrikation aus Schlackenmehl zurückzuführen."

Der niederländische Inspektionsbericht erwähnt eine Reihe von Industrieunternehmen, in denen zweckmäßige Absaugevorrichtungen für Staub zur Einrichtung kamen, auch sind mehrere instruktive Abbildungen auf Seite 184 des Berichtes gegeben. Speziell die Staubabsaugung in einer Chlorkalkpackerei, im Schermaschinensaal eines Textilbetriebes und in der Schleiferei einer Ofenkachelfabrik sei hervorgehoben.

## Druckluft.

### Österreich.

Beim Umbau einer Donaubrücke in Wien erfolgten die erforderlichen Fundierungsarbeiten auf pneumatischem Wege, wobei die Fundierungstiefe im Maximum ungefähr 14 m beträgt.

Bis zum Ende des Berichtsjahres war die Caissonarbeit bei sämtlichen Inundationspfeilern, den Trennungspfeilern und einem Strompfeiler beendet. 2 Strompfeilercaissons standen Ende 1913 noch im Betriebe. Zum Schutze des Lebens und der Gesundheit der bei den Preßluftarbeiten verwendeten Personen wurden vom Amte eingehende Sicherheitsvorschriften ausgearbeitet. Was die Einhaltung der Sicherheitsvorschriften seitens der Unternehmung anbelangt, so waren im allgemeinen günstige Beobachtungen zu verzeichnen. Jeder für Druckluftarbeiten zur Verwendung gelangende Arbeiter wurde vorher ärztlich auf seine Eignung untersucht. Die bezüglichen Atteste lagen in der Baukanzlei auf. Bei Fundierungsarbeiten unter einem Druck von mehr als 1 Atm. war eine ständige ärztliche Überwachung auf der Baustelle vorhanden. Den Ärzten war ein eigener Untersuchungsraum zur Verfügung gestellt, unmittelbar anschließend daran befand sich der Raum mit der Sanitätsschleuse. Soweit dem Amte bekannt geworden ist, wurde die Sanitätsschleuse überhaupt nicht benutzt, da sich kein Fall von wesentlich schwerer Erkrankung ergab. Gelegentlich der von h. a. vorgenommenen Inspektionen wurde die Einhaltung der Ein- und Ausschleuszeiten konstatiert. Den Arbeitern stand ein Aufenthaltsraum zur Verfügung, in welchem sie sich nach erfolgter Ausschleusung erholen konnten. Für das Vorhandensein einer entsprechenden Anzahl von Decken zum Schutze gegen Verkühlungen beim Verlassen der

Schleusen war vorgesorgt. Alle sonstigen sanitären Behelfe für erste Hilfeleistung usw. waren auf der Baustelle vorhanden. Die für die Caissons in Betracht kommenden Sicherheitsmaßregeln technischer Natur waren zufriedenstellend durchgeführt. Die notwendigen Armaturen an und in den Caissons, bzw. Schleusen, wie Absperrschieber, Sicherheitsventile, Manometer, Rückschlagventile usw. waren angebracht und wurden gut instand gehalten. Sämtliche Schleusen und Schachtrohre wurden vor Arbeitsbeginn auf den doppelten Druck geprobt.

## Schweiz.

„Erwähnenswert sind jedenfalls auch einige Fälle von Caissonkrankheit, die hauptsächlich eine Verminderung der Hörfähigkeit des Erkrankten bedingten. In einem Falle trat Lähmung an Händen und Füßen als bleibender Nachteil ein." (III. Kreis.)

# Überanstrengung, ungeeignete Körperhaltung usw.

## Deutsches Reich.

### Bayern.

„In einer Couleurbandfabrik erlitt ein Weber infolge des ständigen Druckes auf die Brust eine Gewebsverhärtung, die operativ und ohne weitere Störung entfernt wurde. In einer Orgelfabrik zeigte ein Metallpfeifenarbeiter ein eiterndes Ekzem an den Unterschenkeln. Die Pusteln stellten sich bei der vom K. Landesgewerbearzt vorgenommenen Untersuchung als Krampfaderngeschwüre heraus, die, eine Folge ständigen Stehens, also auch als eine Gewerbekrankheit anzusehen sind." (München.)

### Sachsen.

„Beim Reinigen eines Dampfkessels hatte sich 1 Arbeiter eine Dehnung der Brust- und Unterleibsmuskeln zugezogen. Sein Tod trat 6 Tage später nach Hinzutritt einer Brust- und Lungenentzündung ein." (Chemnitz.)

„Bei den Zwickern einer Schuhfabrik wurden infolge der Unsitte, die Nägel in den Mund zu nehmen, Zahnerkrankungen beobachtet. Die Zähne werden durch das fortwährende Beißen auf die eisernen Nägel allmählich dünner und brechen schließlich ab. Nachher treten dann infolge des schlechten Zerkauens der Speisen und des bei der Arbeit unvermeidbaren Anpressens des Unterleibs an die zu bearbeitenden Schuhe Verdauungsbeschwerden ein." (Zwickau.)

### Baden.

„Belastungsdeformitäten 5. Bei Köchinnen 2, bei Hutmachern 1, bei Putzfrauen 1, bei Kellnerinnen 1."

# Österreich.

„Bei 2 Glasöfen einer Flaschenglashütte wurde die auf der Tafel VII (des Originalberichtes) veranschaulichte, elektrisch betriebene Anlage zum Abtransporte der Flaschen von den Glas- zu den Kühlöfen eingerichtet. Hierdurch wird das sonst übliche ‚Abtragen‘ der Flaschen durch zahlreiche jugendliche Hilfsarbeiter überflüssig.“ (Graz.)

# Schweiz.

„Oft müssen wir auf die schlechte Haltung bei der Arbeit aufmerksam machen, bei Stickern, die mit dem Gesicht fast das Musterbrett berühren, bei Handarbeiterinnen jeder Art, die ganz gekrümmt dasitzen, auch wenn sie Stühle mit Lehnen haben.“

„Anstrengung und Ermüdung sind unschädlich, solange sie nicht übertrieben werden. Gesundheitsschädigungen aus dieser Ursache kommen zweifellos vor, sind aber schwer zu erkennen und zu beurteilen. Die körperlichen Leistungen sind oft ganz erstaunlich. Ein Junge, der in einer Ziegelei die frisch geformten Steine von der Presse auf den Aufzug legte, hat in einem Tag eine Last von 133330 kg um 20 cm gehoben und etwa $^1/_2$ m seitwärts verschoben.“ (I. Kreis.)

# England.

„Ich habe mich mit Prof. Kent der Universität Bristol in Verbindung gesetzt, der seine Studien betreffend Ermüdung bei gewerblicher Arbeit in verschiedenen Industrien fortgesetzt hat. Die Versuche betrafen die Erholung, die Reaktionszeit auf einen Reiz vor Beginn und nach Schluß der Arbeit bei Buchdruckern. Auf Grund der Versuche schien die Ermüdung Freitag ausgesprochen, doch waren die Resultate ungleichmäßig und nicht übereinstimmend bei den verschiedenen Versuchspersonen, so daß Prof. Kent Modifikationen der Versuchsmethodik für notwendig hält, bevor dieselbe zur Ermüdungsmessung bei gewerblichen Arbeitern empfohlen werden kann.“

# Niederlande.

„Bei einem Ziegeleiarbeiter trat eine Erkrankung der Rückenmuskeln infolge des Karrenschiebens auf. Ein Erdarbeiter zog sich eine Berufserkrankung der Muskulatur der Strecker des Fußes beim Graben zu, Sehnenscheidenentzündung und Muskelendzündung an der linken Wade trat bei einem Torfgräber auf, eine Sehnenerkrankung bei einem Glasschleifer wurde in Zusammenhang gebracht mit dem Halten von Glasplatten in gezwungener Stellung. Ein Gärtnergehilfe erkrankte an Beinhautentzündung der 3. und 4. Rippe links beim Schneiden von Bäumen. Kleine Zweige werden von Bäumen durch eine Art Meißel mit langem Stiel entfernt, der gegen die Brust gedrückt wird. Die häufige Wiederholung dieser Arbeit wirkt als Entzündungsreiz.

Es wurden 4 Fälle von Entzündung des Handgelenkes aus einer Fabrik elektrischer Glühlampen gemeldet, 2 waren durch Drahtwickeln, 2 durch Lampenputzen verursacht. 4 Fälle von Sehnenscheidenentzündung traten am Unterarm von Torfgräbern auf, die Arbeit hatte mitunter nur wenige Tage gedauert. Es ereigneten sich ferner 17 solche Erkrankungen bei Ziegeleiarbeitern, und zwar beim Bestreuen der Formen mit Sand, beim Abgraben des Lehms, beim Aufschichten von Ziegeln im Ofen. 11 Fälle wurden wahrgenommen bei Schiffswerftarbeitern, 6 davon am linken, 4 am rechten Arm, 1 an beiden Armen. 1 Erkrankung betraf den Daumen, 10 den Unterarm. Als Ursachen werden erwähnt: Feilen, Nieten, Durchhacken eiserner Platten, Andrehen von Schrauben, Bohren mit der Luftdruckmaschine, Verteilen schwerer Stücke. In Glasbläsereien ereigneten sich 4 Fälle, 3 mal nach Arbeit von wenigen Tagen. 5 Fälle endlich betrafen landwirtschaftliche Arbeiter, und zwar Graben mit dem Spaten, Einbringen gefüllter Milchkannen in ein Boot, Streuen von Kunstdünger mit der Hand."

# Extreme Temperaturen, Feuchtigkeit.
## Deutsches Reich.
### Baden.

„Ein Arbeiter einer Glasfabrik war im Januar mit dem Herausschaffen untauglich gewordener Häfen aus dem unter Feuer stehenden Ofen beschäftigt. Die Arbeit erfordert große Kraftanstrengung und muß unter den ungünstigsten Umständen verrichtet werden. Vom Ofen her wirkt die strahlende Hitze ein, während von der Tür her und durch die Lüftungslaterne der Halle die kalte Winterluft hereinströmt. Der Arbeiter war nach der Arbeit ganz durchschwitzt, auf dem Heimweg klagte er über Stechen im Rücken; er erlag binnen weniger Tage einer akuten Lungenentzündung. Im vorliegenden Fall muß die Erkrankung als ein mit dem Betrieb zusammenhängender Unfall angesehen werden. Die Lungenentzündung ist eine Infektionskrankheit, die aber meist durch das Hinzukommen eines akuten Erkältungsanlasses erst ausgelöst wird. Ein ähnlicher Fall wurde bei einem Gießereitaglöhner gemeldet. Er hatte am Erkrankungstage Schutt aus der Gießhalle in den Hof zu verbringen und starb acht Tage danach an Lungenentzündung. In zwei weiteren Fällen soll die Erkrankung durch die Anstrengung beim Verladen erworben worden sein." (Dr. Holtzmann.)

### England.

„Der Vorsitzende der Regierungskommission zum Studium der Feuchtigkeit in Flachsspinnereien und Leinenwarenfabriken ersuchte mich (Legge) um Unterstützung bei Untersuchungen darüber, ob die feuchte Hitze in den Spinn- und Websälen für die Arbeiter starke

Belästigung oder Gesundheîtsgefahren mit sich bringt. Ich hatte bereits im Jahre 1919 als Vorsitzender des Feuchtigkeits- und Ventilationskomitees für Baumwollwebereien Untersuchungen über die Körpertemperatur durch Mundmessungen bei Webern in feuchten Websälen angestellt, um festzustellen, ob die Körpertemperatur ansteige mit dem Steigen der warmen Dämpfe. Nunmehr wurden ähnliche Untersuchungen bei den mit Entwicklung von feuchter Wärme verbundenen Arbeiten in der Flachs- und Leinenindustrie vorgenommen, indem ich mit den Gewerbeärzten von Belfast, Lisburn, Portadown und Whiteabbey mich ins Einvernehmen setzte. Anfangs besprach ich die Sache mit den Beobachtern und besuchte mit ihnen die Räume, in denen die Erhebungen stattfinden sollten. Die Gesamtzahl der Beobachtungen, 1509, etwa doppelt so viel wie in Lancashire, führte wegen des gegenüber dem Jahre 1909 heißen Sommers zu klareren Resultaten als je vorher. Der genauere Bericht wird am Schluß des Komiteeberichtes veröffentlicht. Es genügt, hier das Hauptresultat mitzuteilen; es war das gleiche, wie bei den früheren Erhebungen in den Baumwollspinnereien, daß nämlich die Temperatur im Munde, und zwar bei den Frauen deutlich stärker als bei den Männern, zunimmt, wenn die Temperatur in dem mit warmem Dampf erfülltem Raume 75° F. (24° C.) übersteigt, mit anderen Worten: die Arbeiter sind ungünstigen Verhältnissen ausgesetzt."

## Hautkrankheiten.[1]

### Deutsches Reich.

#### Preußen.

„Zum Polieren wird mit Holzgeist denaturierter Spiritus benutzt; Polierkrätze wurde bei den Arbeitern nicht bemerkt, allerdings schienen ihre Hände ziemlich angegriffen zu sein." (RB. Erfurt.)

„Hauterkrankungen wurden in der Betriebsabteilung eines Kautschukwerkes festgestellt, in welcher Faturan hergestellt wird. Sie bestehen in Ekzemen und sind vermutlich auf die Einwirkung von Dämpfen der zur Herstellung benutzten Karbolsäure auf die Hände und entblößten Armteile zurückzuführen; denn nur diese Teile der Haut wurden ergriffen. Während bei einigen Arbeitern die Krankheitserscheinungen, die sich bald nach der Aufnahme der Beschäftigung gezeigt hatten, allmählich wieder verschwanden, trat bci anderen keine Gewöhnung ein. Im Jahre 1912 kamen 3 Erkrankungen mit Erwerbsunfähigkeit vcn 2, 8 und 17 Tagen vor; 1913 wurden infolge der gleichen Erkrankung 6 Arbeiter 3, 6, 6, 12, 27 und 28 Tage erwerbsunfähig. Unter den Erkrankten befanden sich auch 2 Handwerker, die in dem Raume Schlosser- und Tischlerarbeiten

---

[1] Siehe auch „Gesundheitsverhältnisse und hygienische Zustände in einzelnen Industrien".

ausgeführt hatten. Nachdem die Gefäße, in denen die Herstellung der Masse erfolgt, mit mechanischer Dunstabsaugung versehen worden sind, scheinen die Erkrankungen aufzuhören." (RB. Lüneburg.)

„Am Wundwerden der Finger hatten früher die Packer in den Zementfabriken sehr häufig zu leiden, da durch das Binden mit Jutefäden, infolge des anhaltenden Zementstaubes, starke Reizungen entstehen. Dieser Übelstand der Handbinderei wird beseitigt durch den Drahtsackverschluß, den die Firma Karl Haver & Eduard Böcker in Ölde herstellt. Der Verschluß, welcher sich gut bewährt und in allen Zementfabriken des Bezirks Eingang gefunden hat, besteht aus Drähten, die durch ein Werkzeug mechanisch zusammengedreht werden." (Münster.)

### Bayern.

„Hauterkrankungen bei Kautabakarbeitern waren weder bisher beobachtet worden, noch konnten solche bei der Untersuchung festgestellt werden; ausgeschlossen wäre es allerdings nicht, daß gelegentlich einmal ein solcher Arbeiter ein Ekzem erwerben würde, nachdem die Hände fortgesetzt mit dem mit ‚Soße' durchtränkten Material in Berührung stehen, also ständig feucht bzw. mazeriert werden.

Hingegen wurde eine eigenartige Deformierung der Fingerkuppen bzw. der Nägel beobachtet bei 2 Arbeitern, welche seit etwa 10 bis 11 Jahren vorwiegend mit dem Rollen von Wickeln von Hand auf hölzerner Unterlage beschäftigt waren. Hier zeigten sich die Fingerkuppen beider Hände abgeplattet bzw. abgeschrägt; die Nägel waren am 2.—5. Finger bis etwa auf die Hälfte abgescheuert in einer schräg von innen oben nach außen unten verlaufenden, leicht gebogenen Linie. Hier lag das verdickte Nagelbett vor. Auch die anschließenden Hautpartien an der Streckseite des Nagelgliedes zeigten schwielige Verdickungen und fetzige Abschilferungen. Die Ursache für diese eigenartigen Veränderungen ist klar; sie liegt in der durch Jahre hindurch fortgesetzten Tätigkeit des Einrollens, wobei die Fingerkuppen bzw. beim Umrollen die Nägel und die Nagelglieder bis zum vordersten Knöchel ständig an der Unterlage reiben. Eine Beeinträchtigung der Erwerbsfähigkeit liegt jedoch nicht vor." (Dr. Koelsch.)

„In einer kunstgewerblichen Werkstätte bekam die Tochter des Unternehmers beim Reinigen der galvanisierten Gegenstände eitrige Handekzeme ungefährlicher Art, wohl durch die Einwirkung der Soda auf die besonders empfindliche Haut. Auch einige leichte Fälle von Polierkrätze wurden in einer Metallpoliererei angetroffen. Ebenso ist ein Fall von Polierkrätze in einer Leistenfabrik, verursacht durch den Gebrauch von Spiritus, bekannt geworden. Bei einem in einer Vergolderei beschäftigten Zementgießer zeigten die Arme ein chronisches Ekzem ohne gesundheitlich nachteilige Folgen." (München.)

„In einer Maschinenfabrik fanden sich einige Arbeiter mit Ausschlägen an den Händen infolge häufigen Gebrauches von Terpentin und Terpentinölersatz; ebenso fanden sich in einigen Schreinereien vereinzelt Arbeiter, bei welchen durch den Staub von Satin- und sonstigen ausländischen Hölzern an den Unterarmen entzündliche Hautstellen entstanden, und in je einer Metallwarenfabrik wurde 1 Arbeiterin und 1 Arbeiter, die beim Galvanisieren beschäftigt waren, mit Nickelflechte angetroffen. In allen Fällen wurde zunächst wenigstens eine vorübergehende anderweitige Beschäftigung beantragt und auf möglichste Reinlichkeit hingewiesen. An gewerblichen Ekzemen waren 4 Arbeiter und 2 Arbeiterinnen in ärztlicher Behandlung; sie hatten sich die Ekzeme durch den Gebrauch von Terpentin, Salzsäure, Natronlauge und Schweinfurtergrün zugezogen." (Nürnberg-Fürth.)

Ein Fall von Nickelflechte wurde aus einer Metallwarenfabrik gemeldet. (Pfalz Süd.)

„Die Hautekzeme wurden verursacht in 4 Fällen durch Petroleum bzw. schlechtes Maschinenöl, in 5 Fällen durch Vernickeln und in in 2 Fällen durch Beschäftigung mit Schweinfurtergrün." (Unterfranken.)

### Sachsen.

„Im Aufsichtsbezirk Annaberg wurde bei der Besichtigung einer Bilderrahmentischlerei die Erkrankung 1 Gehilfen an Polierkrätze ermittelt. Diese Erkrankung war auf die Einwirkung von Spiritus zurückzuführen, der mit Pyridinbasen versetzt war. Der an den Händen der Lackierer einer Fahrradfabrik aufgetretene Hautausschlag ist erst nach Ersatz des als Lacklösungsmittel dienenden Benzols durch reines Petroleum geschwunden." (Aufsichtsbezirk Chemnitz II.)

„In einer neuen, größeren, elektrolytischen Verzinkerei kamen in den ersten beiden Monaten nach der Betriebsaufnahme 10 Fälle heftiger eitriger Entzündungen der Hände solcher Arbeiter vor, die beim Abbürsten der verzinkten Gegenstände leichte Verletzungen erlitten hatten und dann mit dem als Elektrolyt verwendeten Zink- und Aluminiumsulfat in Berührung gekommen waren. Seitdem sich die Arbeiter vor Verletzungen tunlichst hüten und nach beendeter Arbeit die Hände mit Glyzerin einreiben, sind derartige bösartige Eiterungen nicht wieder eingetreten.

Gelegentlich einiger mit dem Bezirksarzte vorgenommenen Revisionen wurden bei 3 Arbeiterinnen und 2 Arbeitern Polierkrätze festgestellt. Es ist angeraten worden, die Hände mit Lanolin einzufetten und, wenn dies nicht helfen sollte, den Erkrankten andere Arbeit zu übertragen. 1 Arbeiter in einer Tischlerei erkrankte beim Abschleifen von Sapeli-Mahagoniholz. Die Krankheit dauerte 4 Wochen und bestand in scharlachähnlicher Rötung und Entzündung der Arme. Durch Einfetten und Sauberhalten der erkrankten Körperteile wurde die Erkrankung behoben." (Dresden.)

„Eine mit Lackieren von Holzwaren unter Verwendung eines Spritzapparates beschäftigte Arbeiterin litt fortgesetzt an Hautkrankheiten. Der Bezirksarzt stellte dann bei einer gemeinsamen Betriebsrevision fest, daß sich die Hautausschläge bis auf die Kniekehlen erstreckten. Die krankhaften Erscheinungen ließen in diesem Falle erst nach nachdem die Arbeiterin die Arbeit aufgegeben hatte." (Bez. Dresden)

„Erkrankungen von Arbeitern durch den Staub ausländischer Hölzer kamen in zwei Betrieben vor. Die vorgenommenen Erörterungen ergaben einmal, daß die Krankheitsfälle durch afrikanisches Edelteakholz hervorgerufen worden waren. Von 19 mit dem Bearbeiten dieses Holzes beschäftigten Leuten waren zur Zeit der Revision 6 an Hautentzündungen erkrankt. 3 Arbeiter hatten sich sofort in ärztliche Behandlung begeben und waren dadurch imstande, bei der Arbeit zu bleiben. Die 3 anderen Arbeiter mußten von dieser Arbeit, ja sogar von dem Betreten des Arbeitsraumes, ausgeschlossen werden, da bei ihnen die Krankheit besonders heftig auftrat. — Die Hautentzündungen beschränkten sich nicht nur auf die Hände, die Arme und den Kopf, sondern sie zeigten sich auch an Teilen des bedeckten Körpers, wie Brust, Achselhöhlen und der Schamgegend. — In einer Bürstenfabrik wurde 1 Fall von Satinholzdermatitis in Erfahrung gebracht. Der davon Betroffene arbeitete seit 18 Jahren in der Fabrik und hatte oft solches Satinholz zu bearbeiten." (Leipzig.)

## Baden.

Zur Kenntnis des Amtes kamen:

„Gewerbeekzeme 40. Durch Terpentinöl und Benzol: bei Lackierern 6, bei Möbelpolierern 2, in Druckereien beim Reinigen der Platten und Walzen 4; durch Polierrot: bei Silberpoliererinnen 7; durch Kalk: bei Arbeiterinnen in galvanischen Vernickelungsanstalten 4; durch Maschinenöl: bei Maschinenarbeitern 3; durch Zement: bei Zementarbeitern 2; durch Laugen: bei Färbern 4, bei Wäscherinnen 1; durch andere Einflüsse: bei Köchinnen 1, bei Konditoren 1, bei Buchbindern 1, bei Verkleberinnen in Zigarrenfabriken 1, bei Akkumulatorenarbeitern 1, bei Gießern 1, bei Schneidern 1.

Andere Hautkrankheiten 5. Furunkulosen bei Lederstollern 2, Kalkverätzungen bei Gerbern 1, Säureverätzungen bei Drahtziehern 1.

Andere Vergiftungen: In einer Anilinfabrik kommen gelentlich durch Safranin, eine ätzende Base, Hautausschläge und Bindehautkatarrhe vor, besonders zur Sommerszeit, wenn durch den Schweiß oder beim Baden Teilchen des Farbstoffes in die Augen gelangen.

Gewerbeekzeme: Weibliche Arbeiter sind zu Ekzemen höher disponiert wie männliche. Gewerbeekzeme können auftreten überall, wo Arbeiter mit Fetten, Ölen, Laugen, Spülwassern, Kalk, Zement, namentlich auch mit Benzin und Benzolen in Berührung kommen. Der zunehmende Ersatz von Terpentin durch Benzol hat eine große Anzahl von Hautausschlägen zur Folge. Die Poliererinnen in Pforzheim, die mit Polierrot, einer aus Eisenrot, Harz und Paraffin zusammengeschmolzenen Masse arbeiten, nebenbei auch beim Reinigen der Waren mit Ätzkalilösung oder Benzin hantieren, leiden oft an solchen Ekzemen. Häufig sind diese auch in Anlagen mit galvanischer Vernickelung, woselbst die Gegenstände mit Benzin, Benzol oder Kalk vor Einbringen in die Bäder entfettet werden.

Andere Hautkrankheiten: Aus einer Handschuhledergerberei kamen

2 Fälle von Furunkulose am Knie bei Stollarbeitern zur Anzeige, eine bei diesen Arbeitern häufige Gewerbekrankheit. Das Leder wird zum Elastischmachen über einen Bock (Stollpfahl) gelegt, der ein mondförmiges scharfes Messer (Stollmond) trägt, mit beiden Händen festgehalten und mit dem entblößten Unterschenkel über das scharfe Messer gezogen. Die Arbeit ist durch keine Maschine zu ersetzen, da man immer je nach Stärke und Sprödigkeit des Leders in der Kraft des Stollens ab- und zugeben muß. Die Haut der Vorderseite des Unterschenkels, etwa zehn Zentimeter unterhalb des Kniegelenks, weist bei den Stollern eine handtellergroße Stelle auf, die von Haaren entblößt, blaurötlich verfärbt und gegenüber den umliegenden Hautpartien deutlich verdickt ist. An dieser Stelle, besonders an ihrem Rande, kommt es oft zu furunkulösen Abszessen, die ihren Ausgang von Haarfollikeln nehmen, deren Haare bei der Arbeit herausgerissen wurden.

Bei 1 Äscherarbeiter in der Gerberei wurden die für diese Arbeiterkategorie typischen Kalklöcher an den Fingerkuppen gemeldet." (Dr. Holtzmann.)

## Kleinere Staaten.

„2 Optiker zogen sich Hautausschläge verbunden mit mehrtägiger Arbeitsunfähigkeit bei der Instandsetzung von Entfernungsmessern zu, die im Balkankriege verwendet worden waren. Zur Verhütung weiterer Erkrankungen wurden Becken mit Sublimatlösung zum Reinigen der Hände und Arme zur Verfügung gestellt. — Alljährlich kehren Hautausschläge bei Polierern fast aller Betriebe der Stockindustrie wieder, obgleich die Fabrikanten bemüht sind, nur gute Politur zu verwenden. Im Berichtsjahr waren 8 Erkrankungen zu verzeichnen, 4 der Betroffenen gaben die Polierarbeit auf. Als Denaturiermittel waren dem 94%igen Spiritus $2^{1}/_{2}-3\%$ Holzgeist zugesetzt. Da etwa 40 Polierer in der Stockbranche des Aufsichtsbezirkes teilweise seit Jahren ausschließlich mit Polierarbeit ohne Hauterkrankungen beschäftigt sind, anderseits die Erkrankten durchaus reinlich waren, geht die Ansicht auch in den Kreisen der Arbeiter dahin, daß die Ausschläge auf die weiche empfindliche Haut des einzelnen zurückzuführen sind."

„In einem Betrieb, in welchem zum Polieren mit Terpentin denaturierter Spiritus verwendet wird, sind unter einer großen Anzahl von Polierern 2 an einem Hautausschlag erkrankt, der sich von den Händen bis zum Ellenbogengelenk, so weit die Arme unbedeckt sind, erstreckte und mehrere Wochen zur Heilung erforderte. Bei 1 der Polierer hat sich angeblich die Hauterkrankung zum ersten Male gezeigt, trotzdem er bereits 5 Jahre poliert hatte. Röntgenbestrahlung soll eine heilende Wirkung ausüben." (SachsenCoburg und Gotha.)

„Die früher unter den Arbeitern der Galvanisierabteilung dieser Betriebe häufiger vorgefundene Nickelkrätze ist dadurch, daß sich die Leute die Hände und Arme mit Vaselin und Lanolin regelmäßig einreiben, vollständig verschwunden." (Anhalt.)

„Von gewerblichen Hauterkrankungen wurden die folgenden Fälle

bekannt: 1 Arbeiter war in einer chemischen Fabrik durch Hantierung
mit ätherischen Ölen, 1 Arbeiter in einer Gummiwarenfabrik bei der
Herstellung von sogenannten Eternitplatten, 1 Arbeiterin beim Schälen
von gebrühten Mandeln und mehrere Arbeiter waren in einer Korksteinfabrik durch die Einwirkung von heißem Teer und Korkmehl erkrankt. Alle Krankheitsfälle waren nur leicht. Bei der Herstellung
der Eternitplatten war das Ekzem dadurch entstanden, daß das Isolier-
band, mit dem die Arbeiter ihre Hände zum Schutze in der Fabrik
zu umwickeln pflegen, nach der Arbeit unvorsichtig abgerissen wurde."
(Hamburg.)

## Österreich.

„2 als Poliererinnen in einer Möbelfabrik beschäftigte Arbeiterinnen
erkrankten an Ekzemen der Hände und des Unterarmes. Während
bei der einen die Krankheitserscheinungen nach kurzer Zeit verschwanden und bei weiterem Arbeiten nicht mehr auftraten, mußte
die andere von dieser Arbeit entfernt werden, da bei ihr die Krankheit immer wieder zum Vorschein kam, sobald sie mit der Politur-
flüssigkeit, die mit 0,5 % Terpentinöl denaturierten Spiritus enthielt,
in Berührung kam.

In einer Zündholzfabrik erkrankten 2 an den Zündholzautomaten
beschäftigte Arbeiter an Paraffinkrätze. Die Erkrankten wurden durch
andere Arbeiter ersetzt und darauf gedrungen, daß die notwendigen
Vorsichtsmaßregeln, so die Benutzung von Arbeitskleidern sowie
strengste Reinlichkeit eingehalten wurde, worauf in dem Betrieb keine
derartige Erkrankung mehr auftrat.

Die beim Beizen der Röhren einer Röhrenverzinkerei beschättigten
Arbeiter haben Verätzungen verschiedenen Grades an den Händen
aufgewiesen. Als Beizflüssigkeit wird verdünnte, künstliche Salzsäure
verwendet. Nach dem Beizen werden die Rohre mit der gleichen
Flüssigkeit unter Verwendung gewöhnlicher Reibbürsten abgebürstet.
Die Beizer waschen sich nach der Arbeit mit Panol, wodurch eine
Konservierung der Hände und Linderung der Schmerzen herbeigeführt
werden soll. Bei der Arbeit selbst haben die Arbeiter die wunden
Stellen mit Schusterpech verklebt. Als über h. a. Antrag im Einvernehmen mit dem Amtsarzte seitens der Gewerbebehörde die Beistellung von Bürsten mit langen Stielen sowie entsprechender Werkzeuge
zum Festhalten der Rohre bzw. die Einrichtung mechanischer Vorrichtungen, wodurch ein Benetzen der Beschäftigten mit Säure verhindert
werden könnte, vorgeschrieben wurde, hat die Firma dagegen den
Rekurs an die Statthalterei eingebracht. Eine Entscheidung über
denselben ist noch nicht erflossen." (Teplitz.)

„Die in den Vorjahren in einer Stockfabrik häufig beobachteten
Erkrankungen der Politiererinnen an Ekzem der Hände und Unterarme sind im Berichtsjahre selten beobachtet (3 Fälle) worden. Es
wird dies der seinerzeit angeratenen Denaturierung des zur Politur
benutzten Spiritus mit Terpentinöl und Schellack anstatt mit Methylalkohol und Pyridinbasen zugeschrieben. Nachdem die wenigen Fälle

von Ekzem auch die Folge der Wirkung stärkerer Sodalösungen, welche die Arbeiterinnen zur Reinigung der Hände benutzten, sein konnten, wurde von der Gewerbebehörde noch vorgeschrieben, daß zum Waschen der Hände nur schwache Sodalösungen verwendet und die Hände nach Abwaschen und Abtrocknen mit Reispulver bestäubt werden." (Pardubitz.)

„In einer Stockfabrik erkrankten 9 weibliche und 2 männliche Arbeiter der Politiererei an Ekzemen der Hände. Die meisten der erkrankten Personen waren erst kurze Zeit, einige aber bereits länger als 1 Jahr beim Politieren der Stöcke beschäftigt. Diese Ekzeme wurden wahrscheinlich durch die zum Denaturieren des für die Politur verwendeten Spiritus dienenden Stoffe — Holzgeist und Pyridinbasen — verursacht. Jedenfalls spielt bei diesen Erkrankungen auch die Empfindlichkeit der Haut der betreffenden Personen gegen diese Denaturierungsmittel und den Spiritus überhaupt eine große Rolle. Obzwar in der Fabrik seit Jahren ein derart denaturierter Spiritus für die Politur benutzt wird, ist noch nie eine so große Anzahl von Ekzemfällen vorgekommen. Diese Erkrankungen sind in den meisten Fällen nach kurzer Zeit abgeheilt, nur bei 1 Arbeiter erst nach 63 Tagen. Über ärztliches Anraten hat der Fabrikbesitzer den zu Ekzemen anscheinend inklinierenden Politiererinnen mit Paraffin getränkte Satinhalbhandschuhe sowie das zum Einfetten der Finger nötige Paraffin beigestellt. — In einer Möbelfabrik erkrankten 3 Tischlergehilfen, welche nur weiches Holz verarbeiteten und zum Politieren nicht verwendet wurden, an Ekzemen der Hände. Die Ursache dieser Erkrankungen konnte nicht ermittelt werden." (Brünn II.)

„Entgegen den bisherigen Wahrnehmungen war bei den letzten Revisionen einer Möbelfabrik bei keiner einzigen der mit Politur hantierenden Arbeiterinnen eine Ekzembildung an den Händen konstatierbar. Der bei den Inspektionen intervenierende Fabriksdirektor glaubt diesen Umstand darauf zurückführen zu können, daß er in der Politiererei nunmehr lediglich solche Arbeiterinnen beschäftigt, deren Haut zur Ekzembildung keine Neigung besitzt. Zur Bekräftigung dieser Ansicht führte der Fabriksdirektor einerseits Arbeiterinnen vor, die schon jahrelang mit Politur hantieren, ohne je an Ekzembildung gelitten zu haben, anderseits aber auch Arbeiterinnen anderer Betriebsabteilungen, die bei jedesmaliger Verwendung zum Möbelpolitieren in kürzester Zeit immer wieder an Ekzem erkrankten und aus der Politiererei entfernt werden mußten." (Graz.)

„In der Beizerei einer Stockfabrik wurde eine alte Frau angetroffen, deren rechte Hand zufolge längere Zeit andauernder Einwirkung der scharfen Beize mit Ekzem und eitrigen Geschwüren bedeckt war; aus Furcht vor Entlassung hatte dieselbe trotz großer Schmerzen weiter gearbeitet; die über h. a. Antrag im Konsens vorgeschriebenen Gummihandschuhe waren nicht beigestellt worden. Der Gewerbsinhaber verpflichtete sich, die Frau 2 Monate lang unter Aufrechterhaltung ihres Lohnes nur mit Packarbeiten zu beschäftigen und für die Beizarbeit sofort Gummihandschuhe zu beschaffen." (Wien V.)

„In dem im Jahresberichte von 1912 erwähnten Mineralölwerk ergab die amtsärztliche Untersuchung der Arbeiter der Paraffinabteilung, daß zu jener Zeit von 18 Untersuchten, welche 4 Monate bis 3 Jahre daselbst beschäftigt sind, 14 mit Paraffinkrätze behaftet waren. Außer verschiedenen Präventivmaßnahmen wurde damals die regelmäßige monatliche ärztliche Untersuchung sämtlicher Arbeiter der Paraffinabteilung und die Führung eines diesbezüglichen ärztlichen Kontrollbuches vorgeschrieben. Das seit 15. März 1912 geführte ärztliche Kontrollbuch weist bei der letzten, am 19. Dezember 1913 vorgenommenen Untersuchung 37 in der Paraffinerzeugung beschäftigte Arbeiter aus, wovon während der Überwachungszeit 10 mit Paraffinkrätze behaftet waren, zur Zeit der letzten Untersuchung durch den Fabriksarzt jedoch alle als gesund befunden wurden." (Mähr.-Ostrau.)

„Über h. a Anregung wurden die 3 im Aufsichtsbezirke bestehenden Mineralölraffinerien unter Beisein des zuständigen Amtsarztes und des Berichterstatters wegen des Auftretens von Paraffinkrätze einer kommissionellen Besichtigung unterzogen; hierbei wurden in der einen modernst eingerichteten nur 1 leichter Fall, in der zweiten bei 25 Arbeitern 6 leichte, in der dritten Mineralölraffinerie jedoch bei 20 Arbeitern 9, darunter 3 schwere Fälle erhoben. In diesem letzten Betriebe war die Häufigkeit der Erkrankungen dadurch zu erklären, daß die bei der Paraffinabteilung befindlichen Bäder aufgelassen wurden und die Arbeiter die anderen entlegeneren nicht benützten. Die zur Bekämpfung dieser Hautkrankheit notwendigen Präventivmaßnahmen wurden getroffen." (Teschen.)

„Fälle von Erkrankung an Paraffinkrätze ereigneten sich auch im Berichtsjahre wieder, obzwar seit der Abschaffung der hydraulischen Pressen, welche ein bedeutend stärkeres Verschmutzen der Arbeiter mit Rohparaffin bedingten, eine Besserung in dieser Beziehung zu verzeichnen ist." (Krakau.)

„Paraffinkrätze wurde bei einigen in 2 Naphthafabriken beim Paraffinpressen beschäftigten Arbeitern wahrgenommen. Die betroffenen Arbeiter schenkten dieser Krankheitserscheinung aus dem Grunde keine Aufmerksamkeit, weil sie in der Regel keine bösen Folgen nach sich zieht. Einer der Arbeiter meinte, er arbeite schon seit 30 Jahren, und immer wieder stellen sich die Ekzeme bei ihm ein, um dann später zu verschwinden. Den Unternehmern wurde empfohlen, darüber zu wachen, daß sich die Arbeiter die Hände von Mineralöl gehörig reinigen und von Zeit zu Zeit auch ein Vollbad nehmen." (Stanislau.)

„In der galvanischen Versilberung einer Metallwarenfabrik wurden bei einigen Arbeiterinnen, die das Eintauchen der zu versilbernden Metallgegenstände in das Quickwasser besorgen, an den Händen offene Pusteln und bei einer verhältnismäßig größeren Zahl von Arbeiterinnen, die mit dem Waschen und Putzen mittels Wasser, Seifenwasser, Bimsstein und auf rotierenden Fiber- oder Messingdrahtbürsten der aus dem Versilberungsbade kommenden Gegenstände beschäftigt sind, an

den Fingern Hautwarzen wahrgenommen. Als Vorbeugungsmittel —
insbesondere gegen die erst erwähnten Hautausschläge — werden in
dieser Fabrik Vaselin und Lanolin, womit sich die Arbeiterinnen nach
Arbeitsschluß die Hände einreiben, verwendet. — Die in der Färberei
eines Textilbetriebes beim Filtrieren der Farben beschäftigten Arbeiter
zogen sich bei der Manipulation mit Chromfarben Hautauschläge an
den Händen zu, welche bei Vernachlässigung rasch an Ausbreitung
zunahmen. Die hiervon betroffenen Arbeiter mußten diese Arbeit
zeitweilig aussetzen bzw. wurden denselben, falls sich der Ausschlag
wiederholte, andere Arbeiten zugewiesen. Diese Erkrankungen treten seit
der Benutzung der unter dem Marginale ‚Technische Neuerungen‘ (des Originalberichtes) besprochenen Vakuumfilter nicht mehr auf.“ (W.-Neustadt.)

„1 Arbeiter einer Steindruckerei brachte h. a. seine Erkrankung
an Terpentinekzem zur Anzeige. Er wies Schorfbildungen bis über
die Ellbogen auf. Bei der Revision wurde die Verwendung von rus-
sischem Terpentin festgestellt und ermittelt, daß auch ein zweiter
Arbeiter mit Ekzemen behaftet war. Die Firma wurde angewiesen,
eine andere Terpentinsorte zu verwenden und den Arbeitern Handschuhe beizustellen. Über h. a. Einwirkung erhielt der ersterwähnte
Arbeiter seitens des Arbeitgebers eine Vergütung des Verdienstent-
ganges. — Eine Uhrenfabrik machte die Mitteilung, daß bei Verwendung eines unter dem Namen ‚Rivolin‘ im Handel vorkommenden
Schmiermittels für Werkzeugmaschinen Ekzeme an den Händen der
Arbeiter beobachtet wurden und deshalb die Weiterverwendung dieses
Mittels eingestellt wurde.“ (Linz.)

„In einer Dachpappenfabrik erkrankte 1 Arbeiter kurze Zeit nach
Beginn der Arbeit bei der Pappenimprägnierung an Teerkrätze, deren
Heilung nur kurze Zeit beanspruchte.“ (Salzburg.)

„In der Vernicklerei einer Bügeleisenfabrik wurden 1 Frau und 1
jugendlicher Arbeiter angetroffen, welche bei der Reinigung der Waren
mit Kreide und Kalk beschäftigt waren und Ekzeme an den Fingern
aufwiesen. Über Veranlassung des Amtes wurden beide bis zur Heilung in einer anderen Betriebsabteilung verwendet. Gleichzeitig wurde
verlangt, den bei dieser Arbeit Beschäftigten genügend große Gummihandschuhe beizustellen. Gelegentlich einer späteren, gemeinsam mit
dem Amtsarzt vorgenommenen Revision wurden abermals bei einer
Frau Ekzembildungen an den Händen festgestellt. Die Firma wurde
hierauf schriftlich neuerlich angewiesen, entweder genügend hoch hinauf-
reichende Gummihandschuhe beizustellen oder in anderer Weise, z. B.
durch mechanische Greifvorrichtungen, zu verhindern, daß die Arbeiter
direkt mit dem ätzenden Kalk in Berührung kommen.“ (Leoben.)

„Alle 3 beim Versuchsbetriebe der Eisenchloriderzeugung beschäftigten Arbeiter wiesen eine starke Vergerbung der Innenhandflächen
auf, trotzdem sie erst 1 bis 3 Monate bei dieser Arbeit in Verwendung
standen.“ (Klagenfurt.)

„1 Erkrankung an Paraffinkrätze wurde aus einer Dachpappenfabrik
bekannt.“ (Innsbruck.)

„In einer Anlage für galvanische Verzinkung erlitten die Arbeiter häufig Verätzungen der Hände durch Schwefelsäure. Die Erhebung ergab, daß einerseits der Unternehmer den Arbeitern die im Genehmigungsbescheide vorgeschriebenen Zangen zum Herausheben der Gegenstände aus dem Schwefelsäurebade nicht beistellte, andererseits aber auch die Arbeiter selbst unvorsichtig mit der Schwefelsäure manipulierten, die beigestellten Handschuhe aus Bequemlichkeitsrücksichten nicht benützten und sich in der verdünnten Schwefelsäure sogar die Hände wuschen." (Prag I.)

„Im Berichtsjahre sind dem Amte von Berufskrankheiten nur einige wenige Fälle leichter Hauterkrankungen in einer Zuckerraffinerie und in der Paraffinfabrik einer Petroleumraffinerie bekannt geworden. Alle diese Erkrankungen nahmen einen günstigen Verlauf. Die Erkrankungen an Paraffinkrätze in der Petroleumraffinerie boten dem Amte Anlaß, der Unternehmung nachdrücklichst nahezulegen, die Trennung von Öl und Paraffin in Fraktionierapparaten vorzunehmen, wodurch sich die bis jetzt beim Auspressen der Paraffinkuchen notwendige Handarbeit erübrigt." (Prag III.)

„Ungefähr 20 Gehilfen und Lehrlinge eines Schuhmachers erkrankten an Krätze, wobei der Umstand, daß je 2 der Gehilfen und Lehrlinge in einem Bette schliefen, die Ansteckung förderte. Eine allgemeine Desinfektion und ärztliche Behandlung der Erkrankten wurde von der Gewerbebehörde angeordnet.

Den in einer großen Druckfabrik auftretenden Ekzemen der Hände, die auf Einwirkung von Chlorkalk, Paranitranilin, Alizarinblau in Bisulfitlösung, Phenol- und Naphtholfarbstoffen usw. zurückzuführen sind, wird durch den vom Arzte vorgeschriebenen Wechsel der Werksabteilung wirksam begegnet. Es wurde beobachtet, daß manche Personen besonders für Ekzembildung disponiert sind, während der größte Teil der Arbeiter jahrelang in derselben Werksabteilung ohne Schaden bleiben kann." (Tetschen.)

## Schweiz.

„Einmal war die Rede von Nickelkrätze bei einem Vernickler. Einen anderen Ausschlag erklärte der Arzt als Scabies. Eine Anzahl Arbeiter einer Maschinenfabrik wiesen einen eigentümlichen Hautausschlag an den Händen auf; man erblickte die Ursache an dem Putzmittel Sangajol, mit dem die Leute sich auch die Hände gewaschen hatten." (I. Kreis.)

„Eine in der Schweiz bis jetzt unbekannte Krankheit sind die Ekzeme bei der Chininfabrikation. Hauptsächlich sollen die Dämpfe, die beim Umkristallisieren des Chininsulfates entstehen, auf die Haut nachteilig einwirken. In den Jahren 1911/12 wurden im ganzen 5 Fälle konstatiert, wovon 1 eine gerichtliche Beurteilung erfuhr. — Es fragt sich, ob es nicht am Platze wäre, diese Krankheit als Gewerbekrankheit zu erklären, und für sie die Haftpflicht einzusetzen." (III. Kreis.)

# England.

„Dr. Collis berichtet am Ende der Berichtsperiode vom Vorkommen von Geschwüren an den Händen der Arbeiterinnen in Heringszurichtereien.

»In der ganzen Industrie waren alle, Zurichter, Vor- und Hilfsarbeiter sowie Chemiker und Ärzte in der Überzeugung einig, daß geschwürige Hände besonders bei den Einpöklern frischer Heringe vorkommen. Verbinden der Hände bildete dermaßen ein eigenes Tätigkeitsgebiet bei all den Missionen, welche den Fischerberuf rund um die ganze Küste begleiten, daß Miß Davidson, die vor 25 Jahren die Arbeiter von Station zu Station begleitete und eine von den Missionen organisiert hat, mir mitteilen konnte, daß sie mit ihren Gehilfen im Jahre 1912 in den verschiedenen Stationen 2833 Verbände gemacht habe.

Der Vorgang des Zurichtens der Heringe, die im feuchten Zustande in Fässern eingesälzen werden, zerfällt in 3 Etappen: a) Herausnehmen der Eingeweide. Die Heringe werden aus den Fischerbooten in Körbe gegeben, dann in Tröge verteilt und dort mit Salz beschüttet. Frauen, genannt Ausnehmerinnen, nehmen jeden Fisch für sich in die linke Hand, stoßen ein Messer durch die Kiemenspalte und ziehen die Kiemen nebst den anhängenden Partien heraus. Der so behandelte Fisch wird in einen Korb geworfen. b) Erste Packung. Arbeiterinnen, genannt Packerinnen, nehmen die ausgeweideten Fische und legen sie schichtweise in Fässer, wobei sie zwischen jede Schicht Salz einstreuen, bis das Faß lose aufgehäuft voll ist. c) Zweite Packung. Der Inhalt der Fässer sinkt allmählich ein in dem Maße, als aus den Fischen Feuchtigkeit austritt und das Salz sich löst. Die Salzlake wird dann durch ein Spundloch abgelassen und das Faß aus einem ähnlich behandelten aufgefüllt, solange, bis es gehäuft voll ist, worauf durch das Spundloch Salzlake nachgefüllt wird.

Die Verletzungen, die zu finden waren, konnten in 2 Gruppen geschieden werden: 1. eine pustulöse Dermatitis, meist an der Unterseite der Unterarme auftretend, häufiger bei den Packerinnen als bei den Ausnehmerinnen zu beobachten, ähnlich der an den Unterarmen der Chromarbeiter vorkommenden Affektion; 2. tiefe, schmerzlose oder schmerzende Geschwüre, von den Fischermädchen „houks" genannt, seitlich von den Nägeln, an den Knöcheln und am Handrücken; diese Geschwüre, zwischen der Größe eines Stecknadelkopfes und eines Dreipennystücks schwankend, kommen öfter bei den Ausnehmerinnen als bei den Packerinnen vor und ähneln gleichfalls den Geschwüren der Chromarbeiter. Wenn keine Komplikation in Form einer Zellgewebsentzündung hinzukommt, so heilen diese Erkrankungen leichter als Chromerkrankungen und, wenn man von der Unannehmlichkeit und den Schmerzen absieht, wozu noch Schlaflosigkeit kommen kann, so besteht der Schaden hauptsächlich in Zeitverlust bei einem kleinen Teil der Fälle. Mitunter kommen auch Schnittverletzungen und Hautabschürfungen vor, diese pflegen auch meist schmerzlos zu sein und zeigen einen weißen erhabenen Rand und eine grindige Basis. Der Unterschied in der Art der Affektion zwischen Packerinnen und Ausnehmerinnen scheint eine Folge der Art und Weise, wie die Arbeit ausgeführt wird, zu sein. Bei den Ausnehmerinnen kommt nur die Hand ausgiebiger in Berührung mit dem Material, bei den Packerinnen, die zeitweilig die ausgenommenen Fische in Ladungen herausnehmen, auch die Unterarme.

Nach Ansicht der Beschäftigten in den Missionen ist das Salz, mit dem die Heringe behandelt werden, Ursache der Erkrankung. Geschwüre kommen häufiger vor, wenn grobkörniges Salz verwendet wird, und manche Betriebe verwenden solches stets, es wird auch in den Fischerbooten verwendet, um die Heringe zu konservieren, wenn sie aus irgendeinem Grunde nicht gleich in den Hafen gebracht werden können. So behandelte Fische heißen bei den Besitzern der Pökeleien „böse Fische" für die Hände der Pökler. Der Zusammenhang zwischen dem Salz und den Geschwüren ist beim Packprozeß durchweg anerkannt, wobei insbesondere die zweite Packung, wobei die Arme der konzentrierten Lösung ausgesetzt sind, von den Mädchen mit Affektionen an den Händen gemieden wird; der gewöhnliche Ausdruck bei diesem Gewerbe sagt, das Salz „fresse sich hinein".

Ebenso wie die Chromsalze einerseits Erkrankungen, ähnlich den eben beschriebenen, verursachen, der trockene Staub derselben aber Perforation des Nasenseptums macht, vermag Kochsalz einerseits Hautläsionen, anderseits, wie im Jahresbericht von 1909, p. 214 (des Originals)[1]) bemerkt wird, Perforationen der Nasenscheidewand zu verursachen, wie sie z. B. bei den Packern trockenen Kochsalzes vorkommt. Ferner hat mir Mr. Sydney Smith mitgeteilt, daß er bei den Salzarbeitern ähnliche indolente Geschwüre an den Händen fand, in ursächlicher Beziehung so charakteristisch, daß eigene Vorkehrungen für die Arbeiter getroffen sind, bestehend in frischem Wasser zur Händereinigung, um sich zu schützen. Zu Aberdeen wurden solche Hautaffektionen in Betrieben beobachtet, welche andere Fische als Heringe einsalzen, in London bei Mädchen, welche Häute einsalzen (s. unten). Anderseits hat die Untersuchung der Hände der Arbeiterinnen in anderen Betrieben zur Fischkonservierung ergeben, daß dort, wo diese mit Salz nicht in Berührung kommen, die oben beschriebenen charakteristischen Läsionen fehlen und Hautschrunden und Schnittwunden der Hände das gewöhnliche normale Aussehen haben. Demnach ist das Salz die Ursache dieser schmerzlosen Geschwüre, die Beschaffenheit des Fisches allerdings ist als wichtiges Moment erkannt worden, ein Punkt, auf den Mr. Newland im Jahresbericht für 1903, pp. 156—158 (des Originals) aufmerksam macht; von dieser hängt, wie ich glaube, die größere oder geringere Häufigkeit von Zellgewebsentzündungen bei den Arbeiterinnen ab. Dr. Henry zu Yarmouth sagte mir, daß vor

---

[1]) Siehe Internat. Übersicht pro 1909, S. 80, Wien 1914.

3 Jahren, als die Fälle von Zellgewebsentzündung sehr häufig waren, eine Fischart mit scharfen giftigen Rückenflossen verarbeitet wurde; mir wurde ferner berichtet, daß durch eine Woche ungefähr, jährlich Ende Mai oder Anfang Juni die Eingeweide des Herings rot werden und daß um diese Zeit die Mädchen bei der Präparation der Heringe Geschwüre bekommen, wenn sie nicht Fetzen um ihre Finger binden, und die oberste Schicht der Epidermis sich abstößt. (Die Ausnehmerinnen, die diesen Teil der Eingeweide nicht berühren, sondern nur die Kiemen entfernen, laufen nicht Gefahr, dasselbe Leiden zu bekommen.) Vermutlich wären diese Fälle von Zellgewebsentzündung seltener, wenn die durch das Salz verursachten Verletzungen nicht den Weg für virulente Keime bahnten.

3 Proben von Fischereisalz im Jahre 1901 dem Regierungslaboratorium übermittelt, waren Gegenstand folgenden Berichtes:

„Die 3 an mich gesandten Proben sind gewöhnliches Fischereisalz, das wie in der Regel bestimmbare Mengen von Magnesiumchlorid und Kalziumsulfat enthält. Das Salz unterscheidet sich in keiner Weise von dem sonst immer bei der Fischeinpökelung verwendeten. T. E. Thorpe.' Der Bericht ergibt, daß der Hauptbestandteil Chlornatrium ist. Das Pöckelsalz kommt meist von der English Salt Union und gehört zu der Sorte „Sekunda-Fischerei", ist gewöhnlich feinkörnig; dieselbe Sorte wird von den Unternehmern überall verwendet, manche allerdings verwenden ausländisches Salz von gröberem Korn. Salz aus Terres Vedras ist das reinste und enthält am wenigsten unlösliche Bestandteile, das von Liverpool (i. e. English Salt Union) ist das nächstliegende, das von Lissabon ist am unreinsten.

Die Arbeiter haben mehrere Hausmittel, insbesondere eines', genannt „Gracions D" (vermutlich eine Verstümmelung von Dei Gratia), eine harzige Salbe, ein wenig Diachylon enthaltend, welches in allen Apotheken der Fischereistationen verkauft wird. Ein Unternehmer ließ die Arbeiter mit einer Lösung von Kaliumpermanganat behandeln, in welche sie die Hände nach der Arbeit stecken sollten, angeblich mit gutem Resultate. Die Missionäre finden, daß die Geschwüre ohne jede Behandlung heilen, sobald die Hände nicht mit Salz in Berührung kommen; es ist aber schwer, die Mädchen, wenn auch nur für kurze Zeit, zum Aussetzen der Arbeit zu bringen, solange es nicht unbedingt sein muß. Nicht so sehr wegen des Aufhörens des persönlichen Verdienstes als wegen des Schadens für die Arbeitergruppe von dreien, der sie angehören, pflegen sie so zu handeln. Häufiges Waschen entfernt nicht allein Gifte, sondern löst auch das in die Haut eingedrungene Salz. Die gesündeste Beschaffenheit der Hände sah ich bei einer Gruppe von Arbeiterinnen zu Yarmouth, die mir erzählten, daß sie ihre Hände allabendlich in heißes Wasser oder in Kleie stecken, die mit heißem Wasser gebrüht ist und dann mit Essig und Opium behandelt ist. Ich fand an diesen Arbeiterinnen keine Verletzung und sie sagten, sie hätten nie welche. Vermutlich haben die Arbeiter, die der Industrie von Ort zu Ort folgen und in armseligen Quartieren wohnen, nicht die Mittel, solche Vorsichtsmaßregeln zu gebrauchen. An den Verbandsplätzen in Yarmouth bilden das Gros der Fälle Arbeiter auf den offenen Arbeitsplätzen mit unregelmäßiger Wasserversorgung. Ich fand Erkrankungen häufiger an den Händen derer, die dort arbeiteten, als bei denen, die frisches Wasser leichter zugänglich hatten. Die Arbeiter erzählten, sie hätten in Lerwick in diesem Jahr weniger gelitten, seitdem eine Leitung von frischem Wasser installiert war, als in früheren Jahren, sie sagten ferner, sie litten weniger in Wick, wo es Wasser gibt, als zu Yarmouth.

Spätere Erfahrungen werden zeigen, ob regelmäßiges Einfetten der Haut vor Beginn der Arbeit zweckmäßig ist, ebenso wie dies bei der Chromgerberei der Fall ist« (s. oben).

Salzgeschwüre beim Darmeinsalzen. Mein Interesse wurde durch Miss Squire auf die Handverletzungen bei den Arbeiterinnen gelenkt, welche Gedärme für Würste verarbeiten. Hier sind 190 Frauen beschäftigt, von denen 30 ihre Hände der Salzwirkung aussetzen. Die Firma konstatierte, daß nur diese 30 Geschwüre an den Händen haben, ganz ähnlich den zu Yarmouth bei den Fischpöklerinnen gesehenen. Ich sah 17 von den Arbeiterinnen. Sie leiden nicht besonders durch die Hautaffektion, die Geschwüre haben in der Regel ein kraterartiges Aussehen mit erhabenem Rand und zentraler Höhlung, die mit einem verschorften, schmerzlosen Grunde abgeschlossen ist. Unter einfacher Behandlung, bloß bei gleichzeitiger Entfernung von der die Berührung mit Salz bedingenden Beschäftigung, heilen diese Affektionen innerhalb eines Monats, in seltenen Fällen besteht dabei Schmerz und Schlaflosigkeit. Nur 2 leichte Fälle von Dermatitis des Unterarms wurden gefunden, dann eine pustulöse, auch der Wirkung des Salzes zugeschriebene Gesichtshautentzündung, indem das Salz durch die in Bewegung befindlichen Wickelmaschinen weggeschleudert wurde. Die Verteilung der Geschwüre ist ein wenig anders als bei den Fischereiarbeiterinnen und Chromgerbern, indem vorwiegend der Handrücken, die Knöchel und der Nagelgrund befallen werden, aber außerdem sich mitunter Geschwüre finden an der Handfläche, an den Grundgliedern der Finger, Partien, die besonders der Reibung und dem Salz ausgesetzt sind, wenn das eingesalzene Material zwischen den Händen durchgleitet. Das verwendete Salz ist feiner, d. h. es besteht aus feineren Kristallen als das bei der Einpöklerei der Heringe verwendete. Es sind Schritte unternommen worden, für leichte Erreichbarkeit frischen Wassers zu sorgen, damit die den Insulten ausgesetzten Körperteile gewaschen werden können, ferner soll durch Einreiben mit der oben erwähnten Salbe vor der Arbeit die Haut geschützt werden. Zwar ist, seitdem diese Maßnahmen getroffen worden sind, noch nicht genügend Zeit verstrichen, jedoch glauben sowohl die Firma als auch die Arbeiter, daß die Resultate günstig sein werden.

Dr. Collis berichtet in Verfolgung seiner im Berichte von 1910 angestellten Beobachtungen, daß in den Maschinenfabriken, wo Mineralöle, besonders Rohöle zum Schmieren verwendet werden, Ekzeme an den Armen und Händen der Arbeiter vorkommen, jedoch ausbleiben, wenn antiseptische Teerprodukte (Kreosot oder Karbolsäure) zugemischt werden; er erwähnt insbesondere einen großen Betrieb, wo das Ekzem eine konstante Sorge bildete, obwohl mehrmals verschiedene Schmiermittel versucht wurden, bis eine kleine Menge Desinfektionsflüssigkeit (hauptsächlich aus Kreosot) zu dem aus amerikanischem Öl, Seife und Wasser zusammengesetzten Schmiermittel zugesetzt wurde. Seitdem ereignete sich kein Ekzemfall mehr. Vermutlich ist diese Erklärung dieser Tatsache dieselbe wie die früher betreffend die Verhinderung von Chromdermatitis durch Antiseptika gegebene.

Eine Gewerbeinspektorin berichtet über Geschwüre und Schwellungen der Hände bei Zwiebackarbeiterinnen als Folge von Hitze und mechanischen Insulten. Diesem Leiden kann gesteuert werden durch Fingerschützer und durch Versetzen der Arbeiterinnen mit empfindlicher Haut zu einer anderen Arbeit.

Bei der Herstellung von Flaschen für Rotwein und bei Bearbeitung von Holzschuhen und Stiefeln litten die Arbeiterinnen an Geschwüren der Hände, doch war das Leiden nicht ernst. Auch bei Emailliererinnen wurden Ekzeme gefunden."

# Niederlande.

„Entzündung der Haut und des Unterhautzellgewebes kam in 3 Fällen bei Ziegeleiarbeitern an der Hand vor. Ursache war das fortwährende Anfassen der Ziegel und die Arbeit des Knetens, wodurch Hautfissuren entstanden· In einem weiteren Falle trat die Erkrankung bei 1 Ruderer auf einer Schiffswerft unter einer Hautschwiele auf und war durch Rudern verursacht."

„Ein Ekzem beider Unterarme und Hände trat bei einer Arbeiterin nach 4jähriger Arbeit in der Färberei einer Buntweberei auf. Während der ganzen Zeit litt sie mehr oder weniger an Ausschlag, als sie zu einer anderen· Arbeit übersetzt wurde, wo sie ungefärbtes Garn behandelte, verschwand das Leiden."

„1 Fall von eitriger Entzündung der Hände kam bei 1 Arbeiter einer Vernickelei vor, die der untersuchende Arzt auf die Wirkung von Kalk und Petroleum und anderen Stoffen zurückführte, die zur Reinigung der zu vernickelnden Gegenstände dienen. Herxheimer beschreibt diese Erkrankung unter dem Namen Nickelflechte oder Nickelkrätze. Sie kommt in Vernickeleien vor. Beim Vernickeln wird der Gegenstand zuerst in Petroleum und Benzin gewaschen, hierauf mit Kalk gereinigt und endlich in das Nickelbad gebracht, dabei kommt er mit Nickelsulfat und Nickelammonsulfat in Berührung. Die Hände werden selten trocken, die oberflächlichen Hautschichten lockern sich und die Haut löst sich durch mechanische Reize, wie Kalkteilchen ab."

„Bei 1 Möbeltischler trat durch Einwirkung der Politur, durch Firnis oder durch Teakholzstaub eine rezidivierende Erkrankung der Haut auf. Auch die durch letzteres hervorgerufene Krankheit

beschreibt Herxheimer. Nicht allein Teakholzstaub wirkt so, sondern
viele andere exotische Holzarten auch, so ostindisches uud Jamaika-
satainholz, westindisches und westafrikanisches Mahagoniholz, Rosen-
holz, afrikanisches Buchenholz u. a.“

„Auch in einer Ölmühle kam eine Hauterkrankung vor, deren
Ursache der beim Mahlen von Leinsamen auftretende Staub war,
während Rapssamen solche Erkrankungen nicht veranlaßt. Auch der
Kontakt mit dem Öl selbst spielt vielleicht eine Rolle, ebenso wie
Mineralöle, Terpentinöl die Erkrankung verursachen können. Auch
die Krappwurzel macht solche Affektionen, so wird von 1 Krapp-
wurzelgräber eine Hauterkrankung beschrieben, bei der die Haut in
großen Fetzen zur Abstoßung kam.

„Auf die Meldung von einer Hauterkrankung in einer polygraphischen
Anstalt wurde durch den Inspektionsarzt konstatiert, daß dort zum
Beizen 5—7 % Salpetersäure und 4 % Salzsäure verwendet wird.
Der überdies verwendete Farbstoff bestand, wie die Untersuchung
des Staatschemikers ergab, aus Baryumsulfat und Zinksulfid, war dem-
nach nicht giftig.“

„In einer Glühlampenfabrik, wo das Reinigen des Glasbirnen mit
2 % Fluorwasserstoffsäure vorgenommen wird, wurden an der Hand
zweier Mädchen Blasen wahrgenommen, vermutlich infolge eines De-
fektes an den Gummihandschuhen, welche zum Eintauchen der Birnen
in die Säure verwendet werden.“

„1 Mann, der eine Mischung zum Denaturieren von Spiritus zu
bereiten hatte, trat nach 7 monatlicher Beschäftigung wegen eines
hartnäckigen ausgebreiteten Hautleidens in ärztliche Behandlung. Der
Spezialarzt für Hautkrankheiten schrieb das Leiden der Beschäftigung
mit Pyridin zu, das in dem Gemenge enthalten war.“

„Hinsichtlich der Literatur über Pyridin und Pyridinvergiftung
erwähnt der Originalbericht die Lehrbücher der Toxikologie von Kunkel
und von Kobert, über Berufskrankheiten von Roth und von Weyl.
Kobert meint, daß außer dem Pyridin auch der Methylalkohol als
Bestandteil des Denaturierungsgemenges schädlich sei. Pyridin ist
aufgenommen in die Liste der gewerblichen Gifte, herausgegeben vom
internationalen Arbeitsamte zu Basel, Jena, Verlag von Gustav
Fischer, 1912. Nach Sommerfeld und Fischer verursacht das
Pyridin, auf die Haut gebracht Ekzeme (s. a. Herxheimer, Dtsch. med.
Woch. 1912, Nr. 1, Über die gewerblichen Erkrankungen der Haut).
In Weyls Handbuch der Hygiene werden Pyridinvergiftungen bei Möbel-
polierern erwähnt.

„Bei der ersten Untersuchung bestand, wie der Hautspezialist berichtet, eine Erkrankung der Kopfhaut mit heftigem Jucken und stark
nässenden Blasen. In den folgenden Monaten breitete sich dieses
Leiden über den ganzen Körper aus mit Ausnahme der Fußsohlen
und Handflächen. Nach 16 Monaten wurde bei einer ärztlichen Untersuchung an der linken Schulter ein talergroßer roter Fleck mit Schuppen (dermatitis exfoliativa) wahrgenommen. Es wurde bei dem Pa-

tienten nach anderen Ursachen der Hauterkrankung (Patient war früher in Indien) geforscht, doch ergab die ärztliche Untersuchung kein Resultat. Der Hausarzt kannte den Mann als gesund und war mit dem Dermatologen der Meinung, daß die Beschäftigung mit der Pyridin die Ursache Erkrankung sei."

„Die Untersuchung des Arbeitsplatzes ergab noch folgende Tatsachen. Das Pyridin wird in einem geschlossenen Faß von 45 l Inhalt aufbewahrt, das an einem abgesonderten Platze steht. Nach Entfernung des Korkes werden 10 l abgemessen und in einen Mischkessel von 60 l Inhalt mit Methylalkohol zusammengebracht, nach Zufügen von etwas Anilinblau und Methylviolett zur Färbung. Die folgenden Operationen geschehen in einem großen Raum, wo Patient ungefähr 5 m von der offenen Tür entfernt sich aufhielt. Es wurde dann mit einem an einem Stiel befestigten Maß die Flüssigkeit in die Alkoholfässer geschöpft. Diese Arbeit wiederholte sich 3 mal wöchentlich, dauerte jedesmal 2 Stunden, in welcher Zeit der 60 l Mischkessel 2 mal geleert wurde. Beim Abzapfen des Pyridins bemerkte Patient stets, daß die Augen tränen, am folgenden Tage war diese Erscheinung verschwunden."

Auf Grund dieser Erhebungen war es gerechtfertigt, einen Zusammenhang zwischen der Hautkrankheit und der Arbeit des Patienten anzunehmen, doch schien im vorliegenden Falle die Empfindlichkeit für Methylalkohol und Pyridin ungewöhnlich groß zu sein. Es wurde daher nötig erachtet, den Raum durch einen elektrisch bewegten Ventilator zu lüften."

„Der medizinische Gewerbeinspektor besuchte einige Brikettfabriken, um die gesundheitlichen Momente zu untersuchen. Es wurde folgendes konstatiert: Alle Arbeiter kommen mit dem Pech in Berührung, das nicht wie in England vor der Verarbeitung einem Reinigungsprozeß unterworfen wird. Es wird gleich nach dem Einlangen zerkleinert und mit dem Kohlenklein gemengt. Der dabei entstehende feine Staub dringt durch die Kleider und wirkt so nicht allein auf die unbedeckten, sondern auch auf die bedeckten Körperteile als Reiz. Besonders bei Wind und Sonnenlicht werden Klagen über Brennen und Jucken, Tränenfluß und Lichtscheu geäußert."

„Verschiedene Hauterkrankungen entstanden auf Grund des chronischen Reizes; durch Entzündung verstopfter Schweiß- und Talgdrüsen traten kleinere und größere Pusteln auf, ferner Wucherungen von Hautpapillen, warzige Erhabenheiten von verschiedener Größe. Die Erkrankungen betrafen Gesicht, Nacken, Rücken, Brust, Bauch, Oberschenkel. Besonders häufig waren die Erkrankungen in der Fabrik, wo deutsches Pech verarbeitet wurde. Hier wurden 47 Arbeiter untersucht, darunter 17 jugendliche unter 17 Jahren. In der anderen Fabrik arbeiteten 8 Erwachsene."

„Erkrankungen der Haut und der Talgdrüsen wurden bei 28 von jenen 47 Arbeitern beobachtet, Furunkel an Gesicht und Oberarm bei 1, Wucherungen der Haut bei 7. Das Brennen und Jucken hatte

oft Kratzen zur Folge, wodurch es zu eitrigen Affektionen kam. Bei
11 Arbeitern wurden durch das Pech verursachte chronische Entzündungen der Bindehaut beobachtet; zum Schutze trugen manche Arbeiter Brillen aus Glas, doch gewähren diese keinen vollkommenen
Schutz.

Von manchen Arbeitern wird verschiedenartiges Fett zum Schutze
der Haut verwendet, doch mit unsicherem Erfolge. In einer Brikett-
fabrik zu Montegnée bei Luik wird flüssiges Pech verwendet, hier
treten die beschriebenen Hautaffektionen nicht auf."

„Von einer schweren Hauterkrankung der Hände und Unterarme
(Ekzema madidans) wurde eine Wäscherin in einer Farbenfabrik befallen, die seit 3 Monaten mit dem Reinigen mit Ölfarbe beschmutzter
Stoffe beschäftigt war. Die Reinigung wurde mit warmem Wasser
und freie Kalilauge enthaltender Seife, ferner mit Soda vorgenommen.
Eine andere Wäscherin erkrankte in der gleichen Fabrik durch Reinigungsarbeiten nach 1 Jahre infolge des Arbeitens mit warmem
Wasser, Seife, Chlorkalk an einer starken Schwellung des Hand-
rückens. Nach Aussetzen mit der Arbeit verging die Krankheit
jedesmal."

Der holländische Gewerbeinspektionsbericht zeichnet sich übrigens
durch vortreffliche Abbildungen von Hauterkrankungen aus. Ref.

# Augenkrankheiten. [1]

## Deutsches Reich.

### Preußen.

„In der Zaponiererei einer Schuhknopf-Oilletsfabrik erkrankten
plötzlich 15 Arbeiterinnen an Bindehautentzündung. Der übrigen
Arbeiterinnen bemächtigte sich infolgedessen eine derartige Unruhe, daß
die Firma die Zaponiererei einige Tage schließen mußte. Soweit sich feststellen ließ, sind die Entzündungen, die übrigens leicht verliefen, auf
die Einwirkung von Methylalkohol, der neben Azeton zur Verdünnug
des Zaponlacks benutzt wird, bei einer mangelhaften Ventilation des
sonst hohen und luftigen Arbeitsraums zurückzuführen, die durch die
Ungunst der Witterung veranlaßt wurde. Das seit Jahren geübte
Verfahren hatte bis dahin zu ersichtlichen Nachteilen nicht geführt.
Verhandlungen über eine örtliche Absaugung der Dämpfe, die sich bei
der Art der Fabrikation schwierig gestaltet, sind noch im Gange."
(RB. Düsseldorf.)

### Sachsen.

„Beim Öffnen einer Trommel spritzte etwas von der darin ent-
haltenen kaustischen Soda dem bedienenden Arbeiter gegen die Stirn,
lief an dieser herunter in das eine Auge, wo es ätzend wirkte. Die
benutzte Schutzbrille hatte sich als ungenügend erwiesen." (Chemnitz.)

---

[1] Siehe auch Hautkrankheiten, Benzol, Staub.

## Kleinere Staaten.

„In einer Zuckerfabrik sind 3 in der Rübenwäsche beschäftigte Arbeiter an Augenbindehautentzündung erkrankt, da das Schwemm- und Waschwasser infolge Frischwassermangels dauernd im Kreislauf benutzt werden mußte. Der Betriebsleiter behauptete, dem Wasser reichlich Kalk zugesetzt zu haben, um die Bildung von Schwefelwasserstoff tunlichst zu verhindern." (Braunschweig.)

## Österreich.

„Verätzungen eines Auges erlitten 3 Arbeiter, und zwar durch Sulfitlauge, bzw. Chlorkalk und Sublimatlauge." (Klagenfurt.)

„Zu den eigentlichen Berufskrankheiten der Glasmacher ist der graue Star zu rechnen, der häufig bei älteren Personen zwischen 50 und über 60 Jahren auftritt. Im Berichtsjahre gelangte ein solcher Fall zur Kenntnis, der mit Erfolg operiert wurde.

In der Färberei und Trockenstube einer Steinnußknopffabrik war 1 Fall leichter Augenbindehautentzündung zu verzeichnen." (Tetschen.)

„1 Arbeiter zog sich beim autogenen Schweißen ohne Schutzbrille eine Augenentzündung zu, infolge welcher er durch mehrere Wochen arbeitsunfähig war." (Teplitz.)

## Schweiz.

„Die Augen werden durch ganz spezifische Betriebsverhältnisse vielfach hart in Mitleidenschaft gezogen. Die Stickmusterzeichnungen haben aber selten mehr Anlaß zu Beschwerden gegeben, nötigenfalls haben wir uns an die Ersteller gewendet und bei ihnen Entgegenkommen gefunden." (I. Kreis.)

## Niederlande.

„4 Fälle von Nystagmus betrafen Arbeiter in den Kohlenminen zu Limburg, einer davon trat bereits nach 1 jähriger Arbeit auf. Die Klagen bestanden überdies in Kopfschmerz, Schwierigkeiten beim Lesen und beim Sehen in die Ferne, 1 mal in Schwindel."

„Auf die Anzeige von dem Vorkommen von Augengeschwüren bei den Arbeiterinnen einer Glühlampenfabrik nahm der medizinische Gewerbeinspektor eine Besichtigung derselben vor. Die Erkrankung konnte auf die Anwesenheit sehr feinen Glastaubes in der Luft zurückgeführt werden, der von dem häufigen Zerspringen der dünnen Glasbirnen stammt. Dieser Staub wurde auf den Haaren der Mädchen tatsächlich wahrgenommen."

„Bei den „Brandrahmen", auf denen täglich sehr zahlreiche Glühlampen geprüft werden, besteht für die Arbeiterinnen die Gefahr einer Gesundheitsschädigung durch das ausstrahlende intensive Licht und die Hitze."

# Elektrizität.

Wie Unfälle überhaupt, so sind auch Schädigungen durch elektrischen Strom bisher niemals in die „Internationale Übersicht" aufgenommen worden, auch im folgenden sollen nur solche erwähnt werden, die dadurch medizinisches Interesse bieten, daß sie durch Ströme von geringer Spannung erzeugt sind oder infolge ihres Verlaufes sich den Gewerbekrankheiten nähern. — Ref.

## Deutsches Reich.
### Preußen.

„Die Sorglosigkeit und Unkenntnis, mit der auch das Publikum noch vielfach den Hochspannungsleitungen gegenübersteht, beweist die Tatsache, daß ein junger Bursche sich eine Zigarette an der Hochspannungsleitung anstecken wollte, und daß ein Schulknabe gegen das ausdrückliche Verbot seines Vaters die eisernen Gittermaste einer Freileitung von 15 000 Volt Spannung erkletterte. Beide Fälle sind übrigens auffallenderweise nicht tödlich verlaufen." (R.B. Franfurt a. O.)

### Hessen.

„In einer Sektfabrik spielte ein Arbeiter an der Sicherung der elektrischen Leitung mit einem Schlüssel. Bei dem vom hierbei entstandenen Kurzschlußlichtbogen Getroffenen entstanden schwere Störungen des Blutumlaufes im Gehirn, an deren Folgen der Arbeiter einige Tage nach dem Unfall starb."

### Kleinere Staaten.

„Durch elektrischen Strom erlitt ein Former in einer Maschinenfabrik bei Benützung einer Handlampe Verletzungen an der Hand durch die er über drei Wochen erwerbsunfähig war." (Anhalt.)

## England.

„Von den Unfällen gab es 2 tödliche bei Umschaltern mit mittlerer Spannung. In einem Fall sollte ein neuer Transformator in einer großen Substation aufgestellt werden, der Ingenieur wollte gerade am Ölumschalter des Sekundärstroms (440 Volt) untersuchen, ob das richtig geschehen sei. Dieser Ölumschalter befand sich in einem engen Raume, in den derselbe nur unter anderen solchen Apparaten hindurchkriechen konnte, da dieser Raum nicht als Durchgangsraum gedacht war. Bei dieser Gelegenheit bewirkte er einen Kurzschluß und wurde getötet. Es wäre nicht nötig gewesen, die Untersuchung in diesem Raume anzustellen, sie hätte gefahrlos im Transformatorraum erfolgen können und nach Anordnung des Chefingenieurs dort erfolgen sollen. Im anderen Falle war der Verunfallte an einem nicht ausgeschalteten Umschalterbrett entgegen den Vorschriften beschäftigt, ein neues Kabel anzubringen. Er stand auf einem geerdeten Transformatorgehäuse und berührte einen stromführenden Konduktor von 420 Volt Spannung. Er wurde bewußtlos und kam durch künstliche Atmung wieder zu sich. Auf seine Bitte wurde ihm erlaubt aufzustehen und fortzugehen, als er neuerlich niederstürzte und durch Herzstillstand zugrunde ging.

Unter verschiedenen Unfällen betraf ein tödlicher einen Mann, der einen Kocher emporstieg. Er erhielt einen Schlag (230 Volt Spannung Wechselstrom) von dem biegsamen Konduktor einer Handlampe, da die Isolierung defekt war.

In einem anderen Falle führte der Gebrauch einer solchen Lampe fast einen tödlichen Unfall herbei: Der Mann stand auf einem feuchten Ziegelboden und hielt die Lampe in der Hand, als er den Schlag bekam. Wie gewöhnlich in solchen Fällen war er nicht imstande, die Lampe fallen zu lassen oder sich sonstwie zu helfen, doch vermochte er einen Kameraden zu Hilfe zu rufen. Der zweite erhielt bei seinem Rettungsversuch gleichfalls einen schweren Schlag; ebenso erging es zwei weiteren Leuten, doch gelang es diesen, den Werkmeister zu finden, der die Aufsicht über die elektrischen Leitungen hatte, und dieser öffnete den Stromkreis. Der vom Unfall Betroffene war lange bewußtlos und hatte schwere Verbrennungen an den Stellen der Hände, mit denen er die Lampe gehalten hatte, erlitten. Die Spannung hatte nominell 110 Volt, tatsächlich aber 440 Volt betragen, da die Reduktion der Spannung mit einem „Autotransformator‘ bewirkt wurde, so daß, während die Spannung zwischen den Lampendrähten 110 Volt betrug, sie gegenüber der Erde 440 Volt erreichte.“

„5 Unfälle trugen sich zu durch ungeschützte Konduktoren. Der erste ereignete sich in einem Schuppen einer Motorwagenfabrik. Die Leitung hatte eine Spannung von 200 Volt Wechselstrom. Zum Gebrauch für eine tragbare Lampe waren 2 Drähte von ungefähr 4 Fuß Länge bei einer Deckenrosette einer Hängelampe in den Stromkreis eingeschaltet worden. Anstatt daß ein richtig gebautes Schaltstück verwendet worden wäre, wurden die Enden der biegsamen Drähte für die tragbare Lampe von einem Manne, der auf einem Motorwagen stand, so oft die Lampe gebraucht wurde, an die Enden der Drähte von der Deckenrose angebunden. Im Augenblick des Unfalls war keine Lampe angeschlossen, und die Drahtenden hingen unversorgt herab. Drei Männer schoben einen Wagen in den Schuppen, als das Metallgestell desselben infolge des Windes mit dem stromführenden Draht in Berührung kam. Zwei Männer bekamen Schläge, einer davon wurde getötet. Ein anderer Unfall ereignete sich durch ungenügenden Schutz der Drähte bei einem Koksofenkompressor, der den Witterungsunbilden und starken Erschütterungen ausgesetzt war. Der äußere Schutzmantel war weg, und die Isolierschicht über den Draht wurde durchbrochen, als ein metallener Lampenständer, an einer hölzernen Schiene befestigt, eingeschaltet wurde. An einem andern Tage bekam ein Mann, als er an der Schiene nahe dem Metallrohr lehnte, einen Schlag, der ihn tötete (400 Volt Spannung). Ein anderer bekam beim Versuche, ihn zu retten, gleichfalls einen Schlag."

Von den 20 tödlichen Unfällen durch elektrischen Strom waren nur 3 durch Gleichstrom, alle übrigen durch Wechselstrom, und zwar meist durch Dreiphasenstrom bedingt. Die Spannung in der Leitung betrug nur in 2 Fällen über 1000, sonst stets unter 500 Volt, 5 mal sogar weniger als 250 Volt; noch geringer war in der Regel nach der Schätzung die Spannung in dem Strom, der den Verunfallten durchfloß; diese lag meist unter 250, ja sie betrug in 2 Fällen nur 138 und 127 Volt. Todesursache war 15 mal der elektrische Schlag, 3 mal Sturz, 2 mal Verbrennungen.

### Niederlande.

„In einer Elektrizitätszentrale erlitt ein Mann durch den elektrischen Strom einen Unfall, wobei Brandwunden mit auffallend geringer Heilungstendenz auftraten."

## Gesundheitsverhältnisse und hygienische Zustände in einzelnen Industrien.

### Deutsches Reich.

#### Preußen.

##### A. Goldleistenfabrikation.

„Nicht ganz günstig liegen die gesundheitlichen Verhältnisse bei der Herstellung der sogenannten Politurleisten. Die rohen Holzleisten werden zunächst mit einem Schwamm genetzt, d. h. mit Wasser stark befeuchtet. Je nach Material und Temperatur treten innerhalb mehrerer Stunden alle etwa noch in Spannung befindlichen Holzfasern heraus und werden dann mit einem leicht eingestellten Hobel oder Sandpapier beseitigt. Hierauf werden die Leisten mit einer Wasserbeize überzogen, die zumeist aus dem bituminösen, Humin- und Ulminsäure enthaltenden Kasseler Braun mit Essig, Soda oder Ammoniak hergestellt wird. Die Arbeiter, namentlich solche mit empfindlicher Haut, reiben sich beim Auftragen der Beize, obwohl dies mit einem Ballen geschieht, leicht die Finger durch, wozu kleine Hautrisse den Anfang bilden. In einem erst seit Jahresfrist eröffneten Betriebe haben sich bislang von 6 mit solchen Beizarbeiten beschäftigten Leuten 4 Jungen eitrige Fingerentzündungen zugezogen, die bei 2, nachdem sie auf einige Tage die Beizarbeit ausgesetzt hatten, verschwanden, aber bei Wiederaufnahme wiederkehrten. Inwieweit die von der Firma als Schutzmaßnahme versuchte Benutzung von Gummihandschuhen als wirksam und praktisch brauchbar zu erachten ist, kann zur Zeit mangels ausreichender Erfahrungen noch nicht beurteilt werden.

In dem zweiten, alten Betriebe, der zeitweise 4—6 Arbeiter mit derartigen Beizarbeiten beschäftigt, sind in den letzten Jahren keine Hauterkrankungen aufgetreten. Hier scheint also die Gewöhnung oder eine geeignete Auslese der Arbeiter die Krankheitsziffer günstig zu beeinflussen.

Die gebeizten Leisten werden nach dem Trocknen mit reiner Politur grundiert, mit einem Farbtonlack überzogen und endlich auspoliert mit einer Lösung von Schellack in Spiritus, der mit Terpentin denaturiert ist. Das Auftragen und Verreiben der Farben (hauptsächlich Anilinfarben) und Lacke geschieht mittels eines Leinwandballen, der mit langem Strich über die mit Stiften angehefteten Leisten gezogen wird. Während in dem älteren Betriebe, der ständig etwa 20 Personen mit solchen Polierarbeiten beschäftigt, in den letzten Jahren keine Erkrankungen mehr eingetreten sind, haben in dem erst seit Jahresfrist eröffneten Betriebe von 26 Polierern 4 Ausschläge zwischen den Fingern und auf den Händen bekommen, die sich vereinzelt bis zum Ellenbogen erstreckten. 2 der Erkrankten erklärten, das Leiden damit besiegt zu haben, daß sie das bekannte Wundervolksheilmittel Jerusalemer Balsam (eine alkoholische Lösung von Benzoeharz, etwas Aloe, Myrrhen- und Perubalsam) benutzt und mittags und abends ihre Hände sorgfältiger als früher gereinigt hätten. Bei den beiden anderen Erkrankten hat sich die Polierkrätze erst in den letzten Monaten eingestellt; über ihre Heilung läßt sich noch nichts sagen, bei Verschlimmerung werden sie einige Tage anderweit beschäftigt. Die Krätze bessert sich alsdann, kehrt aber bislang noch wieder. Auffallend ist die Erklärung eines der beiden Erkrankten, daß er vorher 14 Jahre, und davon sogar 9 Jahre ohne Unterbrechung, mit Möbelpolieren beschäftigt gewesen sei, ohne irgenwelche Krankheitserscheinung zu spüren.

Bemerkt sei noch, daß der zum Verdünnen der Farblacke verwendete Spiritus mit Holzgeist und Pyridin, der Politurspiritus dagegen mit Terpentin vergällt ist.

Die Bleivergiftungsgefahr kann nur als gering angesehen werden, da von den Erdfarben nur das Chromgelb und Chromrot bleihaltig und giftig sind, während Chromgrün nur in Mischung von Chromgelb und Pariser Blau giftig wirkt. Bleiweiß wird überhaupt nicht verwendet, sondern durch das harmlose Zinkweiß oder Lithopone ersetzt. Bei einiger Vorsicht und ausreichender Reinigung der Hände vor der Einnahme von Mahlzeiten sind demnach, wie auch die hiesigen Erfahrungen beweisen, Beierkrankungen ausgeschlossen.

Die Reinigung der Hände wird vor der Mittagspause und nach der Beendigung der Arbeit vorgenommen. Die Hände werden zur Aufweichung von Farbe und Lack mit Spiritus und Sägespänen abgerieben und zuletzt mit Seife nachgewaschen. Hierbei verwendet die Mehrzahl der Polierer lieber warmes Wasser, während einige kaltes bevorzügen.

Der von einer Seite ausgesprochenen Vermutung, daß Menschen

mit rotem und hellblondem Haar für die Poliererkrätze empfänglich wären, widerspricht die an anderer Stelle gemachte Beobachtung, daß die heftigeren Ekrankungen Leute mit dunklerem Haar trafen, Jedenfalls muß, abgesehen von kleineren Hautverletzungen, bei den Erkrankten eine gewisse körperliche Empfindlichkeit bestehen, mag diese nun in der Beschaffenheit der Haut oder in dem gesamten Gesundheitszustand liegen oder endlich auch von der Jahreszeit beeinflußt werden.

Das Bimsen (Mattieren) der blank polierten Leisten erfolgt in einer Fabrik unter Verwendung eines Terpintinersatzmittels, des sogenannten Sangajols, eines Mineralöl-Schwerbenzins. Die polierten Leisten werden mit Wollappen und pulverisiertem Bimsstein unter Anfeuchtung mit Sangajol abgerieben. Zehn Arbeiter verbrauchten täglich 0,4 kg bei einer täglichen Bimsarbeit von einer bis anderthalb Stunden. Gesundheitsschädigungen sind bei der Verwendung von Sangajol nicht beobachtet worden." (RB. Frankfurt a. O.)

„Bei der Prüfung der Gesundheitsverhältnisse in den zehn Goldleistenfabriken mit insgesamt 160 Arbeitern, die im Bezirke vorhanden sind, hat sich ergeben, daß in den Räumen, in denen grundiert wird, die Temperatur aus Betriebsrücksichten oft recht hoch ist. Doch wurde, da ausschließlich guter Leim zur Verwendung gelangt, die Arbeitsräume geräumig sind und gut gelüftet werden, verdorbene, muffige Luft nirgends beobachtet.

Der Staubgefahr sucht man in größeren Betrieben dadurch zu begegnen, daß man das Schleifen der Leisten von Hand mit Sandpapier in besonderen, von den anderen Arbeitsräumen dicht abgeschlossenen, möglichst luftigen Räumen vornimmt. Den kleineren Betrieben, die nur über einen Arbeitsraum verfügen, kommt zugute, daß das Schleifen nur kurze Zeit in Anspruch nimmt. Immerhin kann hier wie dort der Zustand nicht als befriedigend bezeichnet werden, und es sind Versuche im Gange, durch Ausbildung der Arbeitstische als Staubkästen mit gelochter Oberplatte und Saugzug eine Abführung des Staubes an der Entstehungsstelle herbeizuführen. Gegen den Staub, der beim Aufreiben von trockenem Bronzepulver auftritt, schützen sich die Arbeiter durch Respiratoren, die allerdings nicht gern getragen werden. In dieser Hinsicht verdient das Bronzieren mittels des Spritzverfahrens den Vorzug; doch setzt auch dieses voraus, daß für gute örtliche Absaugung der dabei entstehenden Zaponlackdämpfe gesorgt wird.

Die Klagen zweier Arbeiterinnen, die an einer nur unvollkommen ventilierten Spritzstelle tätig waren, über zeitweise Übelkeit sind wohl lediglich auf die Einatmung von Amylazetatdämpfen zurückzuführen. Dagegen haben sich Unzuträglichkeiten beim Arbeiten mit dem sogenannten Anlegöl nicht ergeben. Als solches wird in der Regel Terpentinöl oder Sangajol verwandt. Das ist ein nach der Versicherung der Fabrikantin benzolfreies, nur geringe Mengen zyklischer Kohlenwasserstoffe enthaltendes Destillationsprodukt bestimmter Petroleumarten, das als Terpentinersatzmittel große Verbreitung gefunden hat. Ebensowenig sind beim Hantieren mit Chromgelb oder mit Spiritus, der durch Methylalkohol oder Pyridinbasen vergällt war, Gesundheitsschädigungen in die Erscheinung getreten. Chromgelb ist die einzige Bleifarbe, die, und zwar auch nur in der geringen Menge von etwa 10 kg jährlich, in zwei Betrieben verwendet wird. Im übrigen werden beim Farbigmachen der Leisten ausschließlich Erdfarben, Caput mortuum, Kasseler Braun, Lithopone usw. benutzt." (RB. Düsseldorf.)

### B. Arbeit mit Gesteinsbohrmaschinen.

„Mit der Einführung der Gesteinsbohrmaschine in den Steinbruchsbetrieben haben sich die Arbeitsbedingungen der Steinbrucharbeiter wesentlich geändert. So lange das Niederbringen der Bohrlöcher und das Schlagen der Keillöcher lediglich von Hand geschah, mußten die damit beschäftigten Arbeiter in der Regel auch die übrigen Arbeiten, das Brechen, Zerkleinern und das Verladen des Gesteins, besorgen. Die Arbeiter bohrten infolgedessen nicht täglich und wechselten außerdem auch miteinander ab. Das maschinelle Bohren dagegen, das eine besondere Erfahrung und Geschicklichkeit erfordert, wird fast ausnahmslos von ständig mit dieser Arbeit beschäftigten Spezialarbeitern verrichtet. An und für sich ist die langwierige Handarbeit unzweifelhaft schwerer und anstrengender als die schnell fortschreitende und bei jedem Wechsel des Bohrlochs durch längere Pausen unterbrochene maschinelle Arbeit. Das maschinelle Verfahren ist aber sehr häufig mit einer vermehrten Staubentwicklung und einer intensiven Erschütterung der Arme und des Oberkörpers verbunden. Die mancherlei Versuche, durch Absaugung des Staubes oder durch Einspritzen von Wasser in das Bohrloch den Staub unschädlich zu machen, haben zu befriedigenden Ergebnissen in der Praxis leider noch nicht geführt. Insbesondere scheitert die an sich naheliegende Verwendung von Wasser bei manchen Gesteinsarten und Gesteinsvorkommen an technischen Schwierigkeiten, vornehmlich am Versetzen der Bohrer mit Schlamm, an Mangel von Wasser, an der Bequemlichkeit der Arbeiter usw. Ihr stehen aber auch erhebliche gesundheitliche Bedenken entgegen, da die Arbeiter dabei mehr oder weniger durchnäßt werden, also der Erkältungsgefahr ausgesetzt sind, und Unfälle durch Ausgleiten auf dem nassen Gestein begünstigt werden. Da die bei der Arbeiterschaft höchst unbeliebten Respiratoren nur in ganz ungünstig liegenden Fällen getragen werden, besteht zur Zeit das wirksamste Abwehrmittel gegen den Staub noch immer in der Wahl des Standorts über dem Winde.

In der kurzen Spanne Zeit, die seit Einführung des maschinellen Bohrverfahrens im größeren Umfang verflossen ist, hat sich ein abgeschlossenes Urteil über seine Einwirkung auf den Gesundheitszustand der Bohrarbeiten noch nicht gewinnen lassen. Eine Untersuchung in vier Steinbrüchen, die sich allerdings nur auf rund 800 Arbeiter erstreckte, ergab, daß im letzten Jahre vor Einführung der Bohrmaschine auf 100 zeitweise auch mit Bohren beschäftigte Vollarbeiter insgesamt 172 Erkrankungen mit 2619 Krankheitstagen und daß nach Einführung des Maschinenbetriebs auf 100 Spezialbohrarbeiter insgesamt 91 Erkrankungen mit 923 Krankheitstagen gekommen sind. Die Erkrankungen der Atmungsorgane insbesondere berechnen sich für je 100 Arbeiter auf 44 und 18 Fälle, die Erkrankungen an Muskelzerrungen, Hand- und Zellgewebsentzündungen der Hohlhand usw. auf 18 und 4,5 Fälle. Die Frage, ob das Bohren von Hand oder das mit der Maschine gesundheitlich ungünstiger ist, läßt sich mangels einer Statistik über den Gesundheitszustand von Arbeitern, die ausschließlich Bohrarbeiten von Hand betrieben haben, auf Grund dieser Zahlen natürlich nicht beantworten. Sie berechtigen aber zu der Annahme, daß der Gesundheitszustand der Spezialbohrarbeiter jedenfalls nicht ungünstiger ist als der der Steinbrucharbeiter alten Schlages. Das ist auch die vorläufige Meinung der Krankenkassenärzte, die wider Erwarten auch Störungen nervöser Art infolge der von der Bohrmaschine ausgehenden Erschütterungen bisher nicht feststellen konnten." (RB. Düsseldorf.)

„Die in den Basaltbrüchen benutzten, elektrisch angetriebenen Maschinen werden nicht von den Arbeitern gehalten oder geführt, sondern ruhen auf kräftigen Eisengestellen. Bei Beginn des Bohrens entsteht etwa 15 Minuten lang eine geringe Staubmenge, die indessen kaum zum Aufwirbeln kommt. Ein Befeuchten der Bohrstelle zu Anfang des Bohrens ist nicht angängig, weil der Bohrer auf dem harten, glatten Gestein abrutschen und nicht fassen würde. Nach etwa 15 Minuten, d. h. sobald sich der Bohrer einigermaßen in das Gestein eingefressen hat, wird regelmäßig in bestimmten kurzen Zwischenräumen — längstens innerhalb zehn Minuten — Wasser in das Bohrloch gegossen und der entstehende Schlamm mit einer eigens zu diesem Zwecke gebauten Pumpe aus dem Bohrloch herausbefördert. Von einer Belästigung durch Staub kann bei dieser Betriebsweise nicht gesprochen werden, ebensowenig kommen Erschütterungen der Arbeiter in Frage. Das Geräusch, welches diese Bohrmaschinen machen, ist nur gering, keinesfalls aber störend.

Der Betrieb der durch Preßluft betriebenen Bohrmaschinen ist wesentlich anders. Gesundheitsschädigungen der Arbeiter bei der Verwendung solcher Maschinen können ihren Grund haben in der Erschütterung des Körpers des Arbeiters durch die Rückschläge des Hammers und in Belästigungen durch Gesteinsstaub. Im Gegensatze zu den auf Eisengestellen ruhenden Bohrmaschinen in den Basaltbrüchen wird hier die Bohrmaschine von dem Arbeiter gehalten und geführt. Durch die außerordentlich schnell aufeinander folgenden Schläge des Hammers wird dabei der Körper des Arbeiters mehr oder weniger heftig erschüttert. Gesundheitsschädigungen wären hierdurch, besonders wenn diese Arbeit dauernd ausgeführt würde, zu befürchten. Daß eine schädliche Einwirkung auf die Gesundheit bisher nicht beobachtet worden ist, mag wohl zunächst darin seinen Grund haben, daß ein Arbeiter nicht dauernd an der Bohrmaschine arbeitet, sondern nach Erledigung einer gewissen Bohrarbeit wieder andere Arbeiten vornimmt. Das Bohren mittels Maschine geht schnell vor sich. Bei dem harten, kristallinischen Kalkstein der drei Brüche wird ein Bohrloch von 4 m Tiefe in etwa einer Stunde niedergebracht. Es ist kaum nötig, mehr als vier bis fünf solcher Bohrlöcher am Tage niederzubringen, so daß die Zeit, während der ein Arbeiter mit der Bohrmaschine arbeitet, sich auf höchstens fünf Stunden am Tage beläuft, die zudem noch nicht aufeinander folgen. Von den Arbeitern wird jede Möglichkeit einer Gesundheitsschädigung verneint; sie geben höchstens ein Mattigkeitsgefühl in den Armen unmittelbar nach der Arbeit, das zudem wieder schnell verschwindet, zu. Auch beamtete Ärzte haben geäußert, daß Schädigungen der Gesundheit der Arbeiter nicht zu befürchten seien. Bei den Äußerungen der Arbeiter liegt indessen die Vermutung nahe, daß Überanstrengungen absichtlich verschwiegen werden; denn die Bohrarbeit wird gut bezahlt — mit 20 bis 25 Pf. für das laufende Meter, was einem Stundenlohn von 80 Pf. bis 1 Mk. gleichkommt — und darum auch von den Arbeitern sehr gesucht. Belästigungen durch Steinstaub konnten öfter wahrgenommen werden. Der durch die Preßluft ausgestoßene Staub zog Arbeitern unmittelbar an Mund und Nase vorbei. Bei den neueren Preßluftbohrmaschinen hat man die Luftaustrittsöffnungen so angeordnet, daß sich zwischen dem Bohrloch und den Atmungsorganen der Arbeiter ein Luftschleier bildet, der die feinen Staubteile von dem Arbeiter fortbläst; dadurch wird aber nicht verhindert. daß andere Arbeiter durch den Staub belästigt werden können. Das wirksamste Mittel zur gefahrlosen Beseitigung des Staubes wäre die Einführung von Spritzwasser durch den hohlen Bohrstahl in das Bohrloch; allein der höhere Preis solcher Bohrhämmer, wie auch die durch die erforderliche Wasserzuleitung bedingten größeren Betriebskosten scheinen diesem Verfahren noch entgegen zu stehen." (RB. Hildesheim.)

„Gesundheitsgefahren bei der Benutzung von mechanisch betriebenen Gesteinsbohrmaschinen in Steinbrüchen haben weder bci den Betriebsrevisionen noch bei Durchsicht der Bücher einiger hierfür in Betracht kommenden Krankenkassen mit Sicherheit festgesteilt werden können. Der mechanische Bohrbetrieb ist allerdings erst seit verhältnismäßig kurzer Zeit und bisher auch nur in den größten Steinbrüchen des Bezirks eingeführt. Die Befürchtung, daß bei gewissen Verwendungsarten dieser Maschinen sich Gesundheitsschädigungen ergeben könnten, liegt sehr nahe.

Im hiesigen Bezirk werden fast ausschließlich mit Druckluft betriebene Bohrmaschinen benutzt. In Verwendung sind sowohl ‚Fußmaschinen‘, die auf einem schweren Dreibein angebracht sind, als auch Handbohrmaschinen, die der Arbeiter an zwei seitlichen Griffen mit den Händen faßt und gegen das Gestein preßt. Bei jenen pflegen der starken Beanspruchung wegen ausschließlich Vollbolner verwendet zu werden. Bei den Handbohrmaschinen werden gelegentlich auch Vollbohrer benutzt, meistens aber Hohlbohrer, die in der Richtung der Längsachse durchbohrt sind, damit durch diesen Kanal Preßluft eintritt, um den Bohrer zu kühlen und das Bohrmehl herauszublasen.

Die Fußmaschinen dienen im allgemeinen nur zur Herstellung der meist senkrechten, mehrere Meter tiefen Bohrlöcher für Sprengungen an der Felswand bei der eigentlichen Steingewinnung. Hierbei kann nach der ganzen Art des Betriebes eine nennenswerte Staubbelästigung schon deshalb nicht in Betracht kommen, weil eine andauernde Kühlung durch Einschütten von Wasser in das Bohrloch erforderlich ist.

Handbohrmaschinen mit einem breiten, gezahnten Vollmeißel werden benutzt, um in abgesprengte Felsstücke, die durch Spalten zerkleinert werden sollen, Löcher für die eisernen Keile hineinzuarbeiten. Auch bei dieser Arbeit soll eine reichliche Anfeuchtung mit Wasser stattfinden, um das Werkzeug scharf zu halten. Geschieht das in genügendem Maße, so kann eine Staubentwicklung vermieden werden. Unter allen Umständen wird jedoch mit einer zu Beginn der Arbeit sogar nicht unerheblichen Staubbelästigung zu rechnen sein bei den Handbohrmaschinen mit Hohlbohrern. Diese finden hauptsächlich Verwendung, um Bohrlöcher für Schüsse zur Zerkleinerung abgelöster Felsstücke herzustellen. Eine ausreichende Anfeuchtung ist bei dieser Arbeit ausgeschlossen; denn der Luftdruck würde dann nicht mehr imstande sein, das zusammenbackende Bohrmehl auszublasen. Da der Arbeiter die Maschine mit aller Kraft — häufig in gebeugter Körperhaltung — gegen das Felsstück preßt und der Staubwolke sehr nahe kommt, so kann eine nicht unbeträchtliche Staubmenge in seine Atmungsorgane gelangen. Dabei wird es dann natürlich sehr von der Art des Gesteins abhängen, in welchem Grade die Gesundheit gefährdet wird. In den Kalksteinbrüchen des Bezirks, in denen die Bohrmaschinen vorläufig noch am häufigsten benutzt werden, handelt es sich nicht gerade um eine ausgesprochen gefährliche Staubart.

Um die Staubbelästigung bei der Handbohrmaschine mit Hohlbohrer zu vermeiden, sind verschiedentlich Versuche angestellt worden. Bei einer Art von Bohrmaschinen wird der Auspuff der Arbeitsmaschine so abgeleitet, daß er die Staubwolke beiseite bläst. Da die Maschine mit etwa 2000 Kolbenstößen in der Minute arbeitete, bildet die mit ziemlich großem Überdruck auspuffende, verbrauchte Luft einen fast ununterbrochenen Strom, der senkrecht zur Bohrachse gerichtet ist. Wirksamer dürfte die Anbringung eines Wassersprühapparates am Bohrerkopfe sein. Eine größere Fabrik des Bezirkes stellt Einrichtungen dieser Art her. Leider haben Versuche mit Bohrmaschinen dieser Firma in einem größeren Steinbruch des Bezirks aus Gründen, die mit der erwähnten Schutzvorrichtung nicht im Zusammenhange stehen, zu keinem befriedigenden Ergebnis geführt. Die Betriebsleitung mußte deshalb von der Anschaffung Abstand nehmen. Es ist jedoch mit ziemlicher Sicherheit zu erwarten, daß weitere Bemühungen nach dieser Richtung Erfolg haben werden.

Von einer Schädigung der Arbeiter durch die Erschütterung des Körpers beim Arbeiten mit Preßluftbohrern ist nichts bekannt geworden. Die Maschinen sind auch meistens so schwer gebaut, daß die Erschütterungen sich nicht zu sehr auf den Körper des Arbeiters übertragen. Im übrigen werden die Arbeiter auch nirgends ganze Tage an solchen Maschinen beschäftigt. Es handelt sich meistens nur um eine häufig unterbrochene Tätigkeit von insgesamt einigen Stunden am Tage." (RB. Arnsberg.)

„Erhebliche Gesundheitsschädigungen durch den Staub der mechanisch betriebenen Gesteinsbohrmaschinen sind bis jetzt nicht beobachtet worden. In den Melaphyrsteinbrüchen an der Nahe werden die ersten 30—40 cm des Bohrlochs trocken gebohrt; dann wird Wasser zugegossen, damit sich das Bohrmehl als Schlamm leichter ausheben läßt, und damit der Bohrer kühl gehalten und der Arbeiter nicht durch Staub belästigt wird. Ebenso verfährt man in einem großen Kalkwerk in Stromberg. — In einem Kalkbruch des Kreises Wetzlar werden in der Regel nur senkrechte Löcher gebohrt, weil die großen Preßluftbohrmaschinen für schräge oder horizontale Löcher nur schwer zu handhaben sind. Der Staub wird bei den senkrechten Bohrlöchern leicht seitlich weggetrieben und gelangt nur wenig in den Atmungsbereich des Arbeiters. Das Naßbohren ist hier schwierig, weil sich der Bohrer durch den nassen Schlamm festsetzen kann. — Eine Firma beabsichtigt, in ihrem Kalksteinbruche die Bohrmaschine mit Dampf zu betreiben, und glaubt, daß der ausströmende Dampf den Bohrstaub größtenteils niederschlagen wird. —

In einem Grauwackenschiefersteinbruche benutzt man einen mit Preßluft getriebenen Hohlbohrer, durch dessen Höhlung der Bohrstaub zeitweise ausgeblasen wird, wobei der Arbeiter unter dem Staube zu leiden hat. Es wird täglich etwa zwei Stunden lang gebohrt, und ein zweiter Arbeiter ist des Staubes wegen schon als Ablösung eingestellt. Der erste Bohrmann ist zur Zeit krank und soll an Blutauswurf leiden, doch konnte Genaueres über die Ursache der Erkrankung noch nicht festgestellt werden. Jedenfalls ist es angebracht, der Arbeitsweise aller dieser Bohrmaschinen in Zukunft besondere Aufmerksamkeit zu widmen." (RB. Koblenz.)

### Hessen.

Hinsichtlich der Gefahren bei der Goldleistenfabrikation erwähnt der badische Gewerbearzt u. a., daß von Metallverbindungen Eisenrot und Chromgelb verwendet werden, die beim Abschleifen etwas stauben. Die Arbeiter, teilweise schon lange im Betrieb, wiesen kein Zeichen von Bleikrankheit auf. Zum Lackieren werden Lacke aus hochwertigem Spiritus, denaturiert mit reinem Terpentinöl, verwendet; zum Ölen dient eine unschädliche Auflösung von Harz in Terpentin. „Auf die geölten Stellen wird Bronzestaub aufgetragen. Die Arbeiter haben Respiratoren zur Verfügung. Oft werden an Stelle des Bronzestaubes Metallplättchen aufgelegt, die mit einem leicht angefetteten Pinsel oder einer Plüschbürste von der Unterlage abgehoben werden. Bisweilen ist hierbei ein leichtes Anblasen der Blättchen nötig, eine Überanstrengung der Lungen aber wird hierdurch nicht bedingt.

Ein Arbeiter, der mit diesen Metallisierungsarbeiten beschäftigt war, zeigte einen schwärzlichen Saum am Zahnfleisch und war kurz zuvor an Verdauungsstörungen ärztlich behandelt worden. Typische Bleikolikanfälle waren nicht aufgetreten. Der Arzt bezeichnete die Erkrankung als Metallvergiftung. Die Bronze und die Metallplättchen wurden untersucht, sie zeigten einen reichlichen Kupfergehalt, aber keine Spuren von Bleibeimengung. Der Fall ist hinsichtlich der Entstehung nicht völlig aufgeklärt. Entweder handelt es sich um eine chronische Kupfervergiftung, und der Saum ist als ein Niederschlag von Kupfersulfid anzusprechen, oder aber der Arbeiter hat, da im gleichen Saale gelegentlich mit Chromgelb gearbeitet wird, Spuren dieses Giftes aufgenommen, wobei eine besondere Empfindlichkeit gegen Blei vorausgesetzt werden kann.

Von bedenklichen Mißständen in Goldleistenfabriken kann nach diesen Ausführungen keine Rede sein.

# Sachregister.


Abdeckerei 83.
Abkratzen von Bleifarbe 6, 23, 38.
Absaugevorrichtungen 18, 23, 24, 29, 31, 32, 36, 37, 42, 47, 50, 52, 66, 67, 71, 81, 99, 100, 103, 108, 124, 130.
Abziehbildererzeugung 2.
Aeroplantragflächen, Imprägnierung, s. Firnissen, Flugzeugindustrie.
Ärztliche Untersuchung von Arbeitern 10, 16, 20, 29, 30, 32, 33, 37, 43, 49, 50, 103, 114.
Äschern (Gerberei) 84, 93, 111.
Akkumulatoren 2, 8, 27, 29, 30, 33, 35, 36, 40, 110.
Akkumulatorenwärter 7.
Alizarinblau 116.
Alkalien 79, 110, 124, s. a. Ammoniak.
Alkoholiker 15, 45, 63, 78.
Alkoholvergiftung 78.
Alleinarbeiten 3, 4.
Amidoderivate des Benzols 3, 76.
Ammoniak 1, 3, 80.
Ammoniumsulfat 62, 80.
Amylazetat 80, 81, 130.
Amylazeton 80.
Anilin 1, 3, 76, 110.
Anstreicher siehe Firnis, Lackierer, Maler.
Anstrichmittel, giftige 70, s. a. Bleifarben, Benzol.
Anthrax s. Milzbrand.
Antimon 29, 38.
Antiseptika siehe Desinfektion.
Antiseptische Stoffe gegen Hauterkrankungen siehe Karbolsäure, Kreosot, Salbenbehandlung.
Anzeige von Gewerbekrankheiten 6, 22.
Arbeiterwechsel 10, 44, 99.
Arbeitskleider 13, 23, 28, 48, 93, 95.
Armaturenfabrik 16.
Arsen 2, 37, 38, 55, 58.
Arsenausschläge 56, s. a. Hautkrankheiten.
Arsenhütten 56.
Arsenik 58, 78.
Arsenwasserstoff 57, 59, 60.

Arthralgien s. Gelenkschmerzen.
Atmung, künstliche, 67, 127.
Atmungsorgane, Erkrankungen, 56, 62, 63, 64, 97, 98, 99, 100, 101, 102, 131, 132, s. a. Lungenentzündung.
Augenbindehautentzündung s. Bindehautentzündung.
Augengläser 124, 125.
Augenkrankheiten 2, 39, 78, 124, s. a. Bindehautentzündung.
Ausländische Arbeiter 17.
Ausschläge s. Hautkrankheiten, Ekzem usw.
Autogenes Schweißen 31, 52, 125.
Aviatol 70.
Azeton 124.
Azetylenflamme 31, 38.

Badeeinrichtungen 23, 73, 75, 114.
Bäckerei 68, 69.
Barometer 50.
Baumwollindustrie 96, 97, 107.
Beinhautentzündung 105.
Beizen 82, 112, 113, 122, 128.
Benommenheit 72.
Benzidin 76 77.
Benzin 3, 24, 71, 110, 121.
Benzinspiritus 72.
Benzol 1, 3, 72, 76, 109, 110.
Bergleute 102, s. a. Nystagmus.
Bewußtlose, Wiederbelebung 4, 79.
Bijouteriewarenfabrik 72.
Bindehautentzündung 51, 100, 124, 125.
Blasengeschwülste 76, 77.
Blattgold 67.
Blaufärbung der Haut 76.
Blausäure 78.
Bleibad s. Härten.
Bleichrom af 29, s. a. Chromarben.
Bleichsucht s. Blutarmut.
Bleierze 18.
Bleifarben 4 ff.
Bleifolie 2.
Bleifreie Farben 23, 24, 25, 28, 38.
Bleigehalt der Luft 37.
Bleigicht 10.
Bleigießer 7, 42.

Bleiglätte 14, 24, 29.
Bleihütten 2, 15, 17, 25, 30.
Bleikammern 18.
Bleikolik 5, 6, 9, 10, 11, 14, 15, 16,
   17, 18, 26, 27, 28, 29, 42, 43, 46.
Bleikolorit 43, 45.
Bleilähmung 7, 8, 10, 15, 21, 24, 26,
   29, 33, 37, 39, 42, 43, 45, 46.
Bleimennige s. Mennige.
Bleiplattenfabrik 42.
Bleirohre 2.
Bleisaum 5, 7, 11, 16, 19, 20, 21, 24,
   31, 42, 43, 45, 46.
Bleisulfid 11, 12.
Bleiträger 11.
Bleivergiftung 1, 2, 4ff., 135, 136.
Bleiweiß 2, 6, 16, 24, 29, 31, 43ff.,
   129.
Bleiweißfabrikation 3, 10, 12, 13, 25,
   26, 33, 39, 40, 42, 44, 99.
Bleiweißkammern 10, 40, 44.
Bleizinnlegierung 6.
Bleizuckerfabrik 9.
Blutarmut 5, 8, 19, 20, 26, 42, 45, 59.
Blutbefleckte Wolle 88.
Blutdruck 42, 44, 102.
Blutkörperchen, rote, basophil gekörnte
   10, 42, 43, 46.
Blutuntersuchung 9, 10, 33.
Borsten 84, 85, 94.
Bossierer 16.
Brandrahmen 135.
Brauerei 23, 28, 63, 69.
Braunsteinmühle 51, 98.
Brikettfabriken 123, 124.
Bronchialkatarrh siehe Atmungsorgane,
   Erkrankungen.
Bronzepulver 130, 135.
Bronzieren 10, 59.
Buchbinder 110-
Buchdrucker s. Druckerei.
Bügeleisen 68, 115.
Bürsten 5, 23, 27, 50, 54, 114.
Bürstenerzeugung 84, 86, 110.
Buntdruck, keramischer 5, 9.

Caissonarbeit 103, 104.
Chemische Industrie 1, 10, 62, 76, 78,
   112.
Chininfabrikation 116.
Chlor 1, 3, 62.
Chloräthyl 1.
Chloranilin 77.
Chlorblei 31.
Chlorkalk 1, 25, 103, 116, 125.
Chlorsaures Kali 49.
Chlorschwefel 1.
Chlortoluidin 77.
Chromatindustrie 51, 52, 53.

Chromatstaub 37.
Chromfarben 6, 115, 129, 131, 135, 136.
Chromgerberei 54, 55.
Chromgrüngarn 37, 38.
Chromorangegarn 37.
Cyllin 55.

Dachpappenfabrik 115.
Darmeinsalzen 120.
Darmmilzbrand 85.
Deckenfabrik 84.
Decken, wasserdichte 3.
Dermatitis s. Hauterkrankungen.
Desinfektion 82, 84, 88, 92, 98, 121.
Dextrinfabrik 63.
Diamantschleiferei 5, 42.
Dimethylsulfat 1.
Dinitrobenzol 76.
Dinitrophenol 77.
Dockarbeiter 92, 93, 95.
Drahtweberei, -zieherei 15, 25, 63, 110.
Dreher 42, 43.
Drescher 103.
Drogerie 42.
Druckerei 2, 5, 6, 9, 13, 14, 15, 16,
   18, 19, 20, 24, 25, 27, 29, 31, 101, 105.
Druckluft 103, 104.
Dupuytrensche Kontraktur 2.
Durchfall 38, 50, 56, 79.
Dynamitgase 1.

Einlegerinnen 19, 24.
Eisenbahntankwagen 72.
Eisenchloriderzeugung 115.
Ekzem 50, 78, 107, 110, 113, 115, 116,
   124.
Elektrische Apparate 24, 29, 50.
Elektrische Behandlung Bleikranker 33.
Elektrizität 126.
Elektrotypeure 31.
Emailfabrikation 1, 21, 42, 43.
Emaillieren 2, 4, 9, 15, 16, 27, 32, 34,
   39, 47, 121.
Enzephalopathie siehe Gehirnerkran-
   kungen.
Erbrechen 38, 56, 57, 59, 70, 72, 79, 97.
Erdöl 3, 60, 72, 74, 114, 116.
Erkältung 131.
Ermüdung 105, 133.
Ernährung 42, 48, 56.
Erschütterungen des Körpers 132, 135.
Erzbergwerke 3.

Färberei 110, 115, 121.
Fäulnisgase 61.
Fahrradfabrik 109.
Farben, bleifreie, s. bleifreie Farben.
Farbenerzeugung 2, 76, 124.
Faßpichen 1.

Faturan 107.
Feilenhauerei 2, 9, 13, 23, 31, 39.
Felle, tierische, s. Häute und Felle.
Fellzurichterei 94.
Ferrosilizium 56, 57.
Feuchtigkeit 106.
Filzindustrie 50, 86.
Fingerkuppen-Deformierung 108.
Fingernägel 120.
Fingerwunden 48, 108, 111, 120, 128.
Firnis 18, 70, 72.
Fischeinpöckler 3, 117.
Fischerei 117, 120.
Fischereisalz 119, 120.
Flachsspinnerei 96, 106.
Flaschenglashütte 121.
Flaschenkapselfabrik 27.
Flaschner 9.
Fleischer s. Metzger.
Fliesen 42.
Flugstaubkanäle, Reinigung 56.
Flugzeugfabrik 70.
Fluorwasserstoffsäure 122.
Flußsäure 1.
Französischpolieren 53.
Frauenarbeit 32, 40.
Frauen, Milzbranderkrankungen 95.
Fritten 21.
Furunkel 110, 111, 123.
Fußboden 13, 24, 41, 49, 50, 63, 96, 99, 101.

Gärtner 105.
Galvanoplastik 1, 9, 52, 56, 108, 109, 110, 111, 114, 116.
Garnindustrie 3, 39.
Gasabsaugung s. Absaugung.
Gasleitungen, undichte 65, 67.
Gasmesserfabrik 23.
Gaswerke 3, 62, 63, 68, 80.
Geflügelhändler 95.
Gehirnerkrankungen 39, 42, 46, 126.
Gehörorgan, Erkrankung 104.
Geistesstörung 39, 49.
Gelbgießer 52.
Gelbsucht 60, 70, 88.
Gelenke, Erkrankungen, 42, 46, s. a. rheumatische Beschwerden.
Generatorgas 3, 65, 68.
Generatoröfen 4.
Gerberei 54, 61, 81, 83, 84, 85, 90, 93, 96, 110, 111.
Geschwüre 3, 49, 51, 52, 53, 54, 55, 56, 72, 75, 81, 111, 113, 117, 121.
Gesteinsbohrmaschinen 131.
Gichtgas s. Hochofengase.
Gießfieber 52.
Glasbläser 49, 96, 106, s. a. Glashütten, Glasmacher.

Glaser 7, 8, 9, 15, 16.
Glasgraveur 6.
Glashütten 8, 18, 26, 105, 106.
Glasmacherstar 125.
Glasmaler 21.
Glaspoliererei 2.
Glassatz 27.
Glasschleiferei 2, 98, 105.
Glasstaub 125.
Glasur 13, 14, 17, 22, 25, 26, 28, 29, 33, 34, 39, 41.
Glühlampenfabrik 27, 106, 122, 125.
Glühöfen 67.
Goldleistenfabrik 128 ff., 135.
Grubenlampenfabrik 61.
Gummidichtungsplatten 71.
Gummifabrik 79, 107, 112.

Haare, tierische 82, 84, s. a. Roßhaar.
Haarschneiderei 50.
Haarsortierung 50.
Hadernverarbeitung 100, 101.
Hämatoporphyrin 10.
Härten von Metallen 1, 6, 7, 38.
Häute und Felle 2, 81, 83, 84, 85, 90, 91, 92, 94, 95.
Hafnerei s. Töpferei.
Haftpflichtgesetz 2, 116.
Handarbeit, Ersatz durch Maschinenarbeit 28, 34, 131.
Handschuhe 80, 113, 115, 116, 122, 128.
Harmonikatischler 8.
Harnbefund 10, 11, 44, 45, 59.
Hasenhaare 50.
Haut, Bleiaufnahme 41.
Hautkrankheiten (s. a. Ekzem) 1, 48, 51, 54, 56, 63, 72, 74, 77, 81, 107, 128, 129.
Hautmilzbrand s. Milzbrand.
Hautwolle 91.
Heizer 45, 90.
Heringszurichtereien 117.
Herzfehler 30.
Herzstillstand 127.
Hirten 95.
Hitze 106, 125.
Hochöfen 4, 65.
Hochofengase 3.
Hohlwarenindustrie 3, 32.
Holzarbeiter 12.
Holzarten, ausländische 53, 108, 109, 110, 121.
Holzgeist 107, 111, 112, 113, 122, 124, 129, 131.
Horn, künstliches 64.
Hornschneiderei 94.
Husten 3, 97.
Hutfabrik 50.
Hutmacher 104.

Imprägnieren von Flugzeugtragflächen
s. Flugzeugindustrie, Firnis.
Infektion 55, 96.
Innenaustriebe 10, 16, 23, 27, 28.
Installation 2, 7, 31, 39, 42, 43.
Jerusalemer Balsam 129.

Kabel 37.
Kabelfabrik 29.
Kachelofenfabrik s. Ofenkacheln.
Kaliumbichromat s. Chromat, Chrom-
farben
Kaliumchloratfabrik 9, 62.
Kalk, Hauterkrankungen durch, 110,
121.
Kalklöcher 111.
Kalkstaub 102.
Kalkstickstoff 78.
Kalomel 50.
Kaltlackieren 80.
Kammgarnspinnerei 90.
Kaolinwerke 72.
Karbolsäure 1, 107, 121.
Karbonisiertürme 69.
Kellnerinnen 104.
Keramische Industrie 9, 19, 29, 33, 34,
35, 39, s. a. Porzellan, Majolika,
Steingut, Töpferei.
Kieselsäure 101, 102.
Kistenbauer 7.
Kitt 14, 21, 24.
Kleingewerbe 25.
Klempner 7, 8, 10, 17, 18.
Knallquecksilber 50.
Knochenmehl 72.
Knochenmühlen 94.
Knochenverkrümmungen 104.
Köchinnen 104.
Körpertemperaturmessungen 107.
Kohlendioxyd 3.
Kohlenminen 125.
Kohlenoxyd 1, 3, 65, 80.
Kohlensäure s. Kohlendioxyd.
Kokereien 66.
Koksfeuer 65.
Konditoren 110.
Kopfschmerz 70, 72, 80, 97, 125.
Korbflechter 86.
Korksteinfabrik 112.
Krämpfe 2, 11, 57.
Krampfadern 104.
Krappwurzel, Hauterkrankungen 122.
Kremserweiß 8, 24, 25.
Kreosot 81, 121.
Kuhpocken 2.
Kukuruzladung eines Schiffes, Kohlen-
dioxydvergiftung 69.
Kunstdüngerfabriken 94, 103.
Kunstseide 69, 70.

Kupferhütte 17.
Kupferschmied 7, 52.
Kupfervergiftung 136.
Kupolofen 68.
Kutscher 45.
Kyanisieren 25, 50.

Lackierer 1, 6, 7, 9, 25, 43, 109, 110,
129, 135.
Lähmung 104, s. a. Bleilähmung.
Lampenfabrik 71.
Landarbeiter 95, 106.
Landwirte 83, 97.
Lederberufsgenossenschaft, Vorschrif-
ten 83.
Lederfabrik s. Gerberei.
Lehmabgraben s. Ziegelei.
Leinenwarenfabriken 106.
Leuchtgas 3, 68, s. a. Gaswerke.
Lichteinwirkung 123, 125.
Lithographie s. Steindruckerei.
Löterei 2, 8, 10, 16, 17, 31, 39, 58.
Luft, Bleigehalt, s. Bleigehalt der Luft.
Lumpensortierer 100.
Lungenentzündung 21, 57, 63, 98, 104,
106.
Lungen, fibröse, 102.
Lungenmilzbrand 85.
Lungenschwindsucht s. Tuberkulose.

Magazinarbeiter 12.
Magen-Darmerkrankungen 7, 8, 9, 30,
48, 56, 72, 104.
Magengeschwür 8, 42.
Majolika 22, 34, 41.
Malergewerbe 2, 4, 6, 8 ff.
Malzfabrik 65.
Manganvergiftung 51.
Maschinenfabriken 14, 15, 43, 47, 108,
116, 120, 126.
Maschinenöl s. Schmieröl.
Maschinist 7, 19, 24, 45, 63, 65, 96.
Maschinensetzer 24, 31.
Maßstäbefabrik 29.
Maurer 16, 50.
Mazamet-Lederindustrie 90.
Medaillenfabrik 18.
Mehltau 97.
Meldung von Gewerbekrankheiten 19.
Mennige 2, 8, 19, 23, 25, 28, 38, 43.
Merkblätter 5, 11, 15, 17, 20.
Messerfabrik 38, 67, 94.
Messingindustrie 2, 31, 51, 52, s. a.
Gießfieber.
Metallbrennerei 64.
Metallhütten 2.
Metallindustrie 1, 6, 8, 19, 20, 30, 38,
51, 64, 68, 71, 78, 104, 109, 114.
Metallkapselfabriken 36.

Metallmöbelfabrik 27.
Metallschmelzerei 4, 30.
Methylalkohol s. Holzgeist.
Metzger 83, 95, 96.
Milzbrand 1, 2, 82.
Milzbrand-Erforschungsbehörde 88.
Milzbrandserum 85, 87, 90.
Mineralöl s. Erdöl.
Möbelfabrik 112, 113.
Motorwagenfabrik 127.
Muskelentzündung 105, 132.

Nadelerzeugung 39.
Nägel s. Fingernägel.
Nähmaschinenfabrik 64.
Naphta s. Erdöl.
Naphtolfarbstoffe 116.
Naphtylamin 77.
Nasenbluten 97.
Nasenscheidewand, Durchlöcherung 51, 52, 53, 54, 56.
Neurosen 72.
Nickelkarbonyl 80.
Nickelkrätze 109, 111, 116, 113, 121.
Nickeloxydul 1.
Nierenerkrankungen 7, 8, 9, 30, 33, 45.
Nieter 12, 43, 106.
Nigrit 62.
Nikotin s. Tabak.
Nitroderivate des Benzols 1, 3, 76, s. a. Dinitrobenzol, Dinitrophenol.
Nitrose Gase 1, 3, 63, 64.
Notschlachtung 83, 84.
Nystagmus 2, 125.

Obduktionen 57, 85, 86.
Ölmühlen 122.
Ölumschalter 126.
Ofenkacheln 10, 13, 14, 16, 17, 22, 26, 103.

Packmaschine 59.
Panol 112.
Papieremballagenfabrik 21.
Papierfabrik 59.
Parachloranilin 76.
Paraffin 75.
Paraffinkrätze 112, 113, 115.
Paraffinkrebs 74.
Paranitranilin 76, 116.
Patentfeuerungen 74.
Pech 72, 74, 123, 124.
Petroleum s. Erdöl.
Pferdegeschirrindustrie 33.
Phenolfarbstoffe 116.
Phenylhydrazin 1.
Phosgen 1, 62.
Phosphor 1, 2, 60.
Phosphorchlorid 62.

Phosphorwasserstoff 57, 58.
Phthise s. Tuberkulose.
Pinselerzeugung 83.
Poliererei 8, 38, 51, 67, 102, 129.
Polierkrätze 107, 108, 109, 110, 111, 129, 130.
Polygraphische Gewerbe 40, s. a. Drukkerei, Schriftsetzer, Steindruckerei.
Porzellanindustrie 1, 2, 15, 16, 21, 33, 40, s. a. Töpferei.
Prägemaschinen 67.
Preßluftmaschinen, s. Gesteinsbohrmaschinen.
Pumpenschacht 61, 65.
Putzfrauen 104.
Pyridin 109, 112, 113, 122, 129, 131.

Quecksilber 2, 47 ff.
Quecksilber, ameisensaures, zur Milzbranddesinfektion 92.
Quecksilberbeize 50.
Quecksilberdampflampen 50.
Quecksilbersalze, Darstellung 49.
Quecksilbersulfid 48.

Rauchhelme s. Sauerstoffapparat.
Rauchschutzapparat siehe Sauerstoffapparat.
Reinigen von Steinzeugwaren 41.
Reinigung von Gasen 62, 68, 69, 129.
Reinigungsmittel für Schafwolle 59.
Reinlichkeit, mangelhafte, 5, 6, 7, 12, 13, 14, 17, 19, 20, 21, 28, 41, 45, 109.
Reizbarkeit 48.
Respiratoren 24, 44, 48, 130, 135,
Retoucheur 7.
Rettungsversuche 3, 69.
Rheumatische Beschwerden 7, 8, 9, 19, 26, 56, 100, s. a. Gelenke, Muskelerkrankungen.
Roßhaarindustrie 81, 82, 85, 86, 87, 95, 100.
Royal blue Garn 38.
Ruderer 121.

Sacknäherinnen 100.
Salbenbehandlung 48, 55, 75, 115, 120.
Salpetersäure 63, s. a. Nitrose Gase.
Salpetrige Säure s. Nitrose Gase.
Salvarsan gegen Milzbrand 87, 88.
Salz 117, 120.
Salzsäure 1, 3, 112.
Salzsäure, arsenhaltige 60.
Sandpapier 130.
Sandsteinarbeiter 98, 99, 101.
Sangajol 116, 130.
Sattler 70.
Sauerstoffapparate 4, 62, 79.

Sauggas 3, 66.
Schachtelerzeugung 96.
Schamottewerke 72.
Schattenfrohs Methode der Milzbrand-
    desinfektion 92.
Schiffbau, -anstrich, 2, 36, 43, 72, 106,
    121.
Schiffer 57.
Schiff, Lagerraum 68, 70.
Schiffsbodenfarbe 77.
Schiffswerft s. Schiffbau.
Schimmel 103.
Schlosser 12.
Schmiede 67, 95.
Schmiergelscheiben 51, 100, 101.
Schmieröl 1, 75, 109, 110, 115, 120.
Schneider 110.
Schreibkrampf 2.
Schreinerei s. Tischlerei.
Schriftgießer 13, 24, 27, 29.
Schriftsetzer 2, 6, 9, 10, 16, 17, 19,
    22, 24, 26, 31, 42, 43.
Schrottfabrik 25.
Schuherzeugung 24, 38, 104, 116, 121.
Schuhknopffabrik 124.
Schwefelkohlenstoff 3, 70.
Schwefelsäure 59, 63, 116.
Schwefelsäurefabrik 18.
Schwefelwasserstoff 3, 61, 124.
Schweflige Säure 1, 3, 63.
Schweinfurtergrün 56, 109.
Schweinsborsten s. Borsten.
Schweißdrüsen 123.
Schweißen, autogen, siehe Autogenes
    Schweißen.
Schwielen 121.
Schwindel 19, 42.
Sealskinfabrik 84.
Sehnenscheidenentzündung 105.
Seiler 90.
Seidenbandweberei 76.
Sektfabrik 126.
Seymour-Jones-Methode der Milzbrand-
    desinfektion 92.
Sieben giftigen Materiales 47, 59.
Silberwarenfabrik 79.
Silikate s. Kieselsäure.
Skrotum, Hauterkrankungen 74.
Smaragdgrünerzeugung 59.
Sodagewinnung nach dem Solway-
    Ammoniakverfahren 69.
Sortieren von Häuten und Haaren s.
    Häute und Felle, Fellzurichterei.
Speiseeinnahme im Arbeitsraum 6, 17,
    21, 22, 45, 53, 129.
Spiritus, denaturierter 107, 108, 111,
    112, 113, 122, 135, s. a. Polierkrätze,
    Pyridin, Holzgeist.
Sprengstoffabrik 63, 78.

Spritzmalerei 23.
Spritzverfahren beim Lackieren 130.
Stärkefabrik 63.
Staphylokokkeninfektion 85.
Star der Glasmacher s. Glasmacherstar.
Staub 3, 11, 59, 72, 86, 94, 98, 122,
    123, 130 ff., s. a. Allgemeines, Ge-
    sundheitsverhältnisse usw. einzelner
    Industrien, Hautkrankheiten, Au-
    genkrankheiten,
Staubabsaugung siehe Absaugvorrich-
    tungen.
Staub, bleihaltiger, s. Blei.
Steinbrucharbeiter 3, 131 ff.
Steindruckerei 6, 15, 18, 39, 101, 115,
    122.
Steingut 2, 33, 40, 102.
Steinmetzen 3, 89, 101.
Steinnußknopffabrik 125.
Steinzeug 41.
Stereotypie 24, 31.
Stickmusterzeichnen 125.
Stickstoffdünger s. Kunstdüngerfabrik.
Stockfabriken 112, 113.
Sublimat 47, 48, 49, 50, 125.
Sublimatpastillen 47.
Sulfitlauge 125.
Syphilis 96.

Tabakkauen 13, 17.
Tabakrauchen 14, 22, 29.
Tabakschnupfen 14.
Tabakverarbeitung 79, 100, 108, 110.
Talgdrüsen 123.
Tankreinigung 60, 72, 77.
Taschenlampen 27.
Teerdestillation 62, 68, 77.
Teerakne 74.
Teergeschwüre 73.
Teerkrätze 115.
Teerkrebs 74.
Teerproduktenfabrik 80.
Teppichreiniger 100.
Terpentin 1, 28, 79, 108, 109, 110, 111,
    112, 115, 129, 130, 135.
Terpentinersatz 108.
Tetanus 97.
Thermometererzeugung 49, 50.
Thomasschlackenmühlen 99, 100.
Tischlerei 1, 8, 23, 100, 108, 109, 113,
    121.
Töpferei 6, 7, 8, 12, 15, 20, 22, 25,
    33, s. a. Keramische Industrie, Por-
    zellan, Steingut.
Tonwarenfabrik s. Keramische Indu-
    strie.
Torfgräber 105, 106.
Trachom 96.
Transporteinrichtungen 59, 63, 72, 75, 79.

Tremor s. Zittern.
Trichloräthylen 71.
Trinitrotoluol 77.
Trockenschleifen 42.
Tuberkulose der Lungen 96, 98, 99, 100, 101, 102.
Tüncherei s. Malergewerbe.
Tula 10, 11.

Übelkeit 70, 79.
Überanstrengung 41, 104, 105, 106, 133.
Übermangansaures Kali 49, 119.
Uhrenfabrik 115.
Umschalter 126.
Untersalpetersäure 1, 3, s. a. nitrose Gase.
Unterschenkelerkrankungen 104, 111.

Ventilation 24, 52, 73, 77, 100.
Verätzung des Auges 126.
Verbleien 10.
Verblödung (Quecksilber) 49.
Verbrennungen 127.
Vergolden 108.
Vernickeln 1, 115.
Versilbern, galvanisch, siehe Galvanoplastik.
Verstopfung 48.
Verzinkerei 109, 112.
Verzinnerei 2, 31, 32, 33.

Wäscherei 8, 72, 110, 124.
Waggonfabrik 12, 16.

Wagnerei 2, 36, 40.
Wandplattenfabrik 16.
Warzen 74, 75, 115, 123.
Waschvorrichtungen 23, 24, 28. 59, 73, 75, 84, 114, 119.
Weberei 9, 97, 98, 104, 121.
Weberhusten 3, 97.
Weißbinderei 13.
Wiederbelebung Bewußtloser s. Bewußtlose Wiederbelebung.
Wolleverarbeitung 2, 87, 88, 89, 90, 100.
Wollzupferei 93.

Zahnerkrankungen 30, 48, 51, 104.
Zahnfleischentzündung 30, 48, 49, 50.
Zaponlack 80, 124.
Zellgewebsentzündung 118, 121, 132.
Zementgießer 108.
Zementindustrie 108, 110.
Zigarrenarbeiter s. Tabakverarbeitung.
Ziegeleiarbeiter 105, 106, 121.
Zinkarbeiter 42.
Zink, arsenhaltiges 59.
Zinkhütten 15.
Zinngießerei 21.
Zuckerfabrik 67, 117, 125.
Zünderpackung 50.
Zündholzfabrik 112.
Zündstreifen 61.
Zwiebackarbeiterinnen 121
Zyankali 1, 56, 78.
Zyanose s. Blaufärbung.